Terminology for Medical Imaging

医学影像规范用语

主　编　高　宏　　高培毅　　王振常

副主编　胡春洪　　邢　伟　　陈　敏　　丁建平

　　　　王锡明　　沙　炎　　肖喜刚　　罗娅红

　　　　许乙凯　　沈　云　　潘溪江　　谷可军

　　　　金　盛

人民卫生出版社
·北京·

图书在版编目（CIP）数据

医学影像规范用语 / 高宏，高培毅，王振常主编
. —北京：人民卫生出版社，2020.9
ISBN 978-7-117-30442-9

Ⅰ.①医… Ⅱ.①高…②高…③王… Ⅲ.①医学摄
影 —名词术语 —语言规范化 Ⅳ.①R445-61

中国版本图书馆 CIP 数据核字（2020）第 167124 号

人卫智网	www.ipmph.com	医学教育、学术、考试、健康，购书智慧智能综合服务平台
人卫官网	www.pmph.com	人卫官方资讯发布平台

医学影像规范用语
Yixue Yingxiang Guifan Yongyu

主　　编：高　宏　高培毅　王振常
出版发行：人民卫生出版社（中继线 010-59780011）
地　　址：北京市朝阳区潘家园南里 19 号
邮　　编：100021
E - mail：pmph @ pmph.com
购书热线：010-59787592　010-59787584　010-65264830
印　　刷：北京铭成印刷有限公司
经　　销：新华书店
开　　本：710×1000　1/16　印张：30　插页：1
字　　数：605 千字
版　　次：2020 年 9 月第 1 版
印　　次：2020 年 12 月第 1 次印刷
标准书号：ISBN 978-7-117-30442-9
定　　价：79.00 元

打击盗版举报电话：010-59787491　E-mail：WQ @ pmph.com
质量问题联系电话：010-59787234　E-mail：zhiliang @ pmph.com

编者名单

主　编　高　宏　　高培毅　　王振常

副主编　胡春洪　　邢　伟　　陈　敏　　丁建平　　王锡明　　沙　炎
　　　　　肖喜刚　　罗娅红　　许乙凯　　沈　云　　潘溪江　　谷可军
　　　　　金　盛

编　委（以姓氏笔画为序）
　　　　　于　洋　　于鑫鑫　　王　欣　　王　萍　　王丹丹　　王宇新
　　　　　王希明　　冯飘飘　　刘　杰　　刘海峰　　许还予　　孙　岳
　　　　　孙如镜　　严承功　　苏　越　　杜亚楠　　李　林　　李　昊
　　　　　李　娜　　李春媚　　杨　双　　吴玉锦　　张莹莹　　陈　杰
　　　　　陈宝锦　　郁义星　　赵　硕　　赵海清　　郝光宇　　施奕倩
　　　　　袁　嫚　　耿　悦　　贾玉琳　　郭　玥　　郭　英　　曹会志
　　　　　常红花　　崔凤娇　　康　冰　　程　旭　　蔡凡凡

前　言

在大数据、互联网及人工智能全方位渗透至科学和生活的今天，科技要进一步创新和发展，知识的准确传播和应用以及科技用语的精准、统一、规范，是必不可少的。医学影像领域也是如此。

随着医学影像设备的快速发展和更新换代，放射影像学在疾病的预防、诊断、治疗、健康管理乃至病因的探索、疾病发生和发展机制的研究等方面都起到了关键作用。在临床上，影像科已经成为医院必备科室，是疾病诊断过程中不可或缺的环节，也是健康体检、重大疾病筛查、健康管理的重要手段。在 2019 年底暴发的新型冠状病毒肺炎疫情中，影像检查是除核酸检查外的重要手段，为此次疫情的防控立下了汗马功劳。

临床影像学的发展、新型高端影像设备在临床的普及、检查技术的不断创新、各种图像后处理软件的相继推出，在进一步提高成像性能和图像质量、提高影像诊断效能、拓宽应用范围的同时，也发现了许多过去不能发现的疾病征象，衍生出了很多新名词。如果临床医师对专业用语概念不清、应用不规范，势必会影响疾病的影像诊断、临床及科研工作的创新和发展。特别是对国家提出的医疗机构之间患者检查信息互联互通，医疗资源共享及医学影像人工智能的发展都是巨大的掣肘。可以说，医学影像用语的规范是该领域科学研究不断深入发展和信息准确传播的关键；是影像科医师进行学术交流、经验共享、再教育的基础；是实现医院间影像检查项目互联、互通、互认，合理有效利用卫生资源，减少重复检查和减轻患者负担的前提；是医学影像学人工智能产品质量的保证，意义重大。

但是，目前还没有一本全面针对医学影像规范用语的参考书。基于此，在医学影像界同道的呼吁下，我们于 2019 年着手开始本书的编写工作。参与本书编撰的编者均是医学影像各个亚专业的知名专家和相关技术人员。为保证本书的先进、准确、适用、权威，编者对框架和内容在编写之初进行了反复沟通。初稿完成后，又多次集中讨论，精雕细琢，几易其稿，最终成书。

本书内容由三部分组成。第一部分为影像检查所需设备、方法、材料常用术语，包括 X 线成像设备及检查方法、计算机体层成像设备及检查方法、磁共振成像设备及检查方法、对比剂、影像存储与传输系统及人工智能软件五个章节。第二部分包括总论、中枢神经系统、头颈部、呼吸系统、循环系统、乳腺、消化系统与腹膜腔、泌尿生殖系统与腹膜后间隙、骨骼与肌肉系统九个章节,每个系统又分为影像解剖及基本病变用语、常见疾病及征象用语两节。第三部分为中英文索引附录,以便读者快速检索。

　　词条术语的选取原则是体现影像专科特色。在影像医学专业特定范围内尽可能收录齐全;同一术语有多种称谓时,经认真分析语义,多方参考文献,选择最适宜者作为主词条,而小范围内自创的词语不予收录,保证了词条的权威性和质量。配有典型征象影像图,便于读者对疾病影像和解剖特征用语了解和掌握。

　　参与本书的编者,既有深厚的专业基础理论和实践经验,又有丰富的编写经验,使理论和经验有机结合并得以提炼,在此对他们的辛勤工作表示由衷的感谢!赵心明、王良、孙浩然、欧阳汉、郭佑铭、张惠茅、钱大宏、伍建林等多名医学影像专业同仁对本书的编写提出了宝贵意见和建议,本书的编撰也得到了恒瑞医药和西门子的大力支持,在此一并致谢!

　　相信在当前的信息时代,本书对于学科创新发展、知识传播和共享具有很好的推动作用,是医学影像设备技术人员、临床影像科医师及技术人员、从事医学影像大数据和人工智能研究开发的专业技术人员工作中必不可少的参考。

高　宏　高培毅　王振常

2020 年 2 月

凡　例

1　编排体例

1.1　《医学影像规范用语》词条收录范围为放射影像学专业规范名词。按影像设备常规用语及各系统影像相关用语分为两大部分,收录相关词条中文正名、又称、英文名、英文简称及基本概念。

1.2　每个概念确定一个名称为正名,正名结合国家名词委制订的术语及临床实际应用进行确定。正名之外的异名作为"又称"列入,为非推荐名,多个"又称"之间以","分隔;"俗称"为非学术用语;已经淘汰的曾用名不予收录。

1.3　正名后为对应的英文名,英文简称与英文名之间以","分隔。一个中文名对应几个英文同义词时,一般取最常用的,不超过 3 个,以","或";"分隔。

2　词条编写

2.1　词条的收录旨在规范与普及影像学临床高频词汇,故正名的确立存在与现行国家名词委规定不完全一致的情况。

2.2　书末附中英文索引,便于读者检索。

2.3　在各系统中有差异的同一疾病和 / 或征象名称,可参见索引,必要时在正文附章节指引。

目　录

第 **1** 篇
影像设备常规用语

1　X 线成像设备及检查方法

1. X 射线属性

X 射线　X-ray

【又称】X 线

一种波长很短的电磁波。是一种光子,具有波粒二象性,其波长介于紫外线和 γ 射线之间。

电子源　electron source

X 射线管的阴极灯丝,灯丝被电流加热到一定温度时即可发散出电子。

X 射线微粒性　particle of X-ray

X 射线所具有的光电效应和康普顿效应等粒子特征的特性。X 射线与物质作用时表现出微粒性,每个光子具有一定能量,能产生光电效应和激发荧光物质发出荧光等现象。

X 射线波动性　volatility of X-ray

X 射线以波动方式传播,具有频率和波长,并有干涉、衍射、反射和折射等特性。

X 射线质　X-ray quality

【又称】X 射线硬度　X-ray hardness

衡量 X 射线穿透能力的表达方式。由 X 射线的波长(或频率)决定,波长越短,光子的能量越大,穿透本领越强。

X 射线量　X-ray quantity

X 射线束的光子数量。通常以 X 射线管的管电流与 X 射线照射时间的乘积表示。

X 射线强度　X-ray intensity

垂直于 X 射线束的单位面积上,在单位时间内通过的光子数和能量乘积的总和。即 X 射线束中的光子数乘以每个光子的能量。常以量与质的乘积表示 X 射线强度。

X 射线产生效率　efficiency of X-ray production

在 X 射线管中产生 X 射线的能量(功率)与高速电子流的能量(功率)之比。 $\eta = $ X 射线能量 / 高速电子流能量 $= K \cdot (V^2 \cdot Z \cdot I / V \cdot I) = KVZ(\%)$。式中 V 为管电压,

Z 为靶物质原子序数,I 为管电流,K 为系数。在 X 射线摄影领域内,$K=1.1 \times 10^{-9}$。

量子检出效率　detective quantum efficiency,DQE

成像系统中输出信号与输入信号之比,是成像系统中有效量子的利用率。值越高(最高值为 1,即 100% 利用),有效量子利用率越高,输出信息也就越高。

2. X 射线衰减

X 射线衰减　X-ray attenuation

当 X 射线穿过物体,并与物体发生作用时,其能量损失的过程。

X 射线距离衰减　X-ray distance attenuation

当 X 射线通过一定距离,并穿过物体与之发生作用时,其能量损失的过程。

X 射线吸收衰减　X-ray absorption attenuation

X 射线与物质相互作用时,X 射线光子被吸收,导致 X 射线强度的衰减。X 射线与物质相互作用中的衰减,反映的是物质吸收 X 射线能量的差异,此差异是 X 射线影像形成的基础。

3. X 射线效应

X 射线穿透效应　X-ray penetrability effect

X 射线的一部分由被照物质吸收、一部分经由被照物原子间隙透过的现象。X 射线的波长越短穿透效应越强。是透视、成像和防护材料选择的基础。

X 射线电离效应　X-ray ionization effect

X 射线光子撞击气体或其他物质时,可从原子中击脱电子,产生电离的现象。是 X 射线剂量、治疗、损伤的基础。

X 射线热效应　X-ray heat effect

物质吸收的 X 射线能量绝大部分被转变成热能,使物体温度升高的现象。

光电效应　photoelectric effect

【又称】光电吸收

X 射线与物质相互作用时,X 射线光子能量全部给予物质原子的壳层电子,获得能量的电子摆脱原子核的束缚成为自由电子(即光电子),而 X 射线光子本身则被物质吸收的现象。

康普顿效应　Compton effect

【又称】康普顿散射　Compton scattering

X 射线与物质相互作用时,当一个光子击脱原子外层轨道电子时,入射光子发生偏转,损失部分能量后以新的方向散射出去的现象。

散射线 scattered ray

X 射线与物质作用时,原射线与物质的原子、原子外层电子或自由电子碰撞后改变方向的射线。

散射角 scattering angle

原始射线与散射线之间的夹角。

散射线含有率 content rate of scattered radiation

散射线占全部射线量的比率。

相干散射 coherent scattering

由两个或两个以上的散射粒子发出的散射波能相互干涉的散射。

4. X 射线机及摄影

X 射线机 X-ray machine

利用 X 射线透过人体形成的影像或产生的生物效应,对患者进行诊断或治疗的设备。

X 射线摄影 radiography

利用 X 射线的穿透作用将人体三维的解剖结构投影为二维平面影像的一种成像技术。

计算机 X 射线摄影 computed radiography,CR

以成像板为载体,经 X 射线曝光及信息读出处理后形成数字影像的一种 X 射线摄影技术。

数字 X 射线摄影 digital radiography,DR

以平板探测器、电荷耦合器件(CCD)等为转换介质,将被照体信息以数字影像形式传递出来的一种 X 射线摄影技术。

乳腺 X 射线摄影 mammography

俗称"钼靶摄影"。利用专用 X 射线机,以低能 X 射线摄取乳房软组织影像的一种 X 射线摄影技术。

普通口腔 X 射线机 common dental X-ray machine

专门对口腔,包括牙齿、下颌骨、上颌骨等部位进行普通 X 射线摄影的 X 射线机。

数字口腔 X 射线机 digital dental X-ray radiography machine

使用影像板或探测器进行数字化摄影的口腔 X 射线机。

X 射线透视 fluoroscopy

获得连续或断续的一系列 X 射线影像,并将其连续地显示为可见影像的技术。

X 射线造影检查 contrast radiography
将原子序数高于或低于周围组织结构的物质引入器官或周围间隙,使之产生明显对比的检查技术。

5. 剂量与防护

辐射剂量 radiation dose
表征对象接受或吸收辐射的一种度量。

屏蔽防护 shielding protection
通过使用屏蔽材料吸收或阻挡电离辐射,达到降低所受照射的目的。

距离防护 distance protection
通过增加与辐射源的距离,达到降低所受照射目的的措施。

时间防护 time protection
通过缩短工作人员受照射的时间,达到降低所受照射目的的措施。

6. 图像清晰度

灰度 gray scale
图像中表示每个像素光照强度的度量。

像素 pixel
构成数字图像矩阵的基本单位,具有一定数值。二维图像中不可分割的最小面积元。

清晰度 definition
影像能够反映被测物体微细结构的综合能力。受分辨力、模糊度、颗粒程度及再现性等影响。

锐利度 sharpness
影像上两个相邻的 X 射线吸收不同的组织影像,其影像界限的清楚明了的程度。

模糊度 unsharpness

【又称】不锐利度
表示从一个组织的影像密度,过渡到相邻另一组织影像密度的幅度,以长度(mm)量度。当两个相邻影像的模糊度 ≥ 0.2mm 时,视觉上就感到影像模糊。

几何学模糊 geometric unsharpness
由于几何投影的关系产生的半影导致影像的模糊。

移动模糊 movement unsharpness

X 射线成像过程中,由于 X 射线管、被检体或探测器的运动而导致的影像边界部清晰的现象。

7. 噪声

噪声 noise

混杂在有用信号中对其造成不良影响的各种干扰信号或在数据中混入无用的各种信息。

信噪比 signal-to-noise ration,SNR

用于描述信号质量的参量,即信息信号与噪声之比。其值越高,信息的检出率越高。在 X 射线成像中,信噪比的量值和曝光使用的量值密切相关。

等效噪声量子数 noise-equivalent number of quantum,NEQ

成像系统中输出侧信噪比的平方,是该量子数在理想的成像系统中(记录 100% 的输入信号)产生的噪声与实际输入信号在真实的成像系统中产生的噪声一样。该值越大,成像系统的信噪比就越大,提供的影像信号也就越多。

影像噪声 image noise

影像中各种妨碍人们对其信息接收的因素。

量子噪声 quantum noise

X 射线成像中光量子的统计涨落。

电子噪声 electronic noise

由电子设备如晶体管等产生的噪声。

8. 分辨力

窗宽 window width

表示数字影像的灰阶范围。

窗位 window level

【又称】窗水平

是指图像显示过程中代表图像灰阶的中心位置。

分辨力 resolution

某种成像介质(如胶片、成像板、增感屏、影像增强器、平板探测器等)区分两个相邻组织结构影像的能力。

分辨力模板 resolution template

由数个不同宽度和间隙的铅条线对模体组成的,用来测量 X 射线成像系统分辨力的设备。常见的有矩形波测试卡和星形测试卡。

空间分辨力　spatial resolution

影像中可辨认物体最小几何尺寸的能力。

密度分辨力　density resolution

影像中可将一定尺寸的细节从低对比度背景中辨认出来的能力。

调制传递函数　modulation transfer function,MTF

描绘不同空间分辨力下成像系统的细节分辨力的函数。其主要考察影像中信号的调制度相比于物体(对应于理想成像系统)中信号的调制度的降低程度。是记录(输出)信息量与有效(输入)信息量之比。可衡量系统如实传递和记录空间信息的能力。用于表示调制度与分辨力的关系。

9. 对比度

对比度　contrast

影像上两个相邻不同组织的区分能力。

X射线对比度　X-ray contrast

X射线透过被照体时,由于被照体密度、厚度等的差异,对X射线的吸收、散射不同,使透射线形成的不均匀分布的强度差异。

物体对比度　object contrast

在X射线成像中,导致对X射线的吸收、散射不同的不同物体之间的差异。

10. 图像变形与伪影

影像变形　image distortion

被照体影像与实际物体之间几何形态的差异。

放大变形　magnification distortion

被照体组织结构在摄影时被放大,导致病灶或组织结构形状的变化。

位置变形　location distortion

被照体结构在摄影时,由于X射线束是锥形射线束,不同角度的斜射线会使被照体结构各点之间投影发生不同程度的相对位置移动。接近中心射线和尽量靠近胶片的物体的位置变形最小。

形状变形　shape distortion

因投影方向不同导致的病灶或组织结构形状的变化。如球形病灶在中心垂直投影时,其影像是圆形,若是在倾斜中心线投影下成像,则为椭圆形。越远离中心线,影像变形越大,越呈椭圆形。在胶片倾斜时,也同样发生此类形状变形。

X 射线投影伪影　X-ray projection artifact

在 X 射线投影影像中任何不规则的非解剖结构影像。与设备、被照体运动、探测器等因素有关。

半影　penumbra

X 射线成像时影像边缘一定宽度的模糊影像。其大小随焦点的大小及焦点、被照体、影像接收器三者间的投影关系而定。

受试者特性曲线　receiver operating characteristic curves,ROC

源于信号检测理论,对于比较影像学检测和观察者的诊断精确性是一种有用的技术;将不同分析或判断标准获得结果以特异性为横坐标,以敏感性为纵坐标绘制成的曲线。

11. X 射线机构成及相关参数

X 射线管遮线筒　radiographic cone

【又称】X 射线限束装置　beam restriction device

根据摄影部位和照射野的需求,制作的不同形状的限制 X 射线束的装置。由可以吸收 X 射线的金属或由排成线状的铅条,围成一个空间,使 X 射线以正确的角度和范围沿其长轴穿过。

X 射线管支持装置　support device of X-ray tube

将 X 射线管锁定在摄影所需的位置和角度上,使 X 射线管能在一定的距离和角度上进行摄影的 X 射线成像辅助装置。

滤线栅　grid

置于被照体与影像接收器之间的吸收散射线的 X 射线摄影辅助装置。其主要性能指标为栅焦距、栅比、栅密度等。

栅焦距　focus to grid distance

聚焦栅栅板铅条会聚线至栅板的垂直距离。X 射线成像时焦片(或探测器平板)距应与栅焦距相匹配。

栅比　grid ratio

滤线栅栅板铅条高度与其间隙的比值。反映滤线栅滤除散射线的能力。

栅密度　grid density

滤线栅单位距离内的铅条数。用 L/cm 表示。

滤过片　filter

安装在 X 射线管管套窗口和 / 或设置在缩光器内,用以吸收低能射线,硬化原发射线的 X 射线成像辅助装置。分为固有滤过和附加滤过。

准直器　collimator

安装在 X 射线管管套窗口,用以在 X 射线检查中遮去不必要的原发射线,控制照射野形状和大小的 X 射线成像装置。

摄影床　radiography table

用于安置被检者、摆放摄影体位的 X 射线成像装置。分为固定床和移动床。

胸片架　chest radiography stand

在一定高度内,可以上下移动并能锁止在任意高度,用于胸部 X 射线成像及其他立位 X 射线成像的辅助装置。分为可装载移动平板式和固定探测器一体式。

最长曝光时间　maximum limitation of exposure time

在某一管电压和某一管电流条件下,X 射线管所允许的最长的曝光时间。

X 射线管容量　X-ray tube capacity

X 射线管在安全使用条件下,单次曝光或连续曝光而无任何损坏时所能承受的最大负荷量。

标称功率　nominal power

在一定整流方式和一定曝光时间条件下,X 射线管的最大负荷。

热容量　thermal capacity

X 射线管处于最大冷却率时,其阳极所允许承受的最大热量。

焦点尺寸　focal spot size

标称焦点的大小。是一个无量纲数值。

靶角　target angle

X 射线投照方向与 X 射线管长轴垂直时,阳极靶面与 X 射线投照方向的夹角。

X 射线管电压　X-ray tube voltage

X 射线管阴极、阳极之间的电压。

最高管电压　maximum limitation of tube voltage

X 射线管阴极、阳极之间的最高电压。代表设备最高可使用的管电压。

X 射线管电流　X-ray tube current

从 X 射线管阳极至阴极的电流。通常用 mA 表示。

最大管电流　maximum limitation of tube current

在某一管电压和某一曝光时间条件下,X 射线管所允许的最大电流。

摄影距离　focus to detector distance, FDD

【又称】源 - 像距　source-image distance, SID
X 射线管焦点至探测器的距离。

X 射线自动曝光控制技术　X-ray automatic exposure control
利用 X 射线敏感检测器把 X 射线剂量转换成正比于 X 射线剂量率的电流或电压,来控制曝光终止信号的技术。

光电管式自动曝光控制　photoelectric tube type automatic exposure control
利用光电管接受的正比于探测器所接受的 X 射线剂量的光强度,转换成的曝光控制信号实现自动剂量控制的技术。

电离室式自动曝光控制　ionization chamber type automatic exposure control
利用电离室输出的正比于所接受的 X 射线剂量率的电流信号来控制曝光的技术。

12. 体表定位

垂直轴　vertical axis
从头顶至足底,垂直于地面的轴线。

矢状轴　sagittal axis
从腹(背)侧至背(腹)侧,并与垂直轴垂直相交的轴线。

冠状轴　coronal axis
从左(右)至右(左),与地面平行且与垂直轴、矢状轴相互垂直的轴线。

矢状面　sagittal plane
在前后方向将人体纵切为左右两部分,并垂直于地面的断面。若左右相等,该面为正中矢状面。

冠状面　coronal plane
在左右方向将人体纵切为前后两部分,其断面为冠状面。

水平面　horizontal plane
与矢状面、冠状面相垂直,将人体横断为上、下两部分的断面。

听眶线　orbitomeatal line

【又称】人类生物学基线　anthropological base line, ABL
外耳孔与同侧眼眶下缘的连线。为解剖学的水平线与水平面平行。

听眦线　orbitomeatal base line,OML

【又称】X 射线摄影学基线　radiographic base line,RBL

外耳孔与同侧眼外眦的连线。与同侧听眦线成 12°~15° 角。

听鼻线　acanthiomeatal line

外耳孔中点与同侧鼻翼下缘的连线。与听眦线约成 25° 角。

瞳间线　interpupillary line

【又称】瞳孔连线

两侧瞳孔间的连线。与水平面平行。

听眉线　glabellomeatal line

外耳孔与同侧眶上缘的连线。与听眦线约成 10° 角。

眶下线　infra-orbital line

两眼眶下缘的连线。

中心线　central line

X 射线束中,居中心部分的连线。

斜射线　oblique ray

X 射线束中,中心线以外的线。

13. 解剖方位及摄影体位

矢状方向　sagittal direction

X 射线中心线从被检者身体的前方或后方射入,与矢状面平行的方向。

冠状方向　coronal direction

X 射线中心线从被检者身体的左侧或右侧方向射入,与冠状面平行的方向。

水平方向　horizontal direction

X 射线中心线平行射入被检部位,与地面平行的方向。

斜方向　oblique direction

X 射线中心线从被检者身体的矢状面与冠状面之间射入。有左前斜方向、右前斜方向、左后斜方向和右后斜方向。

轴方向　axial direction

X 射线中心线与被检部位的组织或器官的长轴平行或接近于平行的方向。

切线方向　tangential direction

X 射线中心线经过球形或弧形被检器官边缘的投射方向。

内外方向　medial-lateral direction

X 射线中心线从被检侧肢体的内侧射入,由外侧射出的方向。如尺桡方向、胫腓方向。

外内方向　lateral-medial direction

X 射线中心线从被检肢体的外侧射入,由内侧射出的方向。如桡尺方向、腓胫方向。

背掌方向　dorsopalmar direction

X 射线中心线从被检者手背侧射向掌侧的投射方向。

背底侧方向　dorsoplantar direction

X 射线中心线从被检者足背侧射向足底侧的投射方向。

正位　anteroposterior projection,AP

【又称】前后位

探测器置于被检者背面,X 射线中心线呈前后方向,自被检者前方射入后方的摄影体位。

后前位　posteroanterior projection,PA

探测器置于被检者前面,X 射线中心线呈后前方向,自被检者后方射入前方的摄影体位。

右侧位　right lateral position,RL position

探测器置于被检者右侧,X 射线中心线呈冠状方向自左侧射向右侧的摄影体位。

左侧位　left lateral position,LL position

探测器置于被检者左侧,X 射线中心线呈冠状方向自右侧射向左侧的摄影体位。

右前斜位　right anterior oblique position,RAO position

探测器置于被检者前面,右侧靠近探测器,使身体冠状面与探测器成角小于90°,X 射线中心线自左后射向右前的摄影体位。

左前斜位　left anterior oblique position,LAO position

探测器置于被检者前面,左侧靠近探测器,使身体冠状面与探测器成角小于90°,X 射线中心线自右后射向左前的摄影体位。

右后斜位　right posterior oblique position,RPO position

探测器置于被检者后面,右侧靠近探测器,身体冠状面与探测器成角小于90°,X 射线中心线自左前射向右后的摄影体位。

左后斜位　left posterior oblique position, LPO position

探测器置于被检者后面,左侧靠近探测器,身体冠状面与探测器成角小于 90°, X 射线中心线自右前射向左后的摄影体位。

上下轴位　superoinferior axial projection

X 射线中心线与被检肢体、组织或器官的长轴平行或接近于平行,自上方射向下方并垂直射入探测器的摄影体位。

下上轴位　inferosuperior axial projection

X 射线中心线与被检肢体、组织或器官的长轴平行或接近于平行,自下方射向上方并垂直射入探测器的摄影体位。

切线位　tangential position

X 射线中心线经过被检部位边缘,并垂直射入探测器的摄影体位。

立位　upright position

被检者身体直立,垂直轴与地面垂直的姿势。

蛙式位　frog position

被检者双下肢屈曲,并向两侧展开一定的角度呈蛙形的姿势。

坐位　sitting position

被检者身体呈坐立的姿势。

仰卧位　supine position

被检者腹侧向上,背侧贴于平放的床面上,身体矢状面垂直床面,冠状面平行于床面的姿势。

俯卧位　prone position

被检者背侧在上,腹侧贴于平放的床面,身体矢状面垂直于床面,冠状面平行于床面的姿势。

右侧卧位　right lateral decubitus

被检者身体左侧在上,右侧贴于平放的床面上,身体的矢状面平行于床面,冠状面垂直于床面的姿势。

左侧卧位　left lateral decubitus

被检者身体右侧在上,左侧贴于平放的床面上,身体的矢状面平行于床面,冠状面垂直于床面的姿势。

前弓位　anteroposterior lordotic position

被检者身体成弓状向前凸的姿势。

14. 特殊技术摄影

双能量减影　dual energy subtraction，DES

对被检者进行二次不同能量的间隔很短时间的曝光，电压分别为 60~80kVp、110~150kVp，得到两幅图像或数据，数字化处理后分别生成软组织密度像、骨密度像和普通图像的三幅图像。临床主要用于胸部。

组织均衡　tissue equalization

将 DR 图像分解成不同密度区域的图像进行数字化处理，然后再将分别处理的图像进行加权整合，得到一幅新的图像，使整个视野内不同密度的组织均能得到良好的显示。

高千伏摄影　high kilovoltage radiography

用 120kVp 以上的管电压所产生的能量较大的 X 射线，完全穿透被照肢体，获得在较小密度范围内显示层次丰富影像的一种摄影方法。主要用于胸部摄影。

15. 造影检查

食管造影　esophagography

使用硫酸钡悬浮液对食管进行的一种 X 射线造影检查。可使用单重或双重造影，被检者站立，摄前后位、侧位和双斜位、左后斜位（俯卧右前斜位，可清晰显示食管壁和胃的交界处）图像，这些体位有利于观察食管动力异常。

胃十二指肠造影　gastroduodenography

使用硫酸钡悬浮液以显示胃及十二指肠的一种 X 射线造影检查。有单重（硫酸钡）和双重造影（硫酸钡和气体）两种方法。

小肠造影　small intestine contrast radiography

使用硫酸钡悬浮液以显示小肠的一种 X 射线造影检查。用以观察整个小肠的形态和功能，可在不同的时相结合俯卧位、仰卧位和不同角度的体位观察不同位置的小肠。

经内镜逆行胰胆管造影术　endoscopic retrograde cholangiopancreatography，ERCP

在透视下首先插入内镜到达十二指肠降部，再通过内镜将导管插入十二指肠乳头，注入对比剂以显示胆胰管病变的方法，同时可进行取石术或其他介入手术。

结肠钡灌肠造影　colon barium enema

用硫酸钡悬浮液通过灌肠器经肛门引入体内，对直肠、结肠进行多方位观察的一种 X 射线造影检查。

气钡双重对比造影 aer-barium double contrast radiography

在消化道造影过程中同时引入气体和硫酸钡的一种X射线造影检查。可清楚显示消化管的轮廓、黏膜皱襞的细微结构,能提高胃肠道疾病的检出率。适用于全消化道,包括食管、胃、小肠和大肠。既可以口服钡剂和产气粉,也可通过灌肠导入气钡。

双重对比剂钡灌肠造影 double-contrast barium enema radiography

在透视情况下,将低密度硫酸钡悬浮液经肛门缓慢注入肠道,当硫酸钡到达横结肠时停止并注入空气,转动身体使肠腔表面涂上一层钡剂,与肠腔内空气形成对比,以显示肠道的一种X射线造影检查。

静脉尿路造影 intravenous urography,IVU

通过静脉注射对比剂,经肾脏排泄至整个尿路充盈,并显示整个尿路的一种X射线造影检查。用于显示泌尿系统,评价尿路系统功能。

静脉尿路造影输尿管压迫器 intravenous urography ureteral compressor

一种压迫人体两侧输尿管的装置。放在骨盆上方的2个气囊,1根缠绕在被检者周围并通过滑轮调节松紧的带子,压迫器在注射对比剂前上紧,在肾脏摄影完成后松开。

子宫输卵管造影 hystero-salpingography,HSG

通过子宫颈管向子宫腔内注入高比重物质碘剂对比剂,使子宫管腔显影,观察子宫管腔解剖结构和功能的一种X射线造影检查。

16. 中枢神经及颈部摄影体位

鼻骨侧位 nasal bone lateral position

被检者俯卧于摄影台上,头转成侧位,颞部贴近台面,头颅矢状面与台面平行,鼻根部置探测器中心,中心线经鼻根垂直射入探测器的摄影体位。

颈椎正位 cervical spine anteroposterior projection

被检者仰卧于摄影台上(或立于摄影架前),人体正中矢状面与台面正中线重合,头稍上仰,听鼻线垂直于探测器,中心线向头侧倾斜10°,经甲状软骨射入探测器的摄影体位。

颈椎侧位 cervical spine lateral position

被检者侧立于立位摄影架前,人体矢状面与摄影架台面平行,颈椎长轴与立位摄影架正中线重合,头部稍后仰,使听鼻线与探测器短轴平行,肩部放松下垂,中心线经甲状软骨平面颈部前后缘连线中点垂直射入探测器,呼气位时曝光的摄影体位。

颈椎后前斜位　cervical spine posteroanterior oblique projection

被检者俯卧于摄影台上(或立于摄影架前),人体冠状面与台面呈后前斜位45°,头向外转接近侧位,下颌前伸,两肩下垂。中心线向足侧倾斜 15°~20°,经第四颈椎甲状软骨平面颈部中点射入的摄影体位。

颈椎过伸侧位　cervical spine hyperextension lateral position

被检者侧立于立位摄影架前,人体矢状面与摄影架台面平行,头部尽量向后仰,肩部放松下垂,中心线经甲状软骨平面颈部前后缘连线中点垂直射入探测器,被检者取呼气位时曝光的摄影体位。

颈椎过屈侧位　cervical spine hyperflexion lateral position

被检者侧立于立位摄影架前,人体矢状面与摄影架台面平行,头部尽量向前低下,肩部放松下垂,中心线经甲状软骨平面颈部前后缘连线中点垂直射入探测器,被检者取呼气位时曝光的摄影体位。

颈胸椎正位　cervicothoracic spine anteroposterior projection

被检者仰卧于摄影台上(或立于摄影架前),人体正中矢状面与台面正中线重合,头稍上仰,听鼻线垂直于探测器,中心线对准第一胸椎垂直射入的摄影体位。

颈胸椎侧位　cervicothoracic spine lateral position

被检者侧立于立位摄影架前,被检侧肩臂上抬靠近胶片,手上抬放置于头部,对侧肩臂向下坠并轻度向前,人体冠状面与摄影架台面中心长轴重合,中心线对准颈静脉切迹与剑突连线中点垂直射入的摄影体位。

胸椎正位　thoracic spine anteroposterior projection

被检者仰卧于摄影台上,身体正中矢状面垂直并对准台面中线两臂置于身旁,双膝关节屈曲校正脊柱曲度,使整个脊柱伸直,中心线经颈静脉切迹下 8~10cm 处垂直射入的摄影体位。

胸椎侧位　thoracic spine lateral position

被检者侧卧于摄影台上,两臂上举屈曲,下肢屈曲固定身体,腋中线与台面长轴重合。腰部以棉垫垫平,尽量保持人体矢状线与台面平行,中心线经第七胸椎垂直射入的摄影体位。

上段胸椎侧位　upper thoracic spine lateral position

被检者侧卧于摄影台上,双手成自由泳姿势,一手抱头,另一手放在背后。人体向胸侧倾斜,使冠状面与台面成 70°,影像接收器上缘包括第七颈椎,下缘包括第六胸椎,中心线经锁骨平面垂直射入的摄影体位。

胸腰椎正位　thoracolumbar spine anteroposterior projection

被检者仰卧于摄影台上,身体正中矢状面垂直并对准台面中线,两臂置于身旁,双膝关节屈曲校正脊柱曲度,使整个脊柱伸直,中心线经剑突下缘垂直射入的摄影体位。

胸腰段侧位　thoracolumbar spine lateral position

被检者侧卧于摄影台上,两臂上举屈曲,下肢屈曲固定身体,腰椎部以棉垫垫平,尽量保持人体矢状面与台面平行,腋中线与台面长轴重合,中心线经第十一胸椎垂直射入探测器的摄影体位。

腰椎正位　lumbar spine anteroposterior projection

被检者仰卧于摄影台上,身体正中矢状面垂直并对准台面中线,双髋、膝关节屈曲,双足踏平以校正脊柱曲度,使整个脊柱伸直放平,中心线经第三腰椎(髂嵴上3~4cm处)垂直射入探测器的摄影体位。

腰椎侧位　lumbar spine lateral position

被检者侧卧于摄影台上,两臂上举屈曲,下肢屈曲固定身体,下胸椎部以棉垫垫平,尽量保持人体矢状面与台面平行,腋中线与台面长轴重合,中心线经第三腰椎(髂嵴上 3~4cm 处)垂直射入探测器的摄影体位。

腰椎斜位　lumbar spine oblique position

被检者仰卧于摄影台上,抬高一侧,使身体冠状面与台面呈 45°,患侧下肢平放,双髋、膝关节屈曲以支撑身体,健侧足踏台面上,中心线经第三腰椎(髂嵴上3~4cm 处)垂直射入探测器的摄影体位。需摄左、右斜位对比。

腰椎过伸侧位　lumbar spine hyperextension lateral position

被检者侧卧于摄影床上,两臂上举,头颈后仰,腰胯后撅,双侧髋、膝并拢屈曲以支撑身体。脊柱长轴置于床面中线,探测器上缘包括第十一胸椎,下缘包括上部骶椎,中心线经第三腰椎(髂嵴上 3~4cm 处)垂直射入探测器的摄影体位。

腰椎过屈侧位　lumbar spine hyperflexion lateral position

被检者侧卧于摄影床上,双侧髋、膝并拢向胸口屈曲,头颈下俯,两臂抱膝,脊柱长轴置于床面中线,检测器上缘包括第十一胸椎,下缘包括上部骶椎,中心线经第三腰椎(髂嵴上 3~4cm 处)垂直射入探测器。

骶椎正位　sacrum anteroposterior projection

被检者仰卧于摄影台上,人体正中矢状面与台面正中线重合,躯干与骨盆无旋转,中心线向头侧倾斜15°,对准耻骨联合和髂前上棘中点射入的摄影体位。

尾椎正位　coccyx anteroposterior projection

被检者仰卧于摄影台上,身体正中矢状面垂直并对准台面中线,躯干与骨盆无旋转,中心线向足侧倾斜 10°,经耻骨联合上 5cm 处射入的摄影体位。

骶尾椎侧位　sacrococcygeal vertebra lateral position

被检者侧卧于摄影台上,人体矢状面与台面平行,腋中线与台面长轴重合,下肢屈曲固定身体,中心线对准髂前上棘后方 8~10cm 处垂直射入的摄影体位。

全脊柱站立正位　whole spine erect anteroposterior projection

被检者站立于摄影架前,背靠摄影架,两臂放于身旁,身体正中矢状面垂直于探测器并与中线重合,探测器上缘包括第一颈椎,下缘包括第四尾椎的摄影体位。如果探测器长度或宽度不够,应尽量使整个侧凸的脊柱包括在探测器内。中心线对准第十一胸椎垂直射入。

全脊柱站立侧位　whole spine erect lateral position

被检者侧立于摄影架前,两臂上举抱头或屈曲放于胸前。脊柱置于探测器中线。探测器上缘包括耳廓上缘,下缘包括股骨近端。如果探测器长度或宽度不够,应尽量使整个侧凸的脊柱包括在探测器内,中心线对准探测器中心垂直射入的摄影体位。

17. 呼吸系统摄影体位

胸部后前位　chest posteroanterior projection

被检者站立于摄影架前,面向摄影架,双足分开,使身体稳定,头稍后仰,前胸贴近探测器,身体正中矢状面对准探测器中心且与探测器垂直,双手内旋 180°,手背放在髂骨处,双侧手背前移,将肩胛骨拉向外侧,避免与肺组织重叠,肩部下垂,使锁骨呈水平位,中心线对准第五胸椎水平垂直射入探测器的摄影体位。深吸气后屏气曝光。

胸部侧位　chest lateral position

被检者侧立于摄影架前,病变侧贴近探测器,双足稍分开,两臂高举,前臂交叉抱头,身体矢状面与探测器平面平行的摄影体位。摄取心脏及大血管时常用左侧位,并口服硫酸钡使食管显影,便于观察左心房及左心室的形态。中心线经第五胸椎水平,腋中线前 5cm 射入。深吸气后屏气曝光。

胸部右前斜位　chest right anterior oblique position

被检者面向摄影架站立,身体向左转至冠状面与探测器成角 45°,右侧前胸壁贴近探测器,左臂上举,屈肘抱头,右臂内旋,伸向后下方,手臂置于髋后,中心线经第六胸椎高度与腋后线交界处垂直射入探测器的摄影体位。深吸气后屏气曝光。

胸部左前斜位　chest left anterior oblique position

被检者面向摄影架站立,身体向右转至冠状面与探测器成角 55°~65°,左侧前胸壁贴近探测器,右臂上举,屈肘抱头,左臂内旋,伸向后下方,手臂置于髋后,中心线经第六胸椎高度与腋后线交界处垂直射入探测器的摄影体位。深吸气后屏气曝光。

婴幼儿胸部正位　infant chest anteroposterior projection

幼儿站立或坐于立式摄影架前,双臂上举抱头,头部后仰,避免下颌与胸部重叠,身体正中矢状面与探测器中线垂直并重合。婴儿:探测器横放在摄影床上,上衬单层棉布,仰卧背部对准探测器,固定髋部,手臂上举放于头部两侧,并固定肩部,身体正中矢状面与探测器中线垂直并重合。中心线经胸骨角垂直射入探测器的摄影体位。

胸部半坐正位　chest half sitting anteroposterior projection

被检者背靠探测器,头稍后仰,手背置髋部,肘部内旋,身体矢状面垂直于探测器,肺尖及肋膈角均包括于探测器内,中心线经胸骨角垂直射入探测器的摄影体位。

胸部侧卧后前位　chest lateral decubitus posteroanterior projection

被检者侧卧于摄影床上,下垫特制摄影架或棉垫,疑有胸腔积液时被检侧在下,疑有胸腔积气时被检侧在上,探测器横立于胸前,探测器包括被检侧的侧胸壁,近床侧上肢高举,屈肘抱头,远床侧上肢屈肘向前环抱探测器使之固定,中心线经第六胸椎垂直射入探测器的摄影体位。

胸部仰卧侧位　chest supine lateral position

被检者仰卧于摄影床上,背部下垫特制摄影架或5~7cm高棉垫,两臂上举,下颌前伸。探测器侧立于被检侧胸壁外,身体矢状面与探测器平行,探测器上缘平甲状软骨,下缘包括第十二胸椎,胸前及背后软组织均包括在探测器内,中心线经腋中线与第五胸椎平面焦点垂直射入探测器的摄影体位。

胸部 X 线透视　chest fluoroscopy

被检者站立于 X 线管与荧光屏之间的一种检查方式,主要用于评估胸部疾病及其所致的膈肌运动异常,也是上消化道造影的常规检查手段之一。

18. 腹部摄影体位

腹部仰卧位　abdomen supine position

被检者仰卧于摄影床上,身体正中矢状面对准照射野中线并垂直于摄影床面,照射野上缘包括剑突、下至耻骨联合下 2cm,中心线经剑突至耻骨联合上缘连线中点垂直射入探测器的摄影体位。

腹部侧卧位　abdomen lateral decubitus position

被检者侧卧于摄影床上,被检侧在下,身体冠状面与床面垂直,腹部前后径中线对准照射野中线,两臂上举,屈肘抱头,下肢轻度弯曲,探测器上缘超过剑突,下缘包括耻骨联合,中心线经剑突至耻骨联合连线中点平面,腹部前后径中点垂直射入探测器的摄影体位。

腹部站立正位　abdomen erect anteroposterior projection

被检者面向 X 射线管站立,背靠探测器,双足稍分开,身体正中矢状面与探测器平面垂直并对准探测器中线,双臂自然下垂置于身旁的摄影体位。根据摄影目的调整中心线位置:消化道穿孔者,照片上缘需包括膈肌,中心线适当上移;而肾位置异常者,照片下缘需包括耻骨联合。

腹部倒立侧位　abdomen upside down lateral position

将患儿倒立并左侧靠近摄影架,并在肛门处放一金属作为标记,中心线对准骶骨尖垂直射入的摄影体位。

肾、输尿管及膀胱平片　kidney ureter bladder position,KUB position

被检者仰卧于摄影台上或站立于摄影架前,正中矢状面对准床面中心,并与床面垂直,手臂上举或者置于身旁,中心线经剑突与耻骨联合连线中点垂直射入的摄影体位。深吸气后呼气,屏气曝光。

膀胱区正位　bladder anteroposterior projection

被检者仰卧于摄影台上,两手臂放于身旁,身体正中矢状面与床面中线重合并垂直于床面,中心线经耻骨联合上缘约 5cm 处垂直射入的摄影体位。

19. 四肢骨骼及关节摄影体位

骶髂关节正位　sacroiliac joint anteroposterior projection

被检者仰卧于摄影台上,身体正中矢状面垂直并对准台面中线,骨盆无旋转,中心线向头侧倾斜 15°~20°,经两髂前上棘连线中点射入。

骶髂关节前后斜位　sacroiliac joint anteroposterior oblique projection

被检者仰卧于摄影台上,被检侧髋部抬高呈前后斜位,人体冠状面与台面成角 25°~30°,其骶髂关节与摄影台正中线重合,并在背后垫支持物以保持该姿势,非检侧下肢屈曲保持身体的稳定,中心线经髂前上棘上缘内侧 2.5cm 处垂直射入的摄影体位。

骨盆正位　pelvis anteroposterior projection

被检者仰卧于摄影台上,身体正中矢状面垂直并对准台面中线,骨盆无旋转,保持双侧髂前上棘至台面等距,下肢内旋 15°~20°。中心线对准两侧髂前上棘连线中点至耻骨联合连线中点垂直射入的摄影体位。

骨盆髂骨翼斜位　pelvis iliac wing oblique position

被检者仰卧于摄影床上,健侧腰背部抬高,髋及股部弯曲以支撑固定身体,近台面患侧腿伸直,使身体冠状面与床面呈 45° 角,检测器横放,上缘超出髂嵴 2cm,下缘包括耻骨联合下 3cm,中心线对准患侧髂骨翼中心垂直射入的摄影体位。

耻骨正位　pubic bone anteroposterior projection

被检者坐于摄影床上,身体正中矢状面及耻骨联合正对床面中线,两臂支撑床面,躯干长轴与床面成 40°~50° 角,使骨盆上口与床面平行,检测器中心对准耻骨联合,中心线对准耻骨联合的摄影体位。

闭孔位　obturator position

被检者仰卧于摄影床上,患侧腰背部抬高,髋及股部弯曲以支撑固定身体,近台面健侧腿伸直,使身体冠状面与床面呈 45° 角,患侧闭孔放在探测器中心,中心线对准患侧闭孔中心线垂直射入的摄影体位。

骨盆出口正位　pelvis outlet anteroposterior projection

被检者仰卧于摄影台上,身体正中矢状面垂直并对准台面中线,骨盆无旋转,保持双侧髂前上棘至台面等距。下肢内旋 15°~20°。探测器将全部骨盆包括在内。中心线向足侧倾斜 35°~45°,对准耻骨联合中点射入的摄影体位。

骨盆入口正位　pelvis inlet anteroposterior projection

被检者仰卧于摄影台上,身体正中矢状面垂直并对准台面中线,骨盆无旋转,保持双侧髂前上棘至台面等距。下肢内旋 15°~20°。探测器将全部骨盆包括在内。中心线向头侧倾斜 35°~45°,对准耻骨联合中点射入的摄影体位。

骨盆测量侧位　pelvis lateral position for measure

被检者侧卧于摄影台上,人体矢状面与台面平行,腋中线与台面长轴重合,下肢屈曲固定身体。将标尺放在肛门处,高度平肛门,并贴近肛门。中心线对准髂前上棘后方 8~10cm 处垂直射入的摄影体位。

骨盆测量正位　pelvis anteroposterior projection for measure

被检者仰卧于摄影台上,身体正中矢状面垂直并对准台面中线,骨盆无旋转,保持双侧髂前上棘至台面等距。下肢内旋 15°~20°。探测器将全部骨盆包括在内。将标尺放在耻骨联合前面,高度平耻骨联合。中心线对准两侧髂前上棘连线中点垂直射入的摄影体位。

手后前位　hand posteroanterior projection

被检者侧坐于摄影台前,被检手掌向下,平放于探测器上,五指伸直且略分开,中心线对准第三掌指关节垂直射入的摄影体位。X 射线要包括腕关节。

手后前斜位　hand posteroanterior oblique projection

被检者侧坐于摄影台前,掌心向下呈 45° 斜位,各指均匀分开稍弯曲,并保持每个手指与胶片平行的摄影体位。利用楔形阶梯状木块使手指更加分开并加以固定,也可采用 45° 海绵支撑固定。中心线对准第三掌指关节。X 射线要包括腕关节。

手前后斜位　hand anteroposterior projcetion

被检者侧坐于摄影台前,手呈侧位姿势,然后外旋使手背与探测器约呈 45° 斜位,各指均匀分开稍弯曲,第四、五指骨背侧触及探测器,第三掌骨置于探测器中心,中心线对准第三掌骨头垂直射入探测器的摄影体位。

拇指正位　thumb anteroposterior projection

被检者背对摄影台站立,向内旋转手至拇指呈前后位。或面朝摄影台取坐位,向内或外旋转手呈前后位,另一只手向近身侧扳住患指,避免其他手指与拇指重叠,保持固定,中心线对准第一掌指关节垂直射入的摄影体位。用于观察拇指指间关节病变及软组织内异物。

拇指侧位　thumb lateral position

被检者坐于摄影台前,前臂伸直,第 2~5 指伸直,手背向上,拇指外侧紧贴探测器,使拇指背面与探测器垂直,中心线对准第 1 掌指关节垂直射入的摄影体位。

腕关节后前位　wrist joint posteroanterior projection

被检者侧坐于摄影台前,前臂伸直呈后前位,手呈半握拳状,掌面向下,腕骨紧贴暗盒,腕部诸骨间隙打开,使腕关节呈前后位显示,中心线对准尺桡骨茎突连线中点垂直射入的摄影体位。

腕关节侧位　wrist joint lateral position

被检者侧坐于摄影台前,被检侧手呈半握拳状,前臂伸直且侧放,前臂尺侧和第五掌骨贴近探测器,中心线对准桡骨茎突垂直射入的摄影体位。

腕关节外展位　wrist joint abduction position

被检者侧坐于摄影台前,掌心向下,腕部持平,手部尽量向尺侧弯曲,中心线向足侧倾斜 10°~13°,对准舟骨(约为第一腕掌关节或鼻烟窝处)射入的摄影体位。

腕部尺偏位　wrist ulnar deviation position

被检者侧坐于摄影床旁,被检侧前臂伸直,掌面向下并尽量偏向尺侧,腕关节置于探测器中心,中心线对准尺、桡骨茎突连线中点垂直射入探测器的摄影体位。用于观察腕部舟骨正位影像。

前臂正位　forearm anteroposterior projection

被检者坐于摄影台前,前臂伸直,掌心向上,肩部放低,背面紧靠探测器,上缘包括肘关节,下缘包括腕关节,中心线对准前臂中点垂直射入的摄影体位。

前臂侧位　forearm lateral position

被检者坐于摄影台前,肘部弯曲呈 90°,尺侧在下,肩部放低,使前臂和上臂保持在同一平面,上缘包括肘关节,下缘包括腕关节,中心线对准前臂中点垂直射入的摄影体位。

肘关节正位　elbow joint anteroposterior projection

被检者坐于摄影台前,掌心向上,肘及前臂完全伸展,肩部放低,肘关节背面紧靠探测器,中心线对准肱骨内外髁连线中点垂直射入的摄影体位。

肘关节侧位　elbow joint lateral position

被检者坐于摄影台前,肘部弯曲呈90°,尺侧在下,肩部放低,使肘部紧贴探测器,中心线对准肱骨外上髁垂直射入的摄影体位。

肱骨正位　humerus anteroposterior projection

被检者呈前后位站立于摄影架前,被检侧上肢伸直并略向外展20°~30°,掌面向前,对侧肩部稍抬高,被检侧上臂紧贴探测器,上缘包括肩关节,下缘包括肘关节,中心线对准肱骨中点垂直射入的摄影体位。

肱骨侧位　humerus lateral position

被检者呈前后位站立于摄影架前,被检侧上肢伸展下垂,肱骨长轴与探测器长轴平行,对侧肩胛骨抬高,使上臂内侧紧靠探测器,上缘包括肩关节,下缘包括肘关节,中心线对准肱骨中点垂直射入的摄影体位。

肩关节正位　shoulder joint anteroposterior projection

被检者站立于摄影架前,被检侧上肢伸直并外展,掌心向上,对侧肩抬高,头转向健侧,使被检侧肩部紧贴摄影架,中心线对准喙突垂直射入的摄影体位。

肩关节穿胸侧位　shoulder joint transthoracic lateral position

被检者侧立于摄影架前,患侧上臂和肩下垂并紧贴探测器,健侧上肢上举抱头,中心线对准患侧外科颈垂直射入的摄影体位。深吸气后屏气曝光。

锁骨后前位　clavicle posteroanterior projection

被检者站立于摄影架前,被检侧上肢内旋,掌心向上,头向对侧偏转,锁骨贴近探测器,中心线对准锁骨中点垂直射入的摄影体位。

肩锁关节后前位　acromioclavicular joint posteroanterior projection

被检者面向摄影架直立,取后前位,身体正中矢状面垂直并对准探测器。两肩下垂,使锁骨呈水平状,中心线对准肩锁关节中点垂直射入的摄影体位。需摄取双侧对比。

足正位　foot anteroposterior projection

被检者坐于摄影台上,下肢屈曲,足底向下平放于暗盒上,呈前后位,足底长轴平行于探测器长轴,中心线对准第三跖骨基底部向头侧倾斜10°~15°射入的摄影体位。

足内斜位　foot anteroposterior oblique projection with medial rotation

被检者坐于摄影台上,下肢屈曲,足内旋 40°~45°,能较好分离第二至五跖骨基底部及跗骨,足底内缘贴近探测器,中心线对准第三跖骨基底部垂直射入的摄影体位。

足侧位　foot lateral position

被检者侧卧或坐于摄影台上,下肢屈曲,足部外缘紧靠探测器,使足底平面垂直探测器,中心线对准足部中点垂直射入的摄影体位。

跟骨侧位　calcaneus lateral position

被检者侧卧于摄影台上,下肢屈曲,足呈内外向侧位,足跖面垂直于探测器,中心线对准内踝下 3.5cm 处垂直射入的摄影体位。用于观察跟骨侧位形态、骨质结构和轴位软组织病变。

跟骨轴位　calcaneus axial position

被检者仰卧或坐于摄影台上,下肢伸直,足尖向上稍内旋,踝关节极度向头侧屈曲,使足跖骨与探测器垂直,中心线向头侧倾斜 35°~45°,经内外踝连线中点射入的摄影体位。

踝关节正位　ankle joint anteroposterior projection

被检者仰卧或者坐于摄影台上,对侧膝部弯曲,被检侧下肢伸直,足尖向上且稍内旋 10°~15° 角,将内、外踝连线中点上 1cm 处置于探测器中心,中心线对准内、外踝连线中点上 1cm 处垂直射入探测器的摄影体位。

踝关节侧位　ankle joint lateral position

被检者侧卧或者坐于摄影台上,被检侧下肢腓侧在下,屈膝,足跟摆平,将内踝上 1cm 处置于探测器中心,中心线对准内踝上 1cm 处垂直射入的摄影体位。

胫腓骨正位　leg anteroposterior projection

被检者仰卧或坐于摄影台上,被检侧下肢伸直,足尖向上并稍内旋,上缘包括膝关节,下缘包括踝关节,中心线垂直,对准胫、腓骨中央射入的摄影体位。

胫腓骨侧位　leg lateral position

被检者侧卧于摄影台上,被检侧小腿稍弯曲,腓侧靠近探测器,对侧小腿屈曲置于被检侧大腿前方,被检侧小腿长轴与探测器长轴重合,中心线对准被检侧胫腓骨中点垂直射入探测器的摄影体位。

膝关节正位　knee joint anteroposterior projection

被检者仰卧或者坐于摄影台上,下肢伸直,被检侧足尖向上并稍内旋,髌骨在上,位于股骨内、外髁之间,髌骨下缘置于探测器中心,小腿长轴平行于探测器长轴,中心线对准髌骨下缘垂直射入探测器的摄影体位。

膝关节侧位 knee joint lateral position

被检者侧卧于摄影台上,被检侧靠近台面,对侧下肢向前上方屈曲,被检侧膝关节稍弯曲,呈 90°~125°,髌骨与探测器垂直,股骨内、外髁相互重叠,中心线对准髌骨下缘与腘窝皮肤褶皱连线中点垂直射入探测器的摄影体位。

髌骨轴位 patella axial position

被检者俯卧于摄影台上,被检侧膝部尽量屈曲,对侧下肢伸直,嘱被检者用手拉住踝部,保持膝盖屈曲,使髌骨位于探测器中心,也可采取侧卧位水平摄影,中心线对准髌骨下缘,经髌骨和股骨间关节间隙射入探测器中心的摄影体位。

股骨正位 femur anteroposterior projection

被检者仰卧于摄影台上,下肢伸直,足尖稍内旋,中心线经股骨中部垂直射入探测器的摄影体位。

股骨侧位 femur lateral position

被检者侧卧于摄影台上,被检侧贴近台面,对侧髋部和膝部弯曲。被检侧髋部伸直,膝部稍弯曲,约呈 135°,股骨长轴与探测器长轴重合,髌骨呈内、外垂直位,中心线经被检侧股骨中点垂直射入探测器的摄影体位。

髋关节正位 hip joint anteroposterior projection

被检者仰卧于摄影台上,下肢伸直,足尖稍向内旋 20° 角,使两蹋趾接触,足跟分开。髂前上棘与耻骨联合连线中点向下做垂线 5cm 处置于探测器中心,中心线对准髂前上棘与耻骨联合连线中点,向下做垂线 5cm 处的摄影体位。

髋关节水平侧位 hip joint level lateral position

被检者仰卧,骨盆垫高 3~5cm 或更高,确保骨盆没有旋转,健侧下肢屈曲抬高,探测器和滤线栅立于被检者髋关节外侧,其长轴与股骨颈平行,中心线呈水平投影垂直股骨颈和探测器中心的摄影体位。

双侧髋关节与股骨颈侧位 bilateral hip joint and femoral neck lateral position

被检者仰卧于摄影床上,身体正中矢状面对准床面中线,双侧髋部及膝部屈曲,且外旋与床面皆约呈 30°(成人为 75°),双侧股骨大粗隆连线中点置于探测器中心的摄影体位。

膈上肋骨正位 rib anteroposterior projection above dianteroposteriorhragm

被检者呈前后位站立于摄影架前,人体正中矢状面与立位架正中长轴重合,下颌抬高,胸与骨盆无旋转,肩尽可能旋转向前,以避开肩胛骨,中心线对准第七胸椎,即颈静脉切迹下方 8~10cm 处垂直射入的摄影体位。

膈下肋骨正位　rib anteroposterior projection below dianteroposteriorhragm

被检者仰卧于摄影台上,人体正中矢状线与台面正中线重合,中心线经胸骨剑突垂直射入的摄影体位。呼气后屏气曝光。

肋骨斜线　rib oblique position

被检者面向 X 射线管站立于摄影架前,被检侧贴近探测器,身体冠状面与探测器呈 25°~30°,两臂上举,屈肘抱头,肩部内收,探测器上缘包括第七颈椎,下缘包括第三腰椎,前后缘在探测器内 3cm,中心线经胸骨中点垂直射入探测器的摄影体位。

肋骨切线位　rib tangential position

被检者立位或卧位,使被检局部胸壁与探测器垂直,并置于探测器中心,中心线与被检部肋骨相切射入胶片的摄影体位。

胸骨后前斜位　sternum posteroanterior oblique projection

被检者立于摄影台一侧,俯身使胸骨置于探测器中心并贴近探测器,两臂内旋置于身旁,身体矢状面与台面长轴垂直,冠状面与台面平行,中心线从右侧肩胛下角向左侧倾斜,对准右肩胛骨内缘与第四胸椎水平射入探测器中心的摄影体位。均匀缓慢地呼吸,长时间(1~2 个呼吸周期)曝光。

胸骨侧位　sternum lateral position

被检者立于或坐于摄影架前,身份一侧靠近摄影架,两臂在背后交叉,两手相握,将两肩拉向后方,颏部略抬起,胸部前挺,身体矢状面与探测器平行,中心线对准胸骨中部距前臂后 4cm 处射入的摄影体位。深吸气后屏气曝光。

20. 乳腺摄影体位

内外斜位　mediolateral oblique position,MLO position

乳腺 X 射线摄影常规体位。摄影平台角度与被检者胸大肌外侧缘平行,一般为 30°~70°,将可动性组织向固定组织充分移动后持实压迫,X 射线方向自内上向外下投射,可大致确定局限性病变的上下空间位置。标准的内外斜位影像具有在单一体位中使所有乳房组织成像的最大机会,乳腺外上的深部组织也能显示出来。

头尾位　craniocaudal position,CC position

乳腺 X 射线摄影常规体位。内外斜位的补充体位。摄影平台角度为 0°,充分托起乳腺消除上部固定组织的盲区后持实压迫,X 射线方向自上向下投射,可确定局限性病变的内外空间位置,能完整显示乳腺内侧组织。

乳沟位　cleavage position

乳腺 X 射线摄影特殊体位。乳沟部分置于曝光野正中,X 射线方向自上向下投射的摄影体位。用于增加乳腺内侧深部病变的显示。

上外 - 下内斜位 superolateral to inferomedial oblique projection

乳腺 X 射线摄影特殊体位。摄影平台角度取决于乳头和肿瘤间的连线方向，X 射线方向自外上向内下投射的摄影体位。显示位于乳腺内侧、内上的肿块,可显示出被固定于内侧的深部的组织影像。

2　计算机体层成像设备及检查方法

2.1　计算机体层成像设备基础及重要性能参数

第一代 CT first generation computed tomography

由 X 射线管和一个检测器构成,X 射线束为笔形光束,采用同步平移扫描方式。第一代 CT 为头颅专用机,扫描时间长。

第二代 CT second generation computed tomography

由 1 个 X 射线管和 3~30 个探测器构成的 X 射线为 5°~20° 的小扇形束,采用平移旋转扫描方式。

第三代 CT third generation computed tomography

由 1 个 X 射线管和 300~1 000 个探测器构成,X 射线为 30°~45° 的扇形束,采用旋转旋转扫描模式。第三代 CT 设计已为现代 CT 所采用,包括目前普遍使用的多排螺旋 CT。

第四代 CT fourth generation computed tomography

由一个 X 射线管和 600~1 500 个探测器排列构成的固定的 360° 圆周分布的探测器环组成,X 射线束为 30°~50° 扇形束,采用静止旋转扫描模式。

第五代 CT fifth generation computed tomography

由特殊大型钟形 X 射线管(4 组扇形束)、864 个组成固定的 210° 圆周分布的探测器阵列和一个采样、整理和数据显示的电子束 CT 扫描设备,扫描速度快是它的最主要特点,主要适用于心脏成像。

机架 gantry

机架是 CT 系统的骨架。中心带圆形孔区的,与检查床相垂直安装的框架结构。框架内安装有各种扫描相关部件,如 X 射线管、探测器,滑环等,安装在机架上的 CT 部件的重量达几百千克,中心圆形孔区用于检查床进出。机架的作用主要是用来完成 CT 的扫描,以获得患者扫描层面的原始数据,供计算机系统进行图像重建。

机架孔径　gantry aperture

CT 扫描机架的中央圆形孔区的直径,指扫描时检查床进出通道的大小,一般为 65~70cm。

大孔径 CT　big aperture computed tomography

是指主要用于放疗定位的 CT 设备,拥有较大的扫描机架孔径尺寸(一般大于70cm)。

激光定位灯　laser light localizer

CT 配备的用于定位扫描时确定参考扫描起始层面或扫描终止层面的激光灯。分内定位灯、外定位灯、冠状面定位灯、矢状面定位灯和横断面定位灯。

内定位灯　internal position light

【又称】扫描平面定位灯　scan plane laser light markers

一种 CT 扫描时的定位方法,位于机架中心处,确定 CT 扫描起始位置或终止位置的激光定位光。

外定位灯　external position light

【又称】机架前方定位灯　gantry front laser light markers

一种 CT 扫描时的定位方法,位于机架外,确定 CT 扫描起始位置或终止位置的激光定位光。

机架倾斜角度　gantry tilt angle

CT 扫描机架向前或向后可以倾斜的范围。

机架倾角准确性　accuracy of gantry inclination angle

CT 机架上的倾角显示数值与真实的机架倾角或与电脑上倾角显示数值的一致性。

患者检查床　patient handing systems,PHS

CT 的一个主要设备,在步进电机控制下用于承载被检者,并可以提供水平纵向与上下方向精准位移功能的专用床,主要指标有检查床最大载荷,可扫描范围和最大进床速度等。对于低端的 CT 设备,也有检查床只提供水平纵向精准位移功能的。

控制盒　control box

用于 CT 设备的整机功能控制的装置。

滑环技术　slip ring technology

实现 CT 螺旋扫描的一个基本技术,CT 扫描机架中转动部分和固定部分间的电器连接,采用碳刷 - 滑环接触的方式,从而可使机架转动部分可做单向连续转动的技术。

滑环 slip ring

滑环是当代 CT 系统内的一个核心部件,数据信号的传输及球管电源的供给都要通过滑环上的电子、光学或射频连接进行。一个圆形宽带状封闭的铜环,固定在 CT 机架内转动的部分上。一面与探测器、X 射线管控制电路及检测电路相连,另一面通过滑道与固定的碳刷相接触。根据滑环传导电压的高低,分为低压滑环和高压滑环。

碳刷 carbon brush

CT 滑环技术的一个主要部件,由金属或合金属构成,数目和粗细与运动的滑环相匹配的传递能量或信号的滑动接触件。

低压滑环 low tube voltage slip ring

CT 滑环技术的一个主要部件,高压发生器安装在机架内,与 X 射线管一起旋转的滑环。此时滑环 - 碳刷传输的是低压电源,在机架内产生高压加于 X 射线管两极。

高压滑环 high tube voltage slip ring

CT 滑环技术的一个主要部件,高压发生器安装在机架外,不与 X 射线管一起旋转的滑环。此时滑环 - 碳刷传输的是经过高压发生器产生的高压电源,直接加于 X 射线管两极。

数据采集系统 data acquisition system,DAS

位于机架内,主要功能是接收由探测器输出的模拟信号,并通过模 / 数转换使其成为数字形式的投影信号。

探测器 detector

探测器是一种将 X 线能量转换为可供记录的电信号的装置,通过测量它接收到的 X 线能量,产生与 X 线能量成正比的电信号。

等宽探测器 aequilate detector

多排 CT 探测器的一种,宽度均等且分配以中心对称的探测器,目前生产的多排 CT 设备均采用等宽探测器。

非等宽探测器 non-aequilate detector

早期多排 CT 探测器的一种,宽度不均等,分配以中心对称的探测器。

矩阵探测器阵列 matrix detector array

等宽探测器的另外一种描述,在 Z 轴方向大小相等,均匀分布排列的探测器阵列。

自适应探测器阵列 self-adaption detector array

早期非等宽探测器的一种描述,在 Z 轴方向排列大小不等的探测器阵列。

气体探测器　gas detector

利用气体电离原理,入射的 X 线使气体产生电离,通过测量电流的大小测得入射 X 线强度的探测器。多采用化学性能稳定的惰性气体(氙气或氪气)。只适用于单排的 CT 设备。

固体探测器　solid state detector

利用晶体将 X 射线转换成可见光,再把可见光转换成电子能的装置。固体探测器的种类可主要分为钨酸镉晶体探测器、闪烁晶体探测器、稀土陶瓷探测器等。

球面探测器　concentric detector

多排探测器的一种。采用纳米高集成技术,将传统 CT 探测器组件高度集成于一个模块的探测器,探测器 Z 轴上的每个模块均垂直于 X 射线管光源。能消除射线伪影,改善影像清晰度。

宽体探测器　wide detector,area detector

探测器宽度达到 8cm 或以上的多排探测器。

探测器孔径　detector aperture

X 射线能够进入探测器传感部分的探测器有效孔径。通常指探测器阵列面向 X 射线方向上的孔径尺寸。

章动探测器　nutating detector

为减少 X 射线量的浪费,填满在 X 射线管环形轨道中的探测器。

基准探测器　reference detector

【又称】**参考探测器**

用来测量入射 X 射线强度并监视强度波动的探测器。

阵列探测器　array detector

多排探测器的一种描述,由多个探测器按照特定的排列组合形成的探测器集合体。

探测器通道　detector channel

有关探测器的介绍,从单个探测器元件获得采样值的连接部件。

探测器差异　detector difference

有关探测器的介绍,影像探测器系统内在固有的属性,是探测器单元之间的差异。

探测器宽度　detector width

有关探测器的介绍,探测器感应区的尺寸。

探测器偏移 detector offset

有关探测器的介绍。探测器中暗电流导致的探测器性能偏差的现象。偏移程度与周围环境温度和时间有关,且每个通道间情况不一样。

通道错误 channel error

有关探测器的介绍,投影测量中探测单元失败、电路连接失败、校准不充分等任一因素导致的来自探测器信息的错误,又称故障通道和坏通道。

前准直器 front collimator

【又称】球管准直器 tube collimator,TCO

X射线管端的准直器,位于X线源与患者之间,主要控制被检者的辐射剂量和射线束的宽度。

后准直器 rear collimator

位于探测器端的准直器,位于探测器与患者之间,主要控制扫描准直层厚,所以对于被检者的辐射剂量没有控制效果,又可分为二维探测器准直器、超高分辨率准直器和Z轴超高分辨率准直器等。

球管 tube

球管是X线CT中的重要部件,它是设备的信号源。在扫描过程中,球管发射出扇形射线或锥形射线,被扫描的人体断层包含在扇形束或锥形束范围内,穿过人体的射束则被检测器阵列所吸收。

高压发生器 high voltage generator

高压发生器是产生X线的能量来源,其一方面提供球管所需要的高压电场;另一方面提供球管使灯丝加热的电流。一般的高压发生器由高压变低压器、X线球管灯丝变压器、高压整流器、高压交换闸、高压插头和插座等高压元器件构成。

2.2 计算机体层成像的重建技术及图像质量的评估

图像重建系统 image reconstruction system,IRS

图像重建系统指能够执行预处理(数据整理和标记)、图像重建和后处理(减少伪影、图像滤波和图像改善)的计算机硬件和软件。

非螺旋CT non-spiral computed tomography,non-holical computed tomography

非螺旋扫描也称单次扫描方式,即"步进-采集"模式。这种单次扫描方式包含数据采集周期和非数据采集周期,扫描轨迹呈不连续的环形。

螺旋CT spiral computed tomography,holical computed tomography

利用滑环技术实现的一种CT扫描模式。螺旋CT是在患者以恒定速度单向平移的同时,X线光源连续曝光并采集数据(步进的采集模式)。在整个扫描过程中,X 线球管焦点的轨迹仍然是一个环形路径,但相对于患者,它是以螺旋路径运行的,因此被称为螺旋 CT。

双源 CT　dual source computed tomography

在扫描机架内安装有两套 X 射线管和两套探测器系统的 CT。针对心脏(冠脉),临床应用共有两种不同的设计理念:为了提高时间分辨力的 $X\text{-}Y$ 轴平面双球管设计,以及为了增加扫描范围的 Z 轴平面双球管设计。

单层螺旋 CT　single slice spiral computed tomography,single slice helical computed tomography

【又称】**单排螺旋 CT**　single row spiral computed tomography,single row helical computed tomography

在机架 Z 轴方向上只有一排探测器,X 射线管每旋转扫描一圈,只能获得一层的螺旋 CT。

多层螺旋 CT　multislice spiral computed tomography,multi slice helical computed tomography

【又称】**多排螺旋 CT**　multi-row spiral computed tomography,multi-row helical computed tomography

在机架 Z 轴方向上安装有多排探测器,X 射线管每旋转扫描一圈,可以获得 2 层以上的螺旋 CT。

锥形线束　cone beam

多层螺旋 CT 扫描时的 X 线管所采用的锥形形状 X 射线束。

扇形线束　fan beam

单层螺旋 CT 扫描时 X 线管所采用的扇形形状 X 射线束。

笔形线束　pencil beam

第一代 CT 扫描时所采用的笔形 X 射线束。

零点漂移校正　zero drift correction

通过相应的校正程序,对探测器的暗电流、前置放大器、探测器及其连接电缆的振动噪声等形成的零点漂移进行校正。

参考校正　reference correction

由专门设置的参考通道直接接收 X 射线作为参考,修正穿过被检者的不同能量的 X 射线对图像的影响。

空气校正　air correction

在扫描范围内不放置任何物体进行一系列扫描得到的一组数据,然后从实际扫描数据中减去只扫描空气所得的参考值。

体模校正　phantom calibration

通过对标准模体的曝光,校正探测器通道的非线性和 X 射线硬化效应引起的非线性,消除环形伪影。

X 射线管预热　X-ray tube warmup

【又称】开机检查　checkup

在正式开始 CT 扫描前,启用的一个专用的扫描程序,通过 X 射线管由低管电压和低管电流到高管电压和高管电流的逐步曝光,使 X 射线管逐步达到正常使用温度的过程,主要作用是为了延长 X 射线管使用寿命和保证良好的图像质量。

CT 值　CT number

CT 值是 CT 的一个重要指标。物质的衰减系数与水的衰减系数之差再与水的衰减系数相比之后乘以 1 000 所得的量,单位是 Hu。CT 值不是一个绝对值,而是一个相对值,代表 X 射线穿过组织被吸收后的衰减值。

CT 值线性　CT number linearity

物质的 X 射线衰减系数与影像上所表现的 CT 值之间的线性关系,所以可以用 CT 值来显示 X 射线穿过组织被吸收后的衰减能力。

点 CT 值测量　spot CT number measurement

在 CT 图像上测量某一点的 CT 值,受噪声影响大,不具备统计意义。

感兴趣区 CT 值测量　CT number measurement of interest region

在 CT 图像上,测量某一特定区域内平均的 CT 值。

CT 值直方图　CT number histogram

在 CT 图像上,所选影像兴趣区内的 CT 值的分布概况。

双窗技术　double window technology

在同一 CT 图像上,利用计算机软件功能同时给定两个不同的窗值可同时显示两种密度差较大的组织的窗口显示技术。

线性窗　liner window

CT 值与灰阶呈线性关系的窗口显示技术。

非线性窗　no-linear window

CT 值与灰阶呈非线性关系的窗口显示技术。

骨窗　bone window

在 CT 图像上,用于观察骨质结构的窗口显示技术。

脑窗　brain window

在 CT 图像上,用于观察脑组织的窗口显示技术。

肺窗　lung window

在 CT 图像上,用于观察肺组织的窗口显示技术。

纵隔窗　mediastinum window

在 CT 图像上,用于观察纵隔结构的窗口显示技术。

软组织窗　soft tissue window

在 CT 图像上,用于观察软组织的窗口显示技术。

影像反转　image inverse

医学数字图像灰度的正负反转。即图像中像素灰度值的反转,视觉上体现为黑白反转窗口显示技术。

重建矩阵　reconstruction matrix

重建视野范围内图像所使用像素的矩阵,一般的 CT 图像使用 512×512,有的还可使用 $1\,024 \times 1\,024$。

数据重组　data rebinning

CT 图像重建阶段,根据锥形束的形状进行调整,从而实现平行线束标准影像重建的中间处理步骤。

显示数据　display data

将原始数据经函数处理后所得到的构成某层图像的数据。

扫描时间　scanning time

CT 扫描中,X 射线管和探测器围绕人体旋转一周所需的时间。

扫描效率　scanning efficiency

CT 扫描中,单位时间内可以扫描的范围。与扫描时间、X 射线管阳极热容量、连续扫描功能及进床速度等有关。

扫描周期　scanning cycle

与扫描时间和图像重建时间有关,从扫描开始后图像重建完成,所显示的所需的时间。

全扫描　full scan

X 射线管和探测器围绕人体旋转一圈 360° 进行数据采集的 CT 扫描模式。

部分扫描　partial scan

X 射线管和探测器围绕人体旋转小于一圈 360° 进行数据采集的 CT 扫描模式。

过扫描　overscan

X射线管和探测器围绕人体旋转大于一圈360°进行数据采集的CT扫描模式。

半扫描时间　half scan time

X射线管扫描移动角度在210°~240°时的扫描时间,也就是用于图像半重建所需数据采集的扫描时间。

成像范围　imaging range

图像重建中第一层面至最后一层面之间的距离(范围)。

成像时间　imaging time

在横断面成像模式中重建图像所用的时间。

辐射区域　radiation area

CT中X射线实际照射的最大区域。

扫描野　scan field of view,SFOV

主要由X射线管一侧的准直器和探测器共同决定的扫描范围,一般在扫描前设定。

显示野　display field of view,DFOV

CT扫描后重建过程中用于显示图像的数据范围,显示野(DFOV)只能小于或等于扫描野(SFOV)。

CT层厚　CT slice thickness

CT断面图像在垂直于被照体或检查床方向上覆盖的长度。

CT有效层厚　effective slice thickness

CT扫描时通过重建实际所得的层厚。

准直宽度　collimation width

CT装置中X射线管侧和探测器侧所采用准直器的宽度。

重建间隔　reconstruction increment

在断面垂直方向上相邻两幅重建图像中心之间的距离。

重叠重建　overlap reconstruction

重建间隔小于层厚的重建技术,可减少部分容积效应和改善三维后处理的图像质量。

CT层间距　slice interval

相邻两个图像的层面中心之间的距离,CT层间距小于层厚的图像重建称为重叠重建。

层厚敏感曲线　slice sensitivity profile,SSP

CT 装置沿长轴方向通过机架中心测量的点分布函数的长轴中心曲线,可用于确定有效层厚。

束宽　beam width

X 射线管经准直器准直后的 X 射线束的宽度。

扫描覆盖范围　scan coverage

扫描机架旋转一周探测器阵列覆盖的范围。

超宽线束　overbeaming

X 射线入射到被检者身体的线束宽度超过有效探测器面积的情况,超出的射束部分并不用于图像的重建,但会实际增加患者的有效剂量。

超范围扫描　overranging scan

超范围扫描是指为适应影像重建内插算法对原始数据量的要求,在一次螺旋扫描容积的起始和结束部分根据螺距的大小适当增大范围的扫描。

床速　table speed

CT 螺旋扫描时检查床移动的速度,即 X 射线管旋转一周检查床移动的距离。

机架旋转时间　rotation time

X 射线管和探测器围绕人体旋转一圈 360° 所用的时间。

螺距　pitch

CT 螺旋扫描时常用的一个指标,X 射线管旋转一周,检查床移动的距离与层厚或准直宽度的比值。

螺距因子　pitch factor

CT 螺旋扫描的一个指标,X 射线管旋转一周,床移增量和层厚的比值。

准直螺距　collimation pitch

CT 螺旋扫描的一个指标,扫描时准直器打开的宽度除以探测器阵列的总宽度。

层面螺距　slice pitch

CT 螺旋扫描的一个指标,扫描时准直器打开的宽度(或扫描机架旋转 1 周检查床移动的距离)除以扫描时所使用探测器的宽度。

容积扫描速度　volumetric scan speed

是指螺旋扫描时实际使用的扫描速度,会受机架的旋转时间、螺距、探测器宽度和图像重建方法等影响。

部分容积效应　partial volume effect

当同一扫描层面内同时含有两种或两种以上密度不同的组织时,图像上各个像素的数值代表相应单位组织全体的平均 CT 值,其并不能如实反映该单位内各种组织本身的 CT 值,例如,在低密度组织中较小的高密度病灶,其 CT 值则偏低,这种现象称为部分容积效应。

周围间隙现象　peripheral space phenomenon

周围间隙现象是指,同一扫描层面内,与层面垂直的两种相邻且密度不同的组织,其边缘部位的 CT 值不能准确测得,造成 CT 图像上交界处图像不清晰的现象。

内插　interpolation

CT 图像重建的一种预处理方法,使用数学方法,根据已知函数的两端数值来计算新的、任意数值的方法,常常用于螺旋扫描时的图像重建的预处理,有 180° 插值法和 360° 插值法。

线性内插　linear interpolation

根据一组已知的未知函数自变量的值和它相对应的函数值,利用等比关系去求一种未知函数其他值的近似计算方法,常常用于螺旋扫描时的图像重建的预处理。

优化采样扫描　optimized sampling scan

通过扫描前的螺距选择和调节缩小 Z 轴间距,使直接成像数据和补充成像数据相分开的图像重建预处理方法,常常用于多排螺旋扫描时的图像重建。

Z 轴滤过长轴内插法　Z-axial filter interpolation

在扫描获得的数据段内确定一个滤过段,滤过段的范围大小根据需要选择,在选定的滤过段内所有扫描数据都被作加权平均化处理的影像重建预处理方法,作为减少噪声和伪影的一种技术而在螺旋扫描的图像重建中常常被应用,比如在 GE 公司的 CT 重建模型中的 “helical plus” 就是用的这个技术。

扇形束重建　fan-beam reconstruction

将锥形束的线平行分割成扇形束后,再使用扇形束的计算方法,进行图像重建的处理方法。

投影　projection

一束 X 射线在被检者衰减后投射到探测器平面并通过数据采集系统(data acquisition system,DAS)得到的投影数据,被称为 CT 图像重建的原始数据。

投影函数　projection function

利用投影数据进行图像重建时所采用的假设分布函数。

反投影法　back projection

反投影法是指,投影值被视为辐射投影路径上所有体素衰减之和的重建方法,是 CT 图像重建中最常见的一种重建方法。

直接反投影法　direct back projection

不加滤波等操作,将每次检测到的投影数据反投影到"原始路径"上的投影线的各个像素上的重建算法。

滤波反投影法　filtered back projection,FBP

在反投影前通过滤波函数进行滤波处理,然后再把经过滤波函数处理的投影数据反投影到"原始路径"上的投影线的各个像素上的重建算法,是 CT 图像重建中最经典的一种重建方法。

卷积反投影法　convolution back projection

在反投影前通过卷积运算的滤波处理,然后再把经过处理后的投影数据反投影到"原始路径"上的投影线的各个像素上的重建算法。

傅里叶重建　Fourier reconstruction

在不同角度下取得足够多的投影函数数据后,通过傅里叶变换获得影像的重建算法,这是一种经典的 CT 图像重建方法。

迭代重建法　iterative reconstruction method

通过运算的反复循环(迭代)获得越来越接近于所要求的结果的计算方法,最近比较流行的一种 CT 重建方法。

卷积　convolution

用权函数对采集的原始数据进行处理的方法,是一种数学图像处理方法。

反卷积分析　deconvolution analysis

从测量设备的内在响应函数中提取输入信号或图像的方法。

重建算法　reconstruction algorithm

【又称】**卷积核**　kernel

滤波反投影法(FBP)图像处理时对输入图像中一个小区域中像素的加权平均函数。

低对比度增强　low-contrast enhancement,LCE

滤过函数的一种,可以改善低对比度的识别能力并可减少图像噪声。

重建滤波器　reconstruction filter

图像重建中根据不同的图像显示要求采用的滤过函数。

标准算法　standard algorithm

重建算法的一种,均衡空间分辨力和密度分辨力,适用于大多数图像重建的一种重建算法。

软组织算法　soft tissue algorithm

重建算法的一种,突出密度分辨力,适用于软组织图像重建的一种重建算法。

骨算法 bone algorithm

重建算法的一种,突出空间分辨力,适用于骨质结构图像重建的一种重建算法,噪声比较大。

肺算法 lung algorithm

重建算法的一种,用于观察肺组织的一种重建算法,空间分辨力高,但噪声大。

高分辨力算法 high resolution algorithm

提高空间分辨力的一种重建算法,同时增加噪声,不利于降低辐射剂量。

重建视野 reconstructed field of view

重建后形成图像的显示视野的区域。

投影重建 projection reconstruction

由一系列平面图信息形成图像的方法。

回顾性重建 retrospective reconstruction

用已采集的原始投影数据根据临床或科研需要重新进行 CT 图像重建的过程。

共轭采集重建 conjugate acquisition reconstruction

在扫描时通过螺距的合理选择,分别采集到 180° 和 360° 的扫描数据,得到双倍的采样数据并重建图像的方法,可提高扫描图像的纵向分辨力。

飞焦点采集重建 fly focus acquisition reconstruction

扫描时使焦点在两个点之间快速变换,得到双倍的采样数据并重建图像的方法,可提高扫描图像的纵向分辨力。

实时同步重建 evolving image reconstruction

在扫描的同时实时重建图像的重建方法。

自适应多平面重建 adaptive multi-plane reconstruction

将螺旋扫描数据中 2 倍的斜面影像数据分割成几个部分,重建时各自适配螺旋轨迹的重建方法。

加权超平面重建 weighted hyper-plane reconstruction

将三维的扫描数据分割成一个二维的系列,然后采用凸起的超平面区域重建的方法。

代数重建 algebraic reconstruction

通过计算投射面或辐射剂量而进行重复计算,实现 CT 图像与原始投射平面比较的重建方法。

CT 均匀度　CT homogeneity

CT 值的均匀性指对于一个均匀体模获取的图像,CT 值不应该随所选感兴趣区域(region of interest,ROI)位置的变化而变化。所以 CT 均匀度是指匀质体在 CT 图像中的不同位置是否具有相同的平均 CT 值。

CT 图像噪声　CT image noise

图像噪声是一均匀物质扫描图像中各点之间 CT 值的上下波动,也可解释为是图像矩阵中像素值的标准偏差。

噪声水平　CT noise level

衡量 CT 图像质量的一个指标,可以用兴趣区内 CT 值的标准偏差来评估。

平面内空间分辨力　in-plane spatial resolution

【又称】高对比度分辨率　high-contrast resolution

在高对比度条件下(密度分辨率大于 10% 或 CT 值差异大于 100Hu)CT 图像中,CT 鉴别精细结构的能力,即对最小症状或结构进行分类的能力,通常以每厘米内的线对数表示,也可以用识别物体的最小直径来表示。CT 的空间分辨率不仅是衡量设备本身性能的一个指标,同时也是影响图像质量的重要因素。

Z 轴空间分辨力　Z-axial spatial resolution

Z 轴空间分辨力是指扫描床移动方向或人体长轴方向的图像分辨力,一般层厚或有效层厚是 Z 轴空间分辨力的一个指标,重叠重建技术也能提高三维图像的 Z 轴空间分辨力。

密度分辨率　density resolution

【又称】低对比度分辨率　low-contrast resolution

在低对比度情况下(CT 值差异小于 100Hu)能分辨两种组织之间最小密度差异的能力。密度分辨率主要受噪声和显示物大小的影响。

时间分辨力　temporal resolution

CT 设备采集到可以重建出一层完整图像数据所需的时间,取决于机架旋转时间,并与数据采样和重建方式有关。和其他 CT 的临床应用相比,时间分辨率对于心脏成像,特别是在冠状动脉的评估中显得尤为重要。

各向同性　isotropy

CT 成像体素在三个维度(X,Y,Z)的尺寸一致,是三维图像的重建和应用时的重要指标之一。

伪影　artifact

伪影可以定义为图像中被重建数值与物体真实衰减系数之间的差异,在图像对应的扫描区域中并不存在但在图像上显示的图形。

帧混叠伪影　frame aliasing artifact

由于帧采样不足引起的伪影,表现为在图像边缘出现放射状条纹。

射线混叠伪影　ray aliasing artifact

由于探测器欠采样引起的伪影,表现为在高密度周围出现放射状条纹。

线束硬化　beam hardening

由宽能谱的 X 线束与能量相关的衰减系数造成的,低能 X 线光子比高能 X 线光子更容易被大多数材料吸收(由于光电效应),通过这个过程会改变和提高线束的有效能量。

射线硬化效应伪影　beam hardening artifact

由于射线束硬化使 X 射线光子吸收不平衡,所以就会产生数据的不一致性,不对这种非线性衰减进行校正或校正不够而产生的伪影。通常射束硬化伪影有两类,一类是致密物体之间的暗色条带,另一类是和骨等致密物体界面的软组织区域的图像强度被抬高,产生一个模糊边界。

亨斯菲尔德暗带　Houndsfield dark band

射线硬化效应伪影的一种,颅底岩骨(致密物体)之间出现的暗色条带伪影。

阶梯伪影　stair step artifact

CT 图像后处理过程中产生的特有的伪影,形状类似楼梯,基于轴向扫描的后处理时较容易产生。

锥形线束伪影　cone beam artifact

多排 CT 的宽体探测器采集数据时,X 射线束为锥形线束,只有中心位置的线束与 Z 轴平面垂直,此时的病灶可以精确地投影在探测器上,而中心位置以外的都与 Z 轴成一定角度,不能精确显示病灶,由此形成的伪影。

风车伪影　windmill artifact

【又称】螺旋伪影　spiral artifact, helical artifact

由于 Z 轴方向的采样不足,常出现在 Z 轴解剖结构和密度变化很快的部位,在其重建影像上围绕中心点成风车状的伪影。

截断伪影　truncated artifact

当 CT 扫描野小于被扫描患者的直径时,被扫描体有一部分在扫描野之外,会造成投影数据的不连续,重建时在靠近被截断的区域发生截断形成的伪影。

金属伪影　metal artifact

由金属物体引起的伪影,其形成原因相当复杂,金属物体可以导致射束硬化、部分容积效应或使采集电子设备的数据超出动态范围底部。对于医学应用,金属物体可能是患者体内的金属整形外科器具(如外科手术用针和夹子)或附在患者身体上的必要装置(如活检针)。

运动伪影　motion artifact

患者运动也会引起 CT 图像的伪影,从而引起图像数据排列紊乱,重建图像结构模糊,无法分辨。运动可以是有意识的(呼吸运动),也可以是无意识的(蠕动和心脏运动)。

Q2 因子　Q2 factor

综合评估 CT 图像质量和辐射剂量的组合参数。Q2 值越高表示在使用相同的放射线量可以获得更好的图像质量,或能够使用更低的放射线量获得相同的图像质量。

有效毫安秒　effective mAs

对每一层面的图像所用的 mAs 的估计,由 X 射线管管电流和曝光时间的乘积(mAs)除以螺距所得的商来定义。

CT 剂量模体　CT dosimetry phantom

用于 CT 剂量标准测量的聚甲基丙烯酸甲酯(PMMA)圆柱体,头部模体直径为 160mm,体部模体直径为 320mm,与剂量计联合使用。

2.3　计算机体层成像检查技术

头先进　head first
CT 扫描时,头朝向 CT 机架侧。

足先进　foot first
CT 扫描时,足朝向 CT 机架侧。

模式参考线　mode reference
利用定位像标记定位中心线和范围的参考线。

轴位扫描　axial scan

【又称】逐层扫描　sequential scan
X 线球管旋转曝光时,检查床保持静止,然后检查床移动一定距离,进行下一次曝光,如此交替直至完成预定扫描范围的一种扫描方法。

螺旋扫描　spiral scan,helical scan
X 线球管旋转曝光的同时,检查床同步运动,扫描轨迹呈现螺旋状的一种扫描方法。

定位扫描 scout scan

X线球管曝光时位置不变,检查床移动的一种扫描方法,用于扫描前确定扫描范围。

薄层扫描 thin slice scan

扫描层厚小于5mm,一般采用1~5mm。

超薄层扫描 ultra thin slice scan

扫描层厚小于1mm。

重叠扫描 overlap scan

扫描层厚大于层间距,使得相邻扫描层面部分数据重叠的一种扫描方法。

靶扫描 target scan

通过缩小扫描野,对特定感兴趣区域进行扫描的一种扫描方法,有助于提高空间分辨率。

靶重建 target reconstruction

无需额外扫描,采用缩小显示野进行重建的方法,有助于局部区域影像结构信息的观察。

高分辨力扫描 high resolution scan

薄层或超薄层扫描和较大的重建矩阵,以获得高空间分辨率图像的一种扫描方法。其特点是空间分辨率高、边缘锐利、噪声大、形态学显示好。

容积扫描 volume scan

通过X线球管旋转曝光,同时移动扫描床,采集指定扫描范围内的连续性容积数据的扫描方法。

图像堆积扫描 stack slice scan

利用薄层扫描图像,通过图像叠加功能,重建成不同层厚的图像。

动态容积扫描 dynamic volume scan

基于器官结构,多次重复进行容积扫描的方法。

平扫 plain scan

CT扫描时,不注射对比剂的一种扫描方法。

增强扫描 enhanced scan

经静脉血管将对比剂注入体内,延迟一定时间后进行扫描的一种扫描方法。

时相 time phase

CT增强扫描时,对比剂在感兴趣器官组织通过的不同供血时期,通常有动脉期、实质期和静脉期等。

双期增强扫描　dual phase enhanced scan

经周围静脉团注对比剂后,分别于供血的不同时期,对指定器官组织行两次扫描的一种扫描方法。

多期增强扫描　multiphase enhanced scan

经周围静脉团注对比剂后,分别于供血的不同时期,对指定器官组织行多次扫描的一种扫描方法。

常规增强扫描　common enhanced scan

经周围静脉团注对比剂后,按常规方法进行扫描,可观察到增强效果,无强化过程的动态变化。

延迟增强扫描　delayed enhanced scan

常规增强扫描后延迟数分钟甚至数小时后再扫描的一种扫描方法。

动态增强扫描　dynamic enhanced scan

经周围静脉团注对比剂后,在一定时间内对特定组织器官进行多次连续扫描,获取器官组织强化的动态过程。

进床式动态增强扫描　incremental dynamic enhanced scan

经周围静脉团注对比剂后,对一定范围内的器官组织进行扫描的一种扫描方法,在扫描过程中需要移动扫描床以满足扫描范围的覆盖。

同层动态增强扫描　single level dynamic enhanced scan

经周围静脉团注对比剂后,对特定组织器官的某一层面,进行连续多次扫描的一种扫描方法。

两快一长动态增强扫描　two fast and one long dynamic enhanced scan

动态增强扫描的一种方式,对比剂注射速率快和起始扫描时间快,同时扫描时间长,一般需要数分钟以上。

造影 CT　angiogram computed tomography

利用对比剂提高感兴趣器官组织与周围组织的密度差,然后再行 CT 扫描的检查方法,可分为血管造影 CT、非血管造影 CT 和 CT 血管成像三种,对比剂可用阳性或阴性对比剂。

血管造影 CT　angiography computed tomography, angiography CT

将血管造影和 CT 扫描两种技术相结合的一种检查方法,为创伤性检查方法,临床已很少应用。

非血管造影 CT　non-angiography computed tomography

先对被检器官或结构进行非血管性造影,然后再做 CT 扫描的一种检查方法。

CT 血管成像 computed tomography angiography，CTA

经周围静脉团注对比剂后，在血管对比剂充盈的峰值平台期，进行快速容积数据采集，获得血管图像的一种检查方法。

扫描延迟时间 scanning delay time

从静脉开始团注对比剂到开始扫描的时间。

经验延迟 empirical delay

根据经验值设定扫描延迟时间的方法。

小剂量测试 test bolus

经周围静脉团注小剂量对比剂，同层动态扫描特定供血血管，获取目标血管的时间密度曲线，计算对比剂到达目标血管峰值时间的方法。

智能血管追踪扫描技术 bolus tracking scan technology

经周围静脉团注小剂量对比剂，通过同层动态扫描对目标组织或血管的 CT 值进行监视，根据 CT 值的变化来自动或手动触发预定扫描程序的技术。

时间密度曲线 time density curve

经周围静脉团注小剂量对比剂，感兴趣区 CT 值随时间变化的曲线图。

触发阈值 triggering threshold

用以触发启动扫描感兴趣区的 CT 值。

CT 透视 CT fluoroscopy

融合快速扫描、重建和显示技术，实现 CT 图像实时显示的一种扫描方法，主要用于 CT 引导下的穿刺活检或介入治疗。

CT 尿路成像 CT urography

经周围静脉团注对比剂后，对泌尿系统进行大范围连续容积扫描，获得整个泌尿系图像的成像技术。

定量 CT quantitative computed tomography

利用 CT 来测定某一感兴趣区内特殊组织的某一化学成分含量的方法。在 CT 图像上测量感兴趣 CT 值并进行定量分析的方法。

CT 导向穿刺活检 CT guided needle biopsy

在 CT 图像引导下实现经皮穿刺活检。

CT 灌注成像 CT perfusion imaging

经周围静脉团注对比剂后，对选定的层面进行连续多次扫描，获得感兴趣区时间密度曲线，根据曲线利用不同数学模型，计算获得组织血流灌注的各项参数，以此评价组织器官的血流功能状态。

血容量　blood volume
组织血管内的血液容积总量。

血流量　blood flow
单位时间内流经局部组织的血容量,代表组织的毛细血管内血流量。

达峰时间　time to peak,TTP
感兴趣区组织开始出现强化至强化到达峰值所需要的时间。

平均通过时间　mean transit time,MTT
血液流过一定体积组织的平均时间。

表面通透性　permeability surface
单位重量的组织、单位时间内对比剂自血管内通透到细胞外液的量。

非去卷积模型　non-deconvolution model
一种用于 CT 灌注参数计算的数学模型,特定时间内组织器官中对比剂的含量等于在该段时间动脉流入量减去静脉流出量,需要速率高的对比剂团注。

去卷积模型　deconvolution model
一种用于 CT 灌注参数计算的数学模型,根据流入动脉和流出静脉的血液流动的实际情况进行数学模拟和计算,反映组织器官中存留的对比剂随时间的变化量,对对比剂团注的速率要求较低。

低剂量技术　low dose radiation technology
利用硬件和软件技术降低 CT 扫描时的射线剂量。

低剂量扫描　low dose radiation scan
在满足图像诊断的前提下,采用低剂量技术降低被检者的 X 射线剂量的 CT 扫描方法。

低千伏扫描　low kV scan
在固定毫安数的条件下,采用低管电压的 CT 扫描方法,有助于降低辐射剂量,提高组织密度分辨率。

双低扫描　dual low scan
采用低管电压和低碘流率对比剂团注方式相结合的 CT 扫描方法。

智能采集　smart acquisition
在扫描过程中依据被扫描部位密度、体厚等因素的变化,实时调节扫描参数,在保证图像质量一致的同时降低辐射剂量。

智能射线　smart beam
依据扫描部位的不同(头部、体部、心脏等),采用不同滤波器以得到最有效的

X射线能量分布,提高图像质量,降低辐射剂量。

智能射线轨迹跟踪功能 smart ray trajectory tracking function
智能跟踪X射线轨迹,最大限度地减少被检者扫描剂量的功能。

等中心 isocenter
CT扫描时,被检查部位的中心与机架扫描野的中心相一致,偏离等中心会影响患者的辐射剂量和图像质量。

***Z*轴双采样技术** *Z*-axial double sampling technology
X线球管曝光时,两个焦点以极高的频率瞬时偏移切换,每个探测器单元都可接收到两个焦点的投影,最终使得在Z轴方向上信息双采样的技术。

变速扫描技术 vary speed scan technology
X射线管旋转时间可变的技术。一般变化步进为0.1s。CT螺旋扫描时,螺距可变的扫描技术。

自动管电压调制 automatic tube voltage modulation
管电压根据定位像信息和扫描类型等因素自动调节,进而有效控制辐射剂量。

自动管电流调制 automatic tube current modulation
根据定位像信息,实时调节扫描时采用的管电流。

角度管电流调制 angular tube current modulation
在X射线管旋转时,根据旋转角度改变管电流的大小,降低特定器官组织的辐射剂量。

长轴管电流调制 longitudinal tube current modulation
Z轴方向上患者不同解剖层面对X线衰减不一致,管电流在Z轴方向上自动调节的技术,有助于不同层面的影像具有相对一致的噪声水平。

角度-长轴联合管电流调制 combined angular and longitudinal tube current modulation
在X射线管旋转和患者纵向移动的过程中,同时使用角度和纵向两个方向的管电流调制的方法,X射线剂量在三维空间内进行调整。

心电门控自动管电流调制 electrocardiogram gating automatic tube current modulation
心脏扫描中降低辐射剂量的技术,在特定的心脏期相采用高管电流输出,其他期相采用低管电流,在满足不同心率患者冠脉成像的图像质量的同时,降低辐射剂量。

非对称屏蔽采集技术 asymmetric shielding acquisition technology
因螺旋扫描开始阶段和结束阶段部分X射线信息不参与图像重建,所以利用动态射线屏蔽装置遮挡冗余辐射而降低辐射剂量的技术。

个性化 CT 扫描　personalized CT scan

针对不同被检者的个体因素,制定相应的扫描方案,有效控制辐射剂量和图像质量。

2.4　计算机体层成像后处理操作与技巧

三维可视化　3-dimensional visualization

利用 CT 容积数据信息通过计算机图形学技术合成三维立体透视图像。

多平面重组　multiplanar reformation

利用 CT 容积数据信息通过后处理插值计算,重新生成任意方向三维断面图的方法。

曲面重组　curved planar reformation

利用 CT 容积数据信息通过后处理插值计算,把不在同一平面的信息展示在同一个平面上,使观察者能够看到某个器官的全貌。

表面阴影显示　shaded surface display

利用 CT 容积数据信息,通过数学模型确定被扫描物体的表面结构,利用阈值法将相关像素连接成表面图像。

CT 仿真内镜　CT virtual endoscopy

利用 CT 容积数据,采用三维可视化技术重建器官管道图像的 CT 后处理技术。

容积再现　volume rendering

采用扫描容积数据的所有体素,通过计算机对体素进行透明度和颜色的重新加权直接投影,并以二维影像的形式显示的影像后处理方法。

虚拟活检　virtual biopsy

在 CT 仿真内镜的基础上,采用计算分析的技术获取病变部位尽可能多的形态、功能信息,得出类似或近似组织活检诊断结果的技术。

2.5　计算机体层成像在各部位的临床应用

头部 CT 平扫　head computed tomography plain scan

颅脑 CT 常规检查技术。不需注射对比剂,扫描范围从枕骨大孔至颅顶。

头部 CT 增强扫描　head computed tomography enhanced scan

经周围静脉团注对比剂,增强延时时间采用经验值,扫描方法同颅脑平扫,扫描范围从枕骨大孔至颅顶,常用于颅脑内占位病变的检查。

眼眶 CT 平扫　orbit computed tomography plain scan

眼眶 CT 常规检查技术不注射对比剂,扫描范围从眶上缘至眶下缘。

眼眶 CT 增强扫描　orbit computed tomography enhanced scan

经周围静脉团注对比剂,增强延时时间采用经验值,扫描方法同眼眶平扫,扫描范围从颞骨岩部到乳突尖,常用于眼眶占位病变的检查。

内耳 CT 平扫　inner ear computed tomography plain scan

内耳 CT 常规检查技术。不需注射对比剂,常规采用高分辨扫描和靶重建技术,扫描范围从颞骨岩部到乳突尖。

内耳 CT 增强扫描　inner ear computed tomography enhanced scan

经周围静脉团注对比剂,增强延时时间采用经验值,扫描方法同内耳平扫,扫描范围从颞骨岩部到乳突尖。

鼻旁窦 CT 平扫　paranasal sinus computed tomography plain scan

鼻旁窦 CT 常规检查技术。不需注射对比剂,扫描范围从额窦上缘至上颌窦下缘。

鼻旁窦 CT 增强扫描　paranasal sinus computed tomography enhanced scan

经周围静脉团注对比剂,增强延时时间采用经验值,扫描方法同鼻旁窦平扫,扫描范围从额窦上缘至上颌窦下缘,常用于鼻旁窦占位病变的检查。

鼻咽 CT 平扫　nasopharynx computed tomography plain scan

鼻咽 CT 常规检查技术。不需注射对比剂,扫描范围从咽喉顶壁上缘至口咽水平,怀疑肿瘤侵犯颅骨时,扫描范围至颅底。

鼻咽 CT 增强扫描　nasopharynx computed tomography enhanced scan

经周围静脉团注对比剂,增强延时时间采用经验值,扫描方法同鼻咽平扫,扫描范围从咽喉顶壁上缘至口咽水平,常用于鼻咽占位病变的检查。

口咽 CT 平扫　oropharynx computed tomography plain scan

口咽 CT 常规检查技术。不需注射对比剂,扫描范围从硬腭到会厌游离缘。

口咽 CT 增强扫描　oropharynx computed tomography enhanced scan

经周围静脉团注对比剂,增强延时时间采用经验值,扫描方法同口咽平扫,扫描范围从硬腭到会厌游离缘,常用于口咽占位病变的检查。

喉咽 CT 平扫　laryngopharynx computed tomography plain scan

喉咽 CT 常规检查技术。不需注射对比剂,扫描范围从舌骨上会厌上缘至环状软骨下缘以下。

喉咽 CT 增强扫描　laryngopharynx computed tomography enhanced scan

经周围静脉团注对比剂,增强延时时间采用经验值,扫描方法同喉咽平扫,扫描范围从舌骨上会厌上缘至环状软骨下缘以下,常用于喉咽占位病变的检查。

甲状腺 CT 平扫　thyroid computed tomography plain scan

甲状腺 CT 常规检查技术。不需注射对比剂,扫描范围从锁骨上窝至第四颈椎上缘。

甲状腺 CT 增强扫描　thyroid computed tomography enhanced scan

经周围静脉团注对比剂,增强延时时间采用经验值,扫描方法同甲状腺平扫,扫描范围从锁骨上窝至第四颈椎上缘,常用于甲状腺占位病变的检查。

颈部 CT 平扫　neck computed tomography plain scan

颈部 CT 常规检查技术。不需注射对比剂,扫描范围从锁骨上窝到外耳孔上缘。

颈部 CT 增强扫描　neck computed tomography enhanced scan

经周围静脉团注对比剂,增强延时时间采用经验值,扫描方法同颈部平扫,扫描范围从锁骨上窝到外耳孔上缘,常用于颈部占位病变的检查。

肺部 CT 平扫　lung computed tomography plain scan

肺部 CT 常规检查技术。不需注射对比剂,扫描范围从肺尖至较低侧肋膈角下 2~3cm。

肺部 CT 增强扫描　lung computed tomography enhanced scan

经周围静脉团注对比剂,增强延时时间采用经验值,扫描方法同肺部平扫,扫描范围从肺尖至较低侧肋膈角下 2~3cm,常用于肺部占位病变的检查。

食管 CT 平扫　esophagus computed tomography plain scan

食管 CT 常规检查技术。不需注射对比剂,扫描范围从胸廓入口至肋膈角。

食管 CT 增强扫描　esophagus computed tomography enhanced scan

经周围静脉团注对比剂,增强延时时间采用经验值,扫描方法同食管平扫,扫描范围从胸廓入口至肋膈角,常用于食管占位病变的检查。

肋骨 CT 平扫　rib computed tomography plain scan

肋骨 CT 常规检查技术。不需注射对比剂,扫描范围胸廓入口至第十二肋骨下缘,或根据病变确定扫描范围。

肋骨 CT 增强扫描　rib computed tomography enhanced scan

经周围静脉团注对比剂,增强延时时间采用经验值,扫描方法同肋骨平扫,常用于肋骨占位病变的检查。

肝脏 CT 平扫　liver computed tomography plain scan

肝脏 CT 常规检查技术。不需注射对比剂,扫描范围从肝上缘至十二指肠水平段下缘,或根据病变确定扫描范围,扫描时要求吸气后屏气。

肝脏 CT 增强扫描　liver computed tomography enhanced scan

经周围静脉团注对比剂,增强延时时间采用经验值,扫描方法同肝脏平扫,常用于肝脏占位病变的检查。

胆囊 CT 平扫　gallbladder computed tomography plain scan

胆囊 CT 常规检查技术。不需注射对比剂,扫描范围从肝门至肾门,扫描时要求吸气后屏气。

胆囊 CT 增强扫描　gallbladder computed tomography enhanced scan

经周围静脉团注对比剂,增强延时时间采用经验值,扫描方法同胆囊平扫,扫描范围从肝门至肾门,扫描时要求吸气后屏气,常用于胆囊占位病变的检查。

脾脏 CT 平扫　spleen computed tomography plain scan

脾脏 CT 常规检查技术。不需注射对比剂,扫描范围从脾脏上缘至脾脏下缘,扫描时要求吸气后屏气。

脾脏 CT 增强扫描　spleen computed tomography enhanced scan

经周围静脉团注对比剂,增强延时时间采用经验值,扫描方法同脾脏平扫,常用于脾脏占位病变的检查。

胰腺 CT 平扫　pancreas computed tomography plain scan

胰腺 CT 常规检查技术。不需注射对比剂,扫描范围从肝门至肾门,扫描时要求吸气后屏气。

胰腺 CT 增强扫描　pancreas computed tomography enhanced scan

经周围静脉团注对比剂,增强延时时间采用经验值,扫描方法同胰腺平扫,常用于胰腺占位病变的检查。

肾脏 CT 平扫　kidney computed tomography plain scan

肾脏 CT 常规检查技术。不需注射对比剂,扫描范围从双肾上缘至双肾下缘,扫描时要求吸气后屏气。

肾脏 CT 增强扫描　kidney computed tomography enhanced scan

经周围静脉团注对比剂,增强延时时间采用经验值,扫描方法同肾脏平扫,常用于肾脏占位病变的检查。

肾上腺 CT 平扫　adrenal gland computed tomography plain scan

肾上腺 CT 常规检查技术。不需注射对比剂,扫描范围从第十一胸椎椎体至左肾门平面,包全肾上腺,扫描时要求吸气后屏气。

肾上腺 CT 增强扫描　adrenal gland computed tomography enhanced scan

经周围静脉团注对比剂,增强延时时间采用经验值,扫描方法同肾上腺平扫,常用于肾上腺占位病变的检查。

输尿管 CT 平扫　ureter computed tomography plain scan

输尿管 CT 常规检查技术。不需注射对比剂,扫描范围从双肾上缘至膀胱下缘,扫描时要求吸气后屏气。

输尿管 CT 增强扫描　ureter computed tomography enhanced scan

经周围静脉团注对比剂,增强延时时间采用经验值,扫描方法同输尿管平扫,常用于输尿管占位病变的检查。

小肠 CT 造影　computed tomography enterography,CTE

采用口服法或插管法将对比剂注入小肠,增强延时时间采用经验值,扫描范围从膈顶至耻骨联合下缘,扫描时要求吸气后屏气,常用于小肠病变的检查。

颈椎 CT 平扫　cervical vertebra computed tomography plain scan

颈椎 CT 常规检查技术。不需注射对比剂,扫描范围从外耳孔上缘至第七颈椎下缘。

胸椎 CT 平扫　thoracic vertebra computed tomography plain scan

胸椎 CT 常规检查技术。不需注射对比剂,扫描范围从第七颈椎下缘至第一腰椎下缘。

腰椎 CT 平扫　lumbar vertebra computed tomography plain scan

腰椎 CT 常规检查技术。不需注射对比剂,扫描范围从第十二胸椎下缘至骶椎下缘。

肩关节 CT 平扫　shoulder joint computed tomography plain scan

肩关节 CT 常规检查技术。不需注射对比剂,扫描范围从肩峰上缘至肩胛下缘。

肱骨 CT 平扫　humerus computed tomography plain scan

肱骨 CT 常规检查技术。不需注射对比剂,扫描范围从肱骨头至肱骨滑车。

肘关节 CT 平扫　elbow joint computed tomography plain scan

肘关节 CT 常规检查技术。不需注射对比剂,扫描范围从肱骨中段至尺桡骨中段。

尺桡骨 CT 平扫　ulna and radius computed tomography plain scan

尺桡骨 CT 常规检查技术。不需注射对比剂,扫描范围从肘关节上缘至腕关节下缘。

腕关节 CT 平扫 wrist joint computed tomography plain scan

腕关节 CT 常规检查技术。不需注射对比剂,扫描范围从尺桡骨中段至掌骨中段。

掌骨 CT 平扫 metacarpus computed tomography plain scan

掌骨 CT 常规检查技术。不需注射对比剂,扫描范围从腕关节下缘至远节指骨末端。

髋关节 CT 平扫 hip joint computed tomography plain scan

髋关节 CT 常规检查技术。不需注射对比剂,扫描范围从髋关节上缘上方 3cm 至耻骨联合下缘。

髋关节 CT 增强扫描 hip joint computed tomography enhanced scan

经周围静脉团注对比剂,增强延时时间采用经验值,扫描方法同髋关节平扫,扫描范围从髋关节上缘上方 3cm 至耻骨联合下缘,常用于髋关节占位病变的检查。

骶髂关节 CT 平扫 sacroiliac joint computed tomography plain scan

骶髂关节 CT 常规检查技术。不需注射对比剂,扫描范围从第一骶椎上缘至尾骨下缘。

骶髂关节 CT 增强扫描 sacroiliac joint computed tomography enhanced scan

经周围静脉团注对比剂,增强延时时间采用经验值,扫描方法同骶髂关节平扫,扫描范围从第一骶椎上缘至尾骨下缘,常用于骶髂关节占位病变的检查。

股骨 CT 平扫 femur computed tomography plain scan

股骨 CT 常规检查技术。不需注射对比剂,扫描范围从髋关节上缘至膝关节下缘。

股骨 CT 增强扫描 femur computed tomography enhanced scan

经周围静脉团注对比剂,增强延时时间采用经验值,扫描方法同股骨平扫,扫描范围从髋关节上缘至膝关节下缘,常用于股骨占位病变的检查。

膝关节 CT 平扫 knee joint computed tomography plain scan

膝关节 CT 常规检查技术。不需注射对比剂,扫描范围从股骨中段至胫腓骨中段。

膝关节 CT 增强扫描 knee joint computed tomography enhanced scan

经周围静脉团注对比剂,增强延时时间采用经验值,扫描方法同膝关节平扫,扫描范围从股骨中段至胫腓骨中段,常用于膝关节占位病变的检查。

胫腓骨 CT 平扫　tibia and fibula computed tomography plain scan

胫腓骨 CT 常规检查技术。不需注射对比剂,扫描范围从膝关节上缘至踝关节下缘。

胫腓骨 CT 增强扫描　tibia and fibula computed tomography enhanced scan

经周围静脉团注对比剂,增强延时时间采用经验值,扫描方法同胫腓骨平扫,常用于胫腓骨占位病变的检查。

踝关节 CT 平扫　ankle joint computed tomography plain scan

踝关节 CT 常规检查技术。不需注射对比剂,扫描范围从胫腓骨中段至足跟下缘。

足部 CT 平扫　foot computed tomography plain scan

足部 CT 常规检查技术。不需注射对比剂,扫描范围从胫腓骨中段至足跟下缘。

足部 CT 增强扫描　foot computed tomography enhanced scan

经周围静脉团注对比剂,增强延时时间采用经验值,扫描方法同足部平扫,常用于足部占位病变的检查。

脑动脉 CT 血管成像　cerebral artery computed tomography angiography

经周围静脉团注对比剂,增强延时时间采用智能血管追踪法或小剂量测试法,扫描范围从第二颈椎至颅顶,常用于脑部血管病变的检查。

颈动脉 CT 血管成像　carotid artery computed tomography angiography

经周围静脉团注对比剂,增强延时时间采用智能血管追踪法或小剂量测试法,扫描范围从主动脉弓至颅底,常用于颈部血管病变的检查。

冠状动脉 CT 血管成像　coronary artery computed tomography angiography

经周围静脉团注对比剂,增强延时时间采用智能血管追踪法或小剂量测试法,扫描范围从气管分叉下 1cm 至心脏膈面下 1cm(搭桥术后患者从胸廓开口至心脏膈面下 1cm),扫描时采用心电门控,常用于冠状动脉血管病变的检查。

心脏 CT 血管成像　cardiac computed tomography angiography

经周围静脉团注对比剂,增强延时时间采用智能血管追踪法或小剂量测试法,扫描范围从胸廓入口至左膈下,扫描时采用心电门控,常用于心脏病变的检查。

主动脉 CT 血管成像　aorta computed tomography angiography

经周围静脉团注对比剂,增强延时时间采用智能血管追踪法,扫描范围主动脉为第七颈椎水平至股骨大转子;胸主动脉为第七颈椎至剑突;腹主动脉为剑突至股骨大转子,常用于主动脉血管病变的检查。

肝动脉 CT 血管成像　hepatic artery computed tomography angiography

经周围静脉团注对比剂,增强延时时间采用智能血管追踪法,扫描范围从肝上缘至十二指肠水平段下缘,常用于肝脏动脉血管病变的检查。

肝门静脉 CT 血管成像　hepatic portal vein computed tomography angiography

经周围静脉团注对比剂,增强延时时间采用智能血管追踪法,扫描范围从肝上缘至十二指肠水平段下缘,常用于肝脏门静脉血管病变的检查。

肾动脉 CT 血管成像　renal artery computed tomography angiography

经周围静脉团注对比剂,增强延时时间采用智能血管追踪法,扫描范围从肾上缘至肾下缘,常用于肾动脉血管病变的检查。

肾静脉 CT 血管成像　renal vein computed tomography angiography

经周围静脉团注对比剂,增强延时时间采用智能血管追踪法,扫描范围从肾上缘至肾下缘,常用于肾静脉血管病变的检查。

肺动脉 CT 血管成像　pulmonary artery computed tomography angiography

经周围静脉团注对比剂,增强延时时间采用智能血管追踪法,扫描范围从胸廓开口至肺底,常用于肺动脉血管病变的检查。

肺静脉 CT 血管成像　pulmonary vein computed tomography angiography

经周围静脉团注对比剂,增强延时时间采用智能血管追踪法,扫描范围从胸廓开口至肺底,常用于肺静脉血管病变的检查。

上肢动脉 CT 血管成像　upper extremity artery computed tomography angiography

经周围静脉高速团注碘对比剂,延迟时间采用智能血管追踪法,从下颈到手指近段或根据需要确定扫描范围,扫描方向为头足侧方向,常用于上肢动脉血管病变的检查。

上肢静脉 CT 血管成像　upper extremity vein computed tomography angiography

经周围静脉团注对比剂,增强延时时间采用经验法,扫描范围从下颈到手指近段或根,或根据需要确定扫描范围,常用于上肢静脉血管病变的检查。

下肢动脉 CT 血管成像　lower extremity artery computed tomography angiography

经周围静脉团注对比剂,增强延时时间采用智能血管追踪法,扫描范围从腹腔干到足背动脉或根据需要确定扫描范围,常用于下肢动脉血管病变的检查。

下肢静脉 CT 血管成像　lower extremity vein computed tomography angiography

经周围静脉团注对比剂,增强延时时间采用智能血管追踪法,扫描范围从髂总静脉至足背静脉或根据需要确定扫描范围,常用于下肢静脉血管病变的检查。

2.6　计算机体层成像新技术

冠状动脉钙化积分　coronary artery calcium score,CaS

利用 CT 影像对冠状动脉整体的钙化情况进行量化评估,目前常用的计算方法有 Agatston 积分、体积积分和质量积分等。

心电门控 CT　electrocardiogram gating CT

利用心电门控触发扫描的技术,在心脏运动周期的相应时相,进行扫描成像。

前瞻性心电门控扫描　prospective electrocardiogram gating

采用步进式曝光轴扫模式,只在预先设定的心脏时相进行扫描,一次扫描完成后移床到下一位置扫描。

回顾性心电门控扫描　retrospective electrocardiogram gating

通过小螺距螺旋扫描,在多个连续心电周期全时相曝光,同时记录患者的心电(ECG)信号,回顾性选择心脏时相进行图像重建。

窄曝光脉冲　narrow exposure pulse

在前瞻性心电序列扫描时,预先设定的窄的曝光时间窗,通常辐射剂量低,但可选择的重建时相少。

宽曝光脉冲　width exposure pulse

在前瞻性心电序列扫描时,预先设定的较宽的曝光时间窗,通常辐射剂量略高,但可选择的重建时相多。

单扇区重建　single segment reconstruction

采用同一心电周期连续的 180°~240° 扫描数据信息重建一幅影像的方法。

双扇区重建　double segment reconstruction

采用不同心电周期、相同相位两个 90°~120° 的扫描数据信息重建一幅影像的方法,时间分辨力的提高幅度受扫描速度和心率匹配的影响。

多扇区重建　multisegment reconstruction

采用不同心电周期、相同相位的多组扫描数据信息重建一幅影像的方法,适用于心率快的被检者。比如四扇区,采用 4 个不同心电周期的 60° 数据,理论上可最高提高 4 倍的时间分辨力,但受扫描速度和心率匹配的影响。

绝对时间重建　absolute time reconstruction

采用心电周期的某一固定时间内的扫描数据信息重建图像,单位通常为毫秒(ms),适用于心律不齐的被检者。

相对时间重建　relative time reconstruction

采用心电周期以相对时间计算的某一时间内的扫描数据信息重建图像,相对时间通常表示为 R-R 间期的百分比,适用于心律比较齐的被检者。

心电编辑　ECG editing

通过删除、插入、偏移 R 波等方式对心电图进行编辑,改善扫描过程心电图信号异常引起的冠状动脉图像质量降低的技术。

CT 单能量成像　monoenergetic CT imaging

使用水和碘的质量吸收函数随能量的变化关系求得的基物质对的密度值,计算出所感兴趣的物质在各个单能量点对 X 射线的吸收而实现的成像技术。

CT 双能量成像　dual energy CT imaging

使用两种能量的 X 射线束对被扫描物体进行扫描的成像技术。

CT 双能减影成像　dual energy subtraction CT imaging

通过单 X 射线管高低电压两次扫描(序列扫描成像技术)或双 X 射线管高低电压同时扫描,得到两种不同 X 射线衰减影像进行组织或结构分离的成像技术。

CT 能谱成像　spectral CT imaging

通过单 X 射线管双电压的瞬时切换、双 X 射线管双探测器、单 X 射线管双层探测器或利用半导体材料探测器进行单光子计数和能量甄别方式实现的成像技术。

虚拟单能谱图像　virtual monenergetic image

假设 X 射线管只能输出一种能量 X 射线光子的情况下,被扫描物体在该单能量下的 CT 图像。可以通过单 X 射线管双电压的瞬时切换、双 X 射线管双探测器或单 X 射线管双层探测器等能谱成像技术实现。

能谱纯化技术　spectral purification technology

在高管电压的 X 射线管输出端添加一定厚度的锡滤线板,过滤掉高电压 X 射线管输出中的低能 X 射线,使能谱向高能侧偏移的技术,目前是双源 CT 所特有的。

能谱曲线　spectral curve

物质或结构的衰减（CT 值）随 X 射线能量变化的曲线。

高低管电流匹配调节技术　tube current matching technology

双能量 CT 中针对高低管电压的不同选择而匹配不同管电流的技术。在最新的单 X 射线管双电压解瞬时切换技术中也能实现。

序列双能 CT 扫描　sequential dual energy CT scan

采用两次扫描，一次高管电压的 X 射线，一次低管电压的 X 射线，两次成像数据在图像数据空间匹配的技术。

双源双能量 CT 成像　dual source dual energy CT imaging

在 CT 装置机架中设置两套 X 射线管和探测器，成一定角度排列，一个 X 射线管产生高管电压的 X 射线，另外一个 X 射线管产生低管电压的 X 射线。两套系统分别独立采集数据信息，在图像数据空间匹配，进行双能减影分析的技术。

快速管电压切换技术　fast kVp switching technology

CT 装置的高压发生器在亚毫秒内完成瞬时管电压高低能量间的周期切换，并能维持稳定的输出电压波形，几乎是在同时、同角度进行两种能量的采样，实现投影数据空间能谱分析的技术。

单源 CT 双层探测器技术　single source CT dual layer detector technology

单一 X 射线管的计算机体层成像（CT）的探测器采用双层设计，每层不同材料组合的探测器仅对一定能量的 X 射线光子产生激发作用，上层探测器是以稀有金属钇（ytrrium）为基质的闪烁晶体，下层是传统稀土陶瓷探测器，在两层探测器之间用滤波片将射线整形以减少低能和高能 X 射线的能量重叠区，并被分别探测，从而同时分别得到高能（下层）、低能（上层）投影数据并进行双能 CT 影像重建的技术。其探测器又可称三明治探测器、双层探测器、光谱探测器。

单光子计数技术　single photon counting technology

采用特殊的探测器材料和设计作为光子计数系统，探测器能够探测 X 射线管产生的混合能量 X 射线中每一个光子的能量并计数，然后依据统计出的能量信息解析出不同的能量图像。

基物质对　base material pair

采用两个已知的基础物质的吸收系数表达一个未知物质的吸收系数，比如用水和碘。

物质分离　material separation

经过高、低两组不同能量扫描的 X 射线衰减图像可以表达为任何两种物质密度图的过程。

水 - 碘图 water iodine imaging

特异性显示含水密度图像,并可测定体素内水的密度,不显示含碘密度的图像。

碘 - 水图 iodine water imaging

特异性显示含碘密度图像,可以测得体素内碘的密度不显示含水密度的图像。主要用于反映增强后组织有无强化和强化程度的图像。

虚拟平扫 virtual plain scan

根据水(碘)分离获得的水密度图,不含碘物质,可以代替平扫图像,减少 CT 增强扫描时的曝光剂量,优化扫描方案的成像技术,但水密度图的单位为密度而不是 Hu,另外还有表示单位为 Hu 的抑碘图也可作为虚拟平扫用于代替常规平扫图像。

碘图 iodine imaging

依据物质在高低能量下衰减特性的不同,实现增强后物质组成分离,提取得到的碘物质密度图像。

冠脉运动追踪冻结技术 snap shot freeze,SSF

一种全新的冠脉运动分析和冻结技术,其技术本质是通过高清采样得到心脏运动过程中的一系列图像,对相邻期相的图像运动信息进行迭代傅立叶变换,在频域对冠脉运动(路径和速度)进行分析和建模(motion characterization),从而对运动模糊进行矫正,消除残余的运动伪影,有效地压缩重建时间窗,得到清晰冠状动脉解剖图像的技术。

智能心电门控采集技术 ECG automatic gating

协同心电图剂量调控模块自动根据扫描前心动周期的数据选择最佳的成像时相,分别获取收缩期、舒张期和全心动周期的数据实现对冠脉血管成像及心功能分析的心脏成像采集技术。

有效原子序数 effective atomic number

从原子序数引申而来的能谱 CT 成像的一个新概念,物质的 X 线衰减曲线很大程度上取决于该物质的 effective-Z 大小,假设某元素对 X 线的质量衰减与某化合物的质量衰减系数相同,该元素的原子序数就是该物质的 effective-Z,依据这一特性,可应用于结石或者其他物质成分的鉴别。

电子云密度 electron density

双能量 CT 的一种后处理技术,代表一个单位体积内电子的数量,它能够使拥有高原子序数的物质(如碘和结石等)在能量 CT 图像上清晰显示,也可用于鉴别物质成分。

炫速扫描技术　flash spiral

一种针对双源 CT 发展起来的图像采集方式,是一种大螺距的螺旋扫描技术。进行双源模式 Flash 扫描时,2 套数据采集与重建系统同时工作,可以重建出 1 组融合的图像,其螺距最大可达到 3.2。

自适应统计迭代重建算法　adaptive statistical iterative reconstruction,ASiR

一种混合迭代重建算法,即图像由迭代图像与 FBP 图像按一定比例混合而成,通过计算噪声模型即采用多种数学方法对噪声的特性进行描述和表达的方法最终实现对噪声水平的控制。

全模型迭代重建算法　model-based iterative reconstruction,MBIR

一种基于全模型的迭代重建算法,运算时纳入的模型包括系统光学模型、系统噪声模型、物体模型和物理模型,较 FBP 可大幅度降低噪声并能提高图像空间分辨力。其中系统光学模型的作用在于提高图像空间分辨力,却是最为消耗运算时间的模型。

多模型迭代重建算法　adaptive statistical iterative reconstruction-V,ASiR-V

新一代多模型迭代算法,放弃了系统光学模型,保留噪声、物体及物理 3 个模型,在降低噪声、提高密度分辨力、抑制伪影等改善图像质量的能力优于 ASiR,而运算速度远快于 MBIR。

图像空间迭代重建算法　iterative reconstruction in image space,IRIS

一种基于图像空间的迭代算法,这种算法在图像空间进行 3~5 次迭代运算,逐步减少图像噪声、增加图像对比度。由于只在图像空间进行迭代,IRIS 的重组兼顾了处理时间和图像质量。

自适应迭代剂量减少三维算法　adaptive iterative dose reduction-3D,AIDR-3D

一种基于三维模型的迭代算法,它通过在普通迭代的基础上进一步分割迭代达到降噪目的。在图像空间的运算上,通过使用和修正各向异性滤波器,自适应性地使图像质量在噪声抑制和细节保留之间取得平衡,反复进行图像空间滤波噪声抑制,达到设定的最终目标。

iDose 迭代重建算法　iDose advanced iterative reconstruction

属于迭代重建算法,它是在投影空间和图像空间进行基于双模型(噪声模型、解剖模型)的迭代运算,其中噪声模型主要用来提高图像质量,解剖模型主要用来提高重建速度。该算法能消除低光子伪影,提高重建图像的空间分辨力及密度分辨力。

iMR 全模型迭代重建算法　iterative model reconstruction

是使用多模型的完全迭代重建算法,包括图像、数据统计模型和系统模型,它能够抑制噪声,改善图像质量。

深度学习图像重建 deep learning imaging reconstruction,DLIR

和传统滤波反投影法及迭代(IR)重建算法不同的,一种基于审读学习技术(deep neural network)的图像重建方法。比如,QE 的 DLIR 的"True Fidelity"的特点是利用高质量的滤波反投影法数据集来训练深度神经网络学习如何区分信号和噪声,并且在不影响解剖和病理结构的情况下有效地抑制噪声和伪影。

动态摇篮床技术 adaptive 4D spiral scan

CT 动态成像的数据采集模式,通过往复移动扫描床动态获取组织灌注或血管信息。临床常见于脑灌注、心肌灌注、体部肿瘤灌注、血管动态 CTA 检查等。

全息仿生成像技术 cinematic rendering

全新的三维重建技术,通过多光源重建算法,整合表面和次表面散射,提升物体的深度及阴影表现,提供更加逼真的临床解剖形态信息。常用于手术指导、病患沟通、医学教育等。

骨髓成像技术 bone marrow imaging

利用双能量虚拟去钙技术,有效去除红骨髓和黄骨髓之外的钙质成分,提供骨髓水肿、骨肿瘤活性和骨质疏松等信息。

三域迭代重建算法 advanced modelled iterative reconstruction,ADMIRE

基于原始数据域、图像域和模型域三域迭代重建算法,在低剂量条件下降低图像噪声的同时又能提高图像质量。

光电效应基数据 photoelectric raw data

由光谱探测器的高、低能数据经过解析后生成的代表 X 线衰减中光电效应部分的数据。

康普顿散射基数据 Compton raw data

由光谱探测器的高、低能数据经过解析后生成的代表 X 线衰减中康普顿散射部分的数据。

SBI 数据包 spectral base images

由光电效应、康普顿基数据生成的一个序列,包含光谱 CT 所有信息(常规 CT 图像信息及各种能谱信息),可以在主机、工作站及医院 PACS 端以最小化的集成包形式存储及进行高级处理,临床医生可以使用每个病例的 SBI 序列根据临床需要实时开展工作,浏览阅读常规 CT 图像或能谱信息图像的同时,可以相互对比,实现 CT 的多参数诊断。

反相关噪声抑制 anti-correlation de-noising

光电效应、康普顿基数据天然具有正负相反的噪声,在一个基数据集内为正(+)的噪声,在另一个基数据集就为负(−),由于数据采集中完全对准,两套数据集的两种噪声可以相互抵消,从而最大化地消除噪声。

智能感知扫描　orbital synchronized scan

【又称】轨道同步扫描

在双期扫描或多期扫描中,保证每期扫描的床位起点和球管曝光起始角度完全一样,使得每一次扫描的曝光轨迹一致。

正投影全模型迭代重建算法　forward projected model-based iterative reconstruction solution,FIRST

基于前投影的全模型迭代重建算法。该算法利用统计学模型、扫描系统模型、光学模型、椎形线束模型及解剖噪声模型,使用前投影数据算法,可以快速得到高分辨率的重建图像,同时,相对于传统 FBP 重建算法,在保证图像质量的前提下可以较大幅度地降低扫描剂量。

智能柔性减影技术　subtraction technology

在柔性配准技术上实现的新的高精度减影技术。区别于传统减影技术仅用于去骨处理,这种高精度的智能柔性减影技术主要用于组织器官的减影,可以比对组织器官增强前后的细微变化并定量测量,对于微小、隐匿性病灶的发现,占位病灶的定性,及一些本底干扰的去除均有作用。

容积减影扫描　sub-volume scan

用于智能柔性减影成像的专用扫描方式,采用不动床的容积扫描方式,进行高精度减影成像的数据采集,成像范围 16cm。

3　磁共振成像设备及检查方法

3.1　磁共振成像设备

磁共振成像　magnetic resonance imaging,MRI

利用磁共振原理,对静磁场中的物体施加特定频率的电磁波,结合外加梯度磁场,通过分析所激发的共振信号,绘制物体内部结构图像或获取各种功能信息的技术。

磁体　magnet

能够产生稳定磁场的物体。磁共振成像设备中指产生均匀、稳定强磁场的硬件。

磁场强度　magnetic field intensity

描述磁场强弱的物理量之一。在磁共振设备中通常特指磁感应强度,即从分子电流观点对磁场强弱进行描述,其大小是磁场中某点单位电流段所受力的最大值,方向为放在该点处的小磁针 N 极所指的方向,用 B 表示。在国际单位制中的单位是安 / 米(A/m)[曾用单位:特斯拉(T)],在高斯单位制中的单位是奥斯特(Oe),1A/m=(4π/1 000)Oe。

磁场均匀度 magnetic field homogeneity

在磁共振成像设备中,特定容积通常采用与磁体中心相同、具有一定直径的球形空间,磁场均匀性是以主磁场的百万分之一(ppm)为单位定量表示。是衡量磁共振成像设备性能的关键指标之一。

磁场稳定性 magnetic field stability

衡量磁场强度漂移程度的指标。与磁体类型和设计质量有关,受磁体附近铁磁性物质、环境温度、磁体电源稳定性及匀场电源漂移等因素影响,稳定性下降,意味着单位时间内磁场的变化率增高,使影像质量降低。可分为时间稳定性和热稳定性。

磁体有效孔径 effective aperture of magnet

磁体的匀场线圈、梯度线圈、射频线圈和内护板等均安装完毕后柱形空间的有效内径。磁共振成像设备分为大孔径(≥70cm)和常规孔径(≥60cm)两种。

5 高斯线 5 Gauss line

一组以磁体中心为原点,接近于椭圆的同心闭环磁力线,磁力线上磁场值均为 5 高斯(0.5mT)。用俯视图、前视图、侧视图表示。磁共振成像设备中通常用 5 高斯线范围标定边缘场大小。

液氦消耗率 consumption rate of liquid helium

单位时间内液氦的挥发程度。是超导磁体的性能指标之一。主要与冷头的工作效率有关。

永磁体 permanent magnet

由多块永磁材料拼接而成的磁体。永磁材料主要有铝镍钴、铁氧体和稀土钴。有环形偶极和轭形框架结构两种形式。轭形磁体的框架去掉一边,就是磁共振成像设备最常用的开放式磁体。

超导磁体 superconducting magnet

利用超导线或超导电缆绕制的线圈,在超导状态下通电后产生磁场的磁体。磁共振成像设备的超导磁体是采用铌钛合金超导线,工作在 4.2K 超导低温下,超导线电阻为零,不消耗任何电能达到磁共振成像系统所要求的磁场强度及孔径大小。

冷头 cold head

经过高纯氦气将超导磁体热量带出磁体的二级膨胀机。由同步电机、旋转阀、配气盘、活塞和气缸组成。

失超　quench

磁体的超导线圈因某种原因突然失去超导性而进入常导状态,超导体变为常导体,使磁场瞬间消失的不可逆过程。失超后磁场电磁能量将迅速转换为热能,磁共振成像设备超导线圈中产生的焦耳热引起液氦急剧蒸发,低温氦气从失超管中猛烈向外喷发。

匀场　shimming

通过机械或电器调节的方法建立与磁场非均匀分量相反的磁场,消除磁场非均匀性的过程。常用主动匀场和被动匀场两种方法。

主动匀场　active shimming

【又称】有源匀场

通过适当调整匀场线圈阵列中各线圈的电流强度,用匀场线圈产生局部磁场的变化来调节静磁场,提高整体磁场均匀性的方法。在没有独立匀场线圈的磁共振成像设备,是利用调节梯度磁场对主磁场的非均匀性进行动态校正。

被动匀场　passive shimming

【又称】无源匀场

在磁体孔洞内壁上贴补专用小铁片(匀场片),以提高磁场均匀性的方法。

梯度系统　gradient system

与梯度磁场有关的一切电路单元的总和。是磁共振成像设备的核心部件之一。为 MRI 系统提供可快速切换的梯度磁场,由梯度线圈、梯度电源、梯度控制器、数模转换器、梯度功率放大器和梯度冷却系统等组成。

梯度场强　gradient magnetic field strength

梯度变化时可以达到的最大磁场强度。用单位长度内梯度磁场强度的最大值表示。单位是 mT/m。磁共振成像设备梯度场强度通常是指单轴(X、Y 或 Z 轴)梯度场强度,其大小由梯度电流决定。

梯度磁场切换率　gradient magnetic field slew rate

单位时间内梯度磁场的最大变化率。单位是 mT(m·ms)或 T(m·s)。梯度磁场切换率[mT(m·ms)]=梯度磁场强度(mT/m)/梯度磁场爬升时间(ms)。

梯度磁场爬升时间　gradient magnetic field rising time

梯度磁场由零上升到最大梯度场强度或由最大梯度场强度降至零所用的时间。单位是毫秒(ms)。

涡流　eddy current

物质中沿闭合路径环流的感应电流。磁共振成像设备的梯度磁场在其周围导体内产生自行闭合感应电流,强度与梯度磁场的变化率成正比,影响程度与导体部件的几何形状及其与变化磁场的距离有关。

射频系统 radio frequency system

磁共振成像设备中实施射频激励并接收和处理磁共振信号的功能单元。分为发射单元和接收单元两部分。

射频功率 radio frequency power

发射单元的脉冲功率放大器发出的最大功率值。

射频发射线圈 radio frequency coil

磁共振成像设备中用于发射射频脉冲和／或接收磁共振信号的硬件。

射频发射带宽 radio frequency transmit bandwidth

发射单元发射的射频脉冲的频率范围。在射频控制系统的作用下由射频线圈以射频脉冲的形式发出激励成像体自旋原子核的电磁波。磁共振成像的射频激励可分为选择性激励(频带较窄)和非选择性激励(频带较宽)两种。

射频发射系统通道数 number of channels of radio frequency transmitting system

射频发射单元能够独立并行发射磁共振信号数据的通道个数。是射频系统性能最重要的指标之一。多通道并行发射源于 7T 磁共振,通道数越多,进行射频匀场能力越强,射频脉冲的并行发射时间越短,多维脉冲成像效果越好。

射频发射系统数字化 digitization of radio frequency transmitting system

射频发射系统组件从设备间前移至磁体间,缩短模拟信号传输距离。

射频接收系统数字化 digitization of radio frequency receiving system

射频接收系统组件从设备间前移至磁体间,缩短模拟信号传输距离。

射频接收系统通道数 channel of radio frequency receiving system

射频接收单元能够独立接收磁共振信号数据的通道个数。是射频系统性能最重要的指标之一。通道数越高表示并行采集数据的能力越强,射频系统接收单元的性能越高。

单次扫描单个视野通道数 channel of one single scan and one single FOV

磁共振系统在单次扫描单个视野中同时独立接收通道数,每个通道产生独立的部分图像,是衡量临床中实际能够使用的通道数的指标。

射频接收带宽 receiving bandwidth

接收单元中每个独立通道所能接收磁共振信号的频率宽度,即读出梯度采样频率的范围。增加接收带宽,影像信噪比下降,减小接收带宽,增加影像信噪比,但会增加影像的几何变形。

相控阵线圈 phase array coil

由多个小表面线圈组成的线圈阵列。每个小线圈都有独立的接收通道及放大器,可用其进行大范围成像,提高信噪比。线圈阵列中每个线圈单元可同时采集其对应组织区域的磁共振信号,在采集结束后将所有小线圈的信号有机地结合后重建磁共振图,每个线圈单元也可任意组合或单独使用。

全景矩阵线圈 total imaging matrix coil,Tim coil

多个线圈同时摆放,利用进床及界面选择技术进行线圈切换,进行多部位检查时无需更换线圈,可任意组合的一体化线圈技术,现在为高场磁共振常见技术。

圆形极化线圈 circular polarization coil

【又称】**正交线圈** quadrature coil

由两对相互垂直的绕组绕制成的线圈。其工作时接收同一磁共振信号,但获得的噪声却是互不相干的。如果对输出信号进行适当的组合,可提高线圈的信噪比。

线圈信噪比 coil signal-to-noise ratio

接收线圈所采集的磁共振信号强度与噪声方差之比。与成像部位的体积、共振频率及线圈的几何形状等参数有关。

线圈灵敏度 coil sensitivity

接收线圈对输入信号的响应程度。其值越高,检测微弱信号的能力越强。

线圈均匀度 coil homogeneity

射频线圈发射射频场的均匀程度。与线圈的几何形状密切相关,螺线管线圈及其他柱形线圈提供的射频场均匀性较好。

磁屏蔽 magnetic shielding

用高饱和度的铁磁性材料或通电线圈来包容特定容积内磁力线的磁场隔离方法。不仅可防止外部铁磁性物质对磁体内部磁场均匀性的影响,同时又能削减磁屏蔽外部杂散磁场的分布。

主动屏蔽 active shielding

【又称】**有源屏蔽**

采用通电线圈来包容特定容积内磁力线的磁场隔离方法。

被动屏蔽 passive shielding

【又称】**无源屏蔽**

使用磁导率很大的软磁材料包围主磁场的磁场隔离方法。

射频屏蔽 radio frequency shielding

采用导电良好的金属材料（如铀皮、铜皮等）镶嵌于磁体间的四壁、天花板及地板内，构成一个完整而密封的法拉第屏蔽体，隔断外界与磁共振成像设备之间的电磁场耦合途径的方法。利用屏蔽体对电磁波的吸收和反射作用，阻挡或减弱磁体间内外电磁波的相互干扰，保证磁共振成像设备正常运行，提高影像质量。

介入磁共振 interventional magnetic resonance imaging，iMRI

在磁共振成像引导下，通过经皮穿刺途径或通过人体原有孔道，将磁共振成像特制的导管或器械插至病变部位进行诊断性造影和治疗，或获得病理学、细胞学、生理生化学和影像资料的一系列诊断方法。

放疗定位磁共振 magnetic resonance imaging for radiotherapy，MRI-RT

【又称】放疗模拟磁共振

为放疗计划的实施提供磁共振图像，用于靶区勾画或剂量计算的磁共振。

3.2 磁共振成像原理

静磁场 static magnetic field

【又称】主磁场 main magnetic field

恒定电流在其周围空间所激发的磁感应强度不随时间变化的磁场。磁共振成像设备主磁体产生的磁场是静磁场，用 B_0 表示。

自旋 spin

物体绕其自身轴做转动的运动。原子核具有绕其自身轴旋转的特性，产生自旋角动量。常用矢量 I 表示。其方向与自旋轴一致，大小与原子核及原子的质子和中子数有关，产生自旋磁矩（自旋磁动量），是磁共振成像的基础。

磁矩 magnetic moment

描述载流线圈或微观粒子磁性的物理量。

自旋磁矩 spin magnetic moment

原子核的自旋角动量所产生的磁矩。常用矢量 μ 表示。

磁旋比 gyromagnetic ratio

在磁场中，一定原子核的磁矩在单位磁场强度作用下的进动频率，同一原子核其旋磁比为常数。用 γ 表示。

磁化 magnetization

在外磁场的作用下，物质沿磁场方向产生磁性的过程。

磁化强度　magnetization intensity

单位体积内物质磁矩的矢量和。是衡量物质有无磁性或磁性大小的物理量。用 M 表示,单位是安 / 米(A/m)。

磁化率　magnetic susceptibility

物质在磁场中被磁化产生磁性的能力。其大小为磁化强度和磁场强度之比。用 λ 表示,$\lambda=M/B$,原子核外层未配对电子越多,其自旋角动量越大,产生的磁化强度越大,磁化率越大,反之亦然。

射频磁场　radio frequency magnetic field

磁共振成像设备中,射频磁场是由发射线圈产生且垂直于静磁场,频率在 8.5~128MHz,用 B_1 表示。

拉莫尔频率　Larmor frequency

在磁共振成像中,置于外磁场中的自旋质子在单位时间(s)进动的次数。与质子所置于的外磁场场强成正比。单位是 Hz 或 MHz,用 ω_0 表示。

磁共振现象　magnetic resonance phenomenon

具有自旋特性的原子核在外加磁场的作用下,经过与磁场垂直且其频率与自旋原子核进动频率相同的射频脉冲激励,原子核吸收射频脉冲发射电磁波能量的现象。

自由感应衰减　free induction decay,FID

按正弦规律振荡、以指数规律衰减的磁共振信号,是磁共振成像中最简单的信号形式。

层面选择梯度　slice select gradient

磁共振成像中,在选择特定层面时开启的梯度磁场。具有一定带宽的射频脉冲与层面选择梯度磁场共同作用实现组织层面的选择。三个方向上的梯度磁场 Gz、Gx、Gy 可分别进行横断面、矢状面和冠状面选择,两两结合可进行倾斜面的选择,三者结合可进行双倾斜层面选择。

频率编码梯度　frequency encoding gradient

用于进行频率编码的梯度磁场。

相位编码梯度　phase encoding gradient

用于进行相位编码的梯度磁场。与频率编码梯度垂直。

傅里叶变换　Fourier transform

将时间 - 强度函数关系转换为频率 - 强度函数关系的一种数学方法。在磁共振成像中,至少在一个坐标方向上施加可变的梯度磁场,构成相位编码,然后在与前坐标垂直的方向上施加另一梯度磁场,读出磁共振信号,通过傅里叶变换再将编码的磁共振信号转变成影像。

k 空间　k-space

【又称】傅里叶空间　Fourier space

以空间频率为坐标轴的频率空间。其数据是磁共振信号原始数据,对 k 空间数据进行傅里叶逆变换,可重建出磁共振影像。二维 k 空间坐标轴分别对应于相位编码方向和频率编码方向的频率值。

k 轨迹

【又称】傅里叶线　Fourier line

磁共振信号在 k 空间平面上的投影曲线。

k 空间填充　k-space filling

用不同梯度模式采集磁共振信号数据并将其放置于 k 空间的过程。磁共振信号数据在 k 空间的位置是由梯度时序结构决定的,在常规二维磁共振成像中,相位编码梯度步进变化,且相位编码每次变化,磁共振信号沿频率编码方向填充于 k 空间中,形成 k 空间中的一条 k 轨迹,且每条 k 轨迹的长短取决于频率编码梯度。

部分傅里叶技术　part Fourier technology

采集 k 空间 1/2 多磁共振信号数据,其余数据通过 k 空间对称性求出,完成整个 k 空间填充的成像技术。可提高成像速度。

幽闭恐惧症　claustrophobia

被检者对密闭空间产生强烈的紧张感和排斥情绪的一类情况。在磁共振检查时由于被检者处在一定孔径空间中容易诱发的相对禁忌证之一。

特殊组织吸收率　specific absorption rate,SAR

通常指磁共振检查中,用来表示射频能量被人体吸收导致局部组织发热或热量积累效应。

3.3　基本磁共振成像序列及扫描参数

自旋回波序列　spin echo,SE

以 90° 射频脉冲激励开始,后续施以 180° 相位重聚脉冲并获得回波信号的脉冲序列。是磁共振成像中最基本的脉冲序列。

快速自旋回波序列　turbo spin echo,TSE;fast spin echo,FSE

以 90° 激发脉冲开始,随后应用多个 180° 相位重聚脉冲并产生多个回波信号,并被置于同一 k 空间生成影像的脉冲序列。对于相同空间分辨力的影像,其成像速度明显快于自旋回波序列,影像权重则由 k 空间中心区域的回波时间(TE)值决定。

半傅里叶单次激发快速自旋回波　half-Fourier acquisition single-shot turbo spin-echo，HASTE/SSTSE/SSFSE

在一次 90° 脉冲后利用连续的 180° 相位重聚焦脉冲采集填充 k 空间相位编码线一半多一点，剩余的 k 空间相位编码线根据 k 空间对称性原理进行填充。

可变翻转角三维快速自旋回波　3-dimensional sampling perfection with application optimized contrast using different flip angle evolutions，3D-SPACE/CUBE/VISTA

该序列是一种基于三维快速自旋回波序列，在射频脉冲激发后跟随的重聚焦脉冲不再是固定的角度而是根据序列设计做到采集不同 k 空间线使用不同角度重聚焦脉冲，根据不同翻转角模式可以得到 T_1、T_2、质子加权图像。

反转恢复　inversion recovery sequence，IR

使用 180° 反转脉冲，将组织的纵向磁化矢量从静磁场 +Z 轴方向翻转至相反的 −Z 轴方向，延迟一定时间后再依次施加 90° 激励脉冲和 180° 相位重聚焦脉冲，并采集回波信号的脉冲序列。

快速反转恢复　turbo inversion recovery magnitude，TIRM/IRTSE

先施加 180° 的反转脉冲，然后施加 90° 激励脉冲，接下来连续多个 180° 相位重聚焦脉冲并采集多个回波信号的脉冲序列。可看作是反转恢复序列和快速自旋回波序列的组合，成像速度更快。

液体抑制反转恢复　fluid attenuated inversion recovery，FLAIR

以自由水抑制为目标应用，选择较长反转时间（TI）的一种快速反转恢复序列。如在 1.5T 磁场中选择 TI 为 2 200~2 500ms 时，自由水的纵向磁化矢量的恢复接近于零点，不能接收 90° 射频激励能量，其信号被抑制。

短时反转恢复　short TI inversion recovery，STIR

以脂肪抑制为目标应用，选择较短反转时间（TI）的一种快速反转恢复序列。如在 1.5T 磁场中 TI 值为 150 ~170ms，则 90° 射频激励时脂肪的磁化矢量正处于纵向恢复的零点，不能接收射频能量，导致脂肪信号被抑制。

实部重建反转恢复　turbo inversion recovery with real part recon

先施加 180° 的反转脉冲，然后施加 90° 激励脉冲，接下来连续多个 180° 相位重聚焦脉冲并采集多个回波信号，重建时使用信号的实部进行重建增加组织 T_1 信号对比的脉冲序列。

双反转恢复　double inversion recovery，DIR

在反转恢复序列中，使用两个 180° 反转脉冲技术，利用这种技术可以根据 TI 值的不同选择性抑制两种组织的信号，也可以抑制在两个脉冲之间移动的信号。

三反转恢复 triple inversion recovery,TIR

是在双反转恢复序列的基础上在图像采集之前增加一个额外的第三个层面选择 180° 反转脉冲,前面两个反转脉冲创造了黑血,第三个反转脉冲抑制脂肪的信号。

扰相梯度回波 fast low angle shot,FLASH/SPGR/T_1-FFE

射频脉冲激励后采用梯度场方向的切换产生回波信号。其射频激励角一般小于 90°,以在较短的纵向恢复时间内获得,其后通过施加梯度场对残余的横向磁化矢量进行干扰,破坏其相位一致性的梯度回波序列。以减小当重复时间(TR)小于组织 T_2 值时,前次射频激励后残余的横向磁化矢量对下一次回波信号产生的影响。

超快速扰相梯度回波 ultrafast spoiled gradient echo,Turbo FLASH/Fast GRE/Fasr SPGR/TFE

常规扰相梯度回波序列基础上,在其射频激励后采用连续的梯度场切换产生多个回波信号并生成影像。

多回波融合 multiple-echo data image combination,MEDIC/MERGE/M-FFE

扰相梯度回波中在一次射频激发后利用梯度的不断切换采集同一相位编码方向上的多个回波融合到一条 k 空间线上进行图像重建。

三维容积内插快速扰相梯度回波 volume interpolated breath-hold examination,VIBE/LAVA-XV/THRIVE

基于 3D-FLASH 序列,对整个目标容积同时进行数据采集,减少层面编码步级数和相位编码步级数,减少的部分使用零填充的方法补充。

磁化准备快速梯度回波 magnetization prepared rapid acquisition with gradient echoes,MPRAGE/3D-FGRE/3D-Fast SPGR/BRAVO/3D-TFE

在小角度射频激发脉冲之前对组织施加 180° 或者 90° 磁化准备脉冲,等待一段时间后进行射频激发及梯度切换进行信号采样。

稳态自由进动 steady state free precession,SSFP

当射频脉冲以极短的重复时间(TR)间隔(TR≪T_2)连续激励时,产生稳定的混合性回波现象。所产生的回波位于激励脉冲的两侧,右侧是自由感应衰减,左侧是激励回波信号。

稳态自由进动快速成像 fast imaging with steady state free precession,FISP/GRASS

在一定次数激发后让磁矩达到稳态后,不对残余的横向磁化矢量进行损毁,而是加以利用,让残余的横向磁化矢量在第二个射频脉冲激发后重聚产生信号,与第二个射频脉冲激发产生的自由感应衰减信号一起通过梯度切换进行信号采集。

平衡稳态自由进动　true fast imaging with steady-state free precession，True FISP/FIESTA/COSMIC/Balanced FFE

在层面选择、相位编码和频率编码方向上都施加聚相位梯度场的稳态自由进动序列，消除三个空间编码梯度场引起的质子失相位，达到纵向和横向上的真正的稳态。

镜像稳态自由进动成像　backwards running FISP，PSIF

该序列是在普通稳态自由进动残余横向磁化矢量和纵向磁化矢量达到稳态后，利用小角度激发，首先进行频率编码读出，然后再施加相位梯度，在下一次激发后将残余的横向磁化矢量重聚进行频率编码的读出，而对自由感应衰减信号不做处理，该序列的表现形式与普通稳态自由进动 FISP 序列刚好相反。

双激发平衡稳态自由进动　constructive interferences in the steady state，CISS/FIESTA-C

当射频激发脉冲具有不同的相位时，其产生的条纹状磁化率伪影会出现一定的位移，利用这个特点，使用两个具有不同相位的射频脉冲(如相差 180°)进行激发，将采集的两个回波融合到一起进行图像重建，就可以消除原本的一个相位激发时存在的条纹状伪影。

双回波稳态自由进动　double echo steady state，DESS

普通稳态自由进动在残余横向磁化矢量达到稳态后，利用小角度激发，在信号采集过程中利用两组读出梯度分别读出自由感应衰减信号和残余横向磁化矢量重聚信号，将两组信号进行融合重聚获得一组图像。

单次激发平面回波成像　single shot echo planar imaging，single-shot EPI

只通过一次射频激励，然后以平面回波成像的方法完成全部数据采集的成像技术。类似于单次激发快速自旋回波，不同之处在于回波信号的形成和采集方式。

多次激发平面回波成像　multiple shot echo planar imaging，multi-shot EPI

通过一次以上的射频激励，然后以平面回波成像的方法完成全部数据采集的成像技术。

自旋回波平面回波成像　spin echo-echo planar imaging，SE-EPI

平面回波成像和自旋回波序列的组合，在 90° 射频脉冲激励后施加一次 180° 脉冲，然后以梯度的连续振荡产生回波信号，数据采集后生成影像。

梯度回波平面回波成像　gradient echo-echo planar imaging，GRE-EPI

平面回波成像和梯度回波序列的组合，在射频脉冲激励后，以梯度的连续振荡产生回波信号，数据采集后生成影像。

快速自旋梯度回波 turbo gradient spin echo,TGSE/GRASE

快速自旋回波(TSE)和 EPI 采集方式的结合。在一次 90° 脉冲激发后,利用多个 180° 聚焦脉冲产生多个自旋回波,在两个 180° 脉冲之间,即每个自旋回波信号产生前后,利用读出梯度线圈的连续切换(EPI 技术),伴随一个自旋回波会有两个甚至更多的梯度回波,从而实现梯度回波技术和自旋回波技术的结合。

扫描层组 slice group

多数情况下为 1,即扫描只使用一个相同角度、相同方向的定位框,如果一个检查序列中需要使用不同角度或不同方向的定位框时就需要使用多层组的方式进行设置。例如:颈椎、指间关节等。

扫描层数 slices

当层组为 1 时,即为该序列的全部扫描层数;层组不为 1 时,即为当前层组的层数。

层间距 dist factor

上一层面下缘至下一层面上缘之间的距离。以层厚的百分比显示。

层组位置 position

当前层组中心位置与磁场中心点的位置关系,当两点位置重合时该参数显示为 Isocenter,当两点位置不重合时,该参数将显示为当前层组中心偏移磁场中心点的方向和距离。

层组方位 orientation

层组的扫描方位。常规有横断、冠状、矢状。

相位编码方向 phase encoding direction

当前层组施加相位编码梯度的方向,选定一个方向作为相位编码梯度,另外一个方向自动变为频率编码梯度方向。可以通过修改相位编码方向达到去除卷褶伪影和血管的搏动伪影,同时也可实现矩形 FOV 的扫描。

相位过采样 phase oversampling

在相位编码的基础上增加更多的相位编码线以覆盖更大的扫描视野,但是该视野只进行信号采集,并不进行图像显示。其作用是可以避免卷褶伪影、提高信噪比;但是会增加采集时间。

层间过采样 slice oversampling

三维序列中,在层面选择方向上增加更多的相位编码线以覆盖更大的扫描视野,但是该视野只进行信号采集,并不进行图像显示。作用是可以避免层间的卷褶伪影、提高信噪比;但是会增加采集时间。

读出方向 FOV FOV read

其显示的是 FOV 中频率编码方向(读出梯度)的大小。

层厚 slice thickness

磁共振成像中,被射频激发的组织厚度。其大小由层面选择梯度场的强度和射频脉冲带宽共同控制。在射频带宽一定的情况下,选层梯度场的强度越大,层面越薄,而在梯度场强一定的情况下,射频带宽越小,层厚越薄。

重复时间 repetition time,TR

第一个射频激励脉冲到下一周期同一激励脉冲再次出现所经历的时间。即执行一次脉冲序列所需要的时间。其长短直接影响磁化矢量的恢复程度并因此影响影像的 T_1 对比。重复时间越长,恢复程度越大,影像信噪比越高,但扫描时间越长,T_1 权重越小。

回波时间 echo time,TE

射频激励脉冲的中点到回波信号中点的时间。主要反映横向弛豫的程度,同时影响影像的 T_2 对比。回波时间越长,横向弛豫越大,影像的 T_2 权重就越大,但影像信噪比越低。

平均次数 averages

每个回波的采集次数,average 值越大,图像信噪比越高,但是扫描时间越长。

分次采集 concatenations

在给定的断层数中需要几个 TR 时间来完成采集。它有以下几个用途:①多次屏气完成腹部的扫描;②进行 T_1 扫描时可以将 TR 时间控制在一定的范围;③可以减轻层面间的串扰(haste 序列)。

磁化传递对比 magnetization transfer contrast,MTC

利用磁化传递技术获得图像及信号对比的技术,原理基础就是结合水和自由水能够快速交换,在进行射频激发时,先利用一个远离自由水几千赫兹的频率进行预激发饱和,之后自由水与结合水将进行交换,导致自由水的 M_0 降低,从而影响组织对比。

磁化准备 magnetization preparation

利用此技术可以实现针对某一组织的抑制。提高或改善图像对比度。

翻转角 flip angle,FA

【又称】激励角

在射频脉冲的激励下,层面内的宏观磁化矢量偏离静磁场方向的角度。其大小取决于激励射频的强度和作用时间。射频强度越大、作用时间越长,则造成磁化矢量的翻转角度就大。

平均模式　average mode

分为短期和长期。短期是指在一次激发采集完相应 k 空间线后,在下一次激发采集相同的 k 空间线,直到相应平均次数的 k 空间线采集完成再进行其他 k 空间线的采集。长期是指先采集一个完整 k 空间之后,然后再进行下一次平均的完整 k 空间采集。

基础分辨率　base resolution

在读出方向上的像素数量,决定了在读出方向上的空间分辨率。

相位分辨率　phase resolution

在相位编码方向上的分辨率。它由基础分辨率的百分比表示。

填充轨迹　trajectory

此参数定义了 k 空间中要采样的几何形状,包括:

笛卡尔坐标(Cartesian),k 空间以行和列的矩阵采样,并且 k 空间逐行构建。

径向填充(radial),放射状 k 空间填充,该方式的填充轨迹为每一条 k 空间线都经过 k 空间的中心,但是每条 k 空间线不相互平行,每条 k 空间线在极短的时间内采样基本可以冻结运动伪影。

刀锋技术(blade),数据按叶片采集,并在原始数据中覆盖一个圆形的空间。

插值　interpolation

可将图像的矩阵扩大至原来的 2 倍,但不会增加扫描时间。插值之后图像的过渡会更加自然。

相位方向并行采集因子　PE factor

k 空间中每隔多少行采集一条 k 空间线,决定了在相位编码方向上的加速因子。最大的加速因子对应于所使用的接收通道的数目。

相位编码参考线　reference line PE

施加了并行采集技术后,k 空间中心完全采集的 k 空间线。

图像滤波　image filter

用于对重建后的图像进行滤波处理,也可以对滤波器的强度,边缘强化及平滑参数进行设定。

扭曲校正　distortion correction

用来补偿图像边缘的枕形失真(发生于大 FOV 或偏中心图像)。

预扫描均一化　prescan normalize

即为利用正式扫描之前的预扫描得到的一组数据对图像的不均匀亮度进行补偿。

均一化　normalize

图像域中系统根据图像亮暗对不同位置的信号进行不同程度的降低和增高。

B_1 滤过　B_1 filter

在进行高场或超高场成像时,由于射频脉冲的波长和人体组织比较接近,很容易产生驻波效应,导致局部信号较低,为了矫正由于 B_1 场不均匀导致的图像信号不均匀,可以施加 B_1 滤过。

原始数据滤过　raw filter

在采集获得的原始数据中施加一个滤波器,在 k 空间中心不做处理,对 k 空间外围进行平滑衰减处理以减轻图像的截断伪影。

椭圆滤过　elliptical filter

在 k 空间中施加一个滤波器对 k 空间中心信号不做处理,k 空间边缘将信号滤过变为 0,这样重建的图像损失了一部分高频信号导致图像细节减少,但是信噪比提升约 10%。

多层扫描模式　multi-slice mode

此参数决定了多断层模式的扫描模式,可以分为:

顺序扫描(sequential),即先扫描第一个断层的所有行,然后扫第二个,依次类推。

间隔扫描(interleaved),即在一个 TR 时间内扫描所有的断层的第一行(相位步级数),然后在第二个 TR 时间内扫描第二行,依次类推。

单次激发模式(single shot),激发后扫描第一个断层的所有行,然后扫描第二个断层的所有行,依次类推。

断层扫描顺序　series

此参数决定了处理断层的顺序。包括:

升序(ascending),即从断层组或断层片组的起始处开始激发。

降序(descending),即从断层组或断层片组的结尾处开始激发。

间隔(interleaved),即按奇数或者偶数断层激发。

在间隔模式下(Interl.in B-h.),为多次屏气扫描的每个屏气间隔分别扫描断层(只有设置了"breath hold"才显示)。

饱和带　saturation region

用于饱和成像视野内不感兴趣或有干扰的组织和信号。

匀场模式　shim mode

可以分为:

调谐(tune),不执行调整扫描和评估。系统使用系统调整时设定的值。能够满足没有特殊要求的标准扫描协议。

标准（standard），以标准模式执行扫描协议和评估。适用于具有特殊要求的扫描协议，例如 EPI 和脂肪饱和。

高级（advanced），以标准模式执行扫描协议和评估。这个模式主要用于波谱扫描协议。高级模式是一个很耗时的模式，一般应用于对磁场要求极高的协议。

高阶匀场　adjustments

通过调整匀场线圈电流来进行匀场，在一定程度上因患者干扰造成的磁场不均匀得到改善。

匀场容积　adjust volume

定义磁场中用于优化参数的空间。每个协议都定义了一个局部容积用来调谐接收和放射线圈，一般都包含了整个扫描层组。

椭圆扫描　elliptical scanning

此参数决定了是否忽略对分辨率很少作用的 k 空间角落。在三维扫描中可以减少多达 25% 的扫描时间。

补偿 T_2 衰减　compensate T_2 decay

通过两次采集不同的填充顺序方式进行补偿由于组织 T_2 衰减造成的图像影响。

流动补偿　flow compensation

流动质子磁化矢量产生的净相位，可通过一组大小相等、极性相反的双极梯度磁化矢量的"对抗"作用，使流动质子的净相位为 0，从而使流体信号增高的梯度作用。包括：

是（on），在读出和层面编码方向，有些序列的相位编码方向上进行补偿。

读出（read），在读出方向上进行补偿。

层面（slice），在层面方向上进行补偿。

无（off），不进行流动补偿。

带宽　bandwidth

接收单元中每个独立通道所能接收磁共振信号的频率宽度，即读出梯度采样频率的范围。增加接收带宽，影像信噪比下降，减小接收带宽，增加影像信噪比，但会增加影像的几何变形。

射频扰相　RF spoiling

用于消除自旋之间的残余相位相干性。在梯度回波中用来产生扰相梯度回波对比。

梯度扰相　gradient spoiling

通过增加梯度损毁来提高图像质量，可能会导致重复时间增加或回波间隙增加。

多回波数　conbine echo

决定了组成图像的回波数,用于多回波聚合成像序列。

分段 k 空间数　segment

定义了在一个重复时间间期内为生成图像而在 k 空间扫描的行数。

回波间隙　echo spacing

在快速自旋回波和平面回波序列回波链中采集两个回波之间的间隔。较小的回波间距导致更短的序列时间,并可以减少图像伪影。

加速因子　turbo factor

在每次射频激发后针对不同的相位编码采集的回波数,当选用了刀锋技术模式时,加速因子的意义为每个叶片所包含的 k 空间的行数。

射频脉冲类型　RF pulse type

此参数决定了射频激发脉冲的长度和包络。包含:

快速(fast),短射频激发脉冲,可能导致串扰,建议用于距离因子不太小的快速序列。

正常(normal),具有良好射频分布的断层激发脉冲,允许用于串扰轻微的小间距的断层扫描。

低特殊组织吸收率(low SAR),具有良好的断层分布和低特殊组织吸收率的延长射频激发脉冲,但扫描性能有所下降。

梯度模式　gradient mode

此参数决定了扫描序列使用怎样的梯度切换率和最大梯度强度。可用的设置依赖于梯度系统,包含:

快速模式(fast),充分利用梯度上升时间和强度,可能导致患者的神经末梢刺激。

正常模式(normal),代表了性能和干扰的折中。

静音模式(wisper),确保可接受的性能程度的更安静梯度。

PD 常量(PD variable),回波链中的重聚脉冲翻转角会发生变化,此模式适用于质子密度扫描,并对 SAR 做了优化。

采集时间　time acquisition,TA

对于单次激发序列来说,TA 指的是采集完所有层所需要的时间。对于多次激发序列来说,当分次采集次数为 1 的时候,TA 为采集完所有层面 k 空间所需的时间,当分次采集次数不为 1 的时候,TA 为分次采集次数乘以填满一层 k 空间所需要的时间。

相对信噪比　relative signal-to-noise ration,Rel.SNR

相对信噪比指此次参数优化之后引起的信噪比的变化与参数优化之前的比

值。但是保存参数优化之后的序列,相对信噪比的数值又恢复到原始的 1。能引起相对信噪比变化的参数有体素、平均次数、过采样、采样带宽等。

体素大小 voxel size

显示为相位编码分辨率 × 频率编码分辨率 × 层厚。分为采集体素和重建体素,重建体素是在采集体素的基础上将相位编码方向的分辨率插值成和频率编码方向一样的分辨率,使得像素从原始的长方形变成正方形。体素越小即空间分辨率越高,解剖细节越好,但是图像的信噪比越差,扫描时间延长。

3.4 磁共振功能成像序列

弥散加权成像 diffusion weighted imaging,DWI

通过施加 2 个及以上不同的弥散敏感度的梯度,获得弥散敏感梯度方向上水分子的表观弥散系数,以反映水分子向同性弥散运动能力的磁共振成像方法。

体素内不相干运动 intravoxel incoherent motion,IVIM

【又称】双指数模型弥散加权成像 biexponential diffusion weighted imaging

弥散加权成像的衍生模型。以定量评估微小运动,包括水分子弥散和血液灌注两部分对弥散信号贡献大小的概念和方法。可同时显示灌注和弥散信息,其将弥散的贡献分为快弥散和慢弥散两个部分,快弥散部分与血流运动的速率相关,反映灌注方面的信息,而慢弥散则是弥散效应,与细胞间水分子的弥散速率相关,反映细胞密度与结构。

弥散峰度成像 diffusion kurtosis imaging,DKI

用以研究水分子弥散的非高斯分布效应的磁共振成像方法。包含表观弥散系数和表观峰度系数两个主要参数,除可以获得参数各向异性分数和平均弥散率外,还获得平均峰度,即各方向表观峰度系数的均值。其采用四阶三维完全对称张量,其空间弥散形成多刺凸面,可吻合多纤维走行。

弥散张量成像 diffusion tensor imaging,DTI

在弥散加权成像基础上,为消除由于组织的结构造成的各向异性弥散效应,使用弥散张量轨迹加权或平均弥散率和各向异性分数影像代替单一弥散加权影像的成像方法。其采用二阶张量,空间弥散系数为椭球体,通过施加至少 6 个及以上方向的弥散敏感梯度,获取各个方向上不同的弥散张量影像,反映椭球形三维空间结构的水分子弥散特征的磁共振成像。

高角度分辨弥散成像 high angular resolution diffusion imaging,HARDI

高角度分辨弥散成像用于研究体素内纤维素交叉,使用球面采样。高角度分辨弥散成像模型假设水分子弥散位移服从高斯分布,体素内水分子位移过程描述为混合高斯模型,即不同成分的水分子弥散过程可由各自的张量表示,通过计算得到各成分弥散张量的本征方向和本征值。

神经突方向分散度和密度成像　neurite orientation dispersion and density imaging，NODDI

神经突方向分散度和密度成像是一种磁共振弥散技术，采用一种三室组织模型，区分三种水分子不同的微观结构的环境，即细胞内、细胞外和脑脊液成分，从而用来评估颅脑中树突和轴突的微观结构的复杂性。

弥散谱成像　diffusion spectrum imaging，DSI

利用概率密度函数描述弥散运动完整的空间分布，以优异的角分辨力精确辨别出局部复杂交错的纤维走行，得到真正意义上的六维弥散影像的磁共振成像方法。其有效地弥补弥散张量算法的不足，可精确显示复杂交叉走行的纤维和精确的人脑三维脑白质结构，揭示出生物组织的微观结构。

表观弥散系数　apparent diffusion coeffecient，ADC

在弥散加权成像上组织信号衰减，综合有水分子自身的弥散衰减，同时还受到弥散梯度场均匀度、血流灌注及其他生理因素等影响而检测到的弥散信号强度变化得到的弥散系数，用表观弥散系数表示，非真正的弥散系数。临床上常用的弥散加权成像为单指数模型。计算表观弥散系数值，需要至少 2 个及以上弥散敏感度值，计算公式为：$S_b/S_0 = \exp(-b \cdot \text{ADC})$，式中 S_b 和 S_0 分别为施加和未施加弥散敏感梯度脉冲的信号强度。

弥散敏感度　diffusion intensity

强大的双极弥散敏感梯度脉冲序列对弥散运动表现的敏感程度。用弥散敏感度值来表示，由弥散编码梯度的持续时间、强度大小及前后两次梯度脉冲的间隔时间所决定。弥散敏感度值越高，对水分子弥散越敏感，横向弛豫时间透过效应越小。

弥散系数　diffusion coeffecient

水分子单位时间内弥散运动的平均范围（面积）。用 D 表示，单位是 mm^2/s。反映物质的弥散能力。在室温下，自由水的 D 值是 $2.0 \times 10^{-3} mm^2/s$。

灌注系数　perfusion coefficient，D^*
体素内不相干运动模型相关参数。与血流运动的速率相关。

平均弥散率　mean diffusion ratio
弥散张量成像参数之一。各个方向上弥散张量的平均值。主要反映弥散运动的快慢而忽略弥散各向异性。

灌注分数　perfusion fraction，f
体素内不相干运动模型相关参数。灌注效应占总扩散效应的比值。

弥散峰度 diffusion kurtosis

描述水分子弥散受阻碍程度的物理量。

各向异性分数 fraction anisotropy,FA

弥散张量成像参数之一。弥散各向异性与整个弥散的比值。数值在0~1,分数越趋向1代表整个弥散运动越趋向各向异性,越趋向0则越趋向各向同性。

相对各向异性 relative anisotropy,RA

弥散张量成像参数之一。弥散各向异性与各向同性的比值。

白质纤维追踪成像 white matter fiber tractography

弥散张量成像中,应用弥散张量成像数据选择专用的软件通过第一个体素主本征向量的方向寻找下一个主本征向量与其最接近的体素,将其连接起来建立弥散张量轨迹示踪图,以显示纤维束的走行形态的磁共振成像。

细胞内体积分数 intra-cellular volume fraction,ICVF

神经突方向分散度和密度成像模型相关参数。间接反映神经密度。

各向同性体积分数 isotropic volume fraction,ISOVF

神经突方向分散度和密度成像模型相关参数。

方向分散指标 orientation dispersion index,ODI

神经突方向分散度和密度成像模型相关参数。反映神经纤维束的发散程度。

动态磁敏感对比灌注加权成像 dynamic susceptibility contract perfusion weighted imaging,DSC-PWI

依赖于血脑屏障的模型,团注引入外源性顺磁性对比剂首次流过组织时,使位于血管内的对比剂产生强大而短暂的微观上的磁敏感梯度,引起周围组织局部磁场短暂变化,从而引起组织准横向弛豫时间发生变化,采用时间分辨力足够高的快速磁敏感准横向弛豫时间加权序列对目标组织连续多时相扫描,获取脑血流量、脑血容量、平均通过时间和达峰时间等组织灌注信息的成像方法。

动态对比增强灌注加权成像 dynamic contrast enhanced perfusion weighted imaging,DCE-PWI

团注引入外源性顺磁性对比剂首次流过组织时将引起组织纵向弛豫时间发生变化,采用时间分辨力足够高的快速纵向弛豫时间加权序列对目标组织连续多期成像,获取对比剂曲线下初始面积、转移和速度常数、渗透间隙分数和细胞膜体积分数等量化参数和生物标记,用以反映血管密度、血管通透性、组织细胞分数和细胞膜体积等病理生理学相关信息的磁共振灌注加权成像方法。

动脉自旋标记　arterial spin labeling，ASL

利用动脉血的水质子作为内源性示踪剂，获取组织血流灌注信息的成像技术。无需注射外源性对比剂，是对在成像平面的上游血液进行标记使其自旋弛豫状态改变，待被标记的血流对组织灌注后进行成像。

连续式动脉自旋标记　continuous arterial spin labeling，CASL

动脉自旋标记方法之一。在稳态磁场中应用饱和反转脉冲或绝缘隔热反转脉冲连续标记相应层面近端的动脉血液，被标记的血液连续流入组织。

脉冲式动脉自旋标记　pulse arterial spin labeling，PASL

动脉自旋标记方法之一。使用选择性的射频脉冲，脉冲式地标记成像层面近端的一个厚块中的血液，等一段时间使标记的血液与组织充分混合，然后成像。

达峰时间　time to peak，TTP

同 2.3 项下。

平均通过时间　mean transit time，MTT

同 2.3 项下。

脑血容量　cerebral blood volume，CBV

单位体积脑组织中的血管腔的容积。通过对比剂浓度 - 时间曲线，采用积分法求曲线下面积得到。

脑血流量　cerebral blood flow，CBF

单位时间内通过单位体积脑组织的血流量，表征血液的流速。通过脑血容量除以平均通过时间得到。

一腔室模型　one compartment model

药物代谢动力学里面的一个假设。将人体组织作为一个腔室看待，药物或对比剂以一定的速度流入腔室同时以一定的速度流出腔室。

二腔室模型　two compartment model

药物代谢动力学里面的一个假设。考虑毛细血管的渗透性，将组织分成血浆腔室和血管外细胞外组织间隙腔室两个部分，药物或对比剂分别以不同的速度在两个腔室间交换。

时间 - 信号强度曲线　time-signal intensity curve，TIC

磁共振灌注成像中，描述某个兴趣区信号强度和时间关系的曲线。通过检测对比剂首次通过组织引起的信号强度随时间变化而生成。能有效地反映组织的血流动力学信息。

对比剂容积转换常数　volume transfer constant of the contrast agent, K_{trans}

指单位时间内单位体积对比剂从血液渗入血管外细胞外间隙的量,即对比剂摄取量,其大小受血管渗透性、组织血流量及血管内皮细胞表面积影响,主要反映血管渗透性和灌注情况。

磁化率加权成像　susceptibility weighted imaging, SWI

根据不同组织间的磁敏感性差异提供影像对比的磁共振加权成像方法。应用于所有对不同组织间或亚体素间磁化效应敏感的序列,可同时获得幅值图和相位图两组原始影像,并经影像后处理形成独特的影像对比,充分显示组织间内在的磁敏感特性的差别,用于静脉、出血、铁离子和钙离子等矿物质沉积显示及定性分析。

定量磁化率成像　quantitative susceptibility mapping, QSM

定量磁敏感成像可以定量地描述成像组织的固有物理特性——磁化率(λ),是磁敏感加权成像的下一代定量发展技术,基于磁敏感加权成像扫描得到的原始幅值和原始相位图作为输入,经过一系列复杂的算法处理,其中包括相位去卷褶(phase unwrapping),去除背景磁场引起的相位变化,从局部磁场变化强度到磁敏感度的逆问题(ill-posed dipole inversion)求解。定量磁敏感成像是在磁敏感加权成像基础上发展起来一项于定量测量组织磁化特性的技术,可以对组织的铁含量、钙化和血氧饱和度等进行有效的定量分析,对脑出血、多发性硬化症及帕金森病等脑神经病变的研究和诊断具有重要意义。

磁化率张量成像　susceptibility tensor imaging, STI

磁化率张量成像针对脑白质的磁化率的定量各向异性成像,采用至少6次梯度回波序列采集且每次扫描采集时被使者头部与主磁场方向成不同角度,利用对称二阶张量模型,重建出不依赖方向性的6组不同的磁敏感参数图。

磁化率各向异性　anisotropy of magnetic susceptibility, AMS

指物质的磁化率随方向而变的现象,组织的固有物理特性参数之一。

顺磁性　paramagnetic

原子核外具有未成对的轨道电子,在外加磁场中自身产生的磁场与外加磁场的方向相同,具有正的磁化率($\lambda > 0$)的物质。

逆磁性　diamagnetic

原子核外没有成对的轨道电子,自身产生的磁场与外加磁场的方向相反,具有负的磁化率($\lambda < 0$)的物质。

铁磁性　ferromagnetic

具有磁矩而紧密排列的一组原子组成的晶体,颗粒小于临界尺寸时具有单畴结构的物质。具有很强的磁化率,可被磁场明显吸引,磁场不存在后仍可以被永久磁化。

超顺磁性　super-paramagnetic

具有磁矩的小粒子或晶体紧密聚集而成,由磁畴组成的物质。在外加磁场中迅速被磁化,外加磁场不存在后,其磁性消失。

幅值图　magnitude image

利用磁共振成像获得的不同质子的信号强度的差异来形成影像对比的磁共振影像。磁共振脉冲激励后,质子具有磁幅度信号值及相位信号值,常规序列仅利用幅度信号值来组成磁共振影像,反映不同质子的磁强度信号。

相位图　phase image

利用磁共振成像获得的不同质子的相位数据差异来形成影像对比的磁共振影像。反映不同质子在弛豫过程中经过的角度,即相位信息。

相位去卷褶　phase unwrapping

【又称】相位去卷、相位解卷绕、相位解卷

在生成相位图的过程中,当采集的信号的实际相位值超出系统所能表示的相位范围时,就会用相位范围内的相应值表示。这种实际相位值与相位图中标示的相位值不一致的情况,即为相位卷绕。相位去卷褶就是将相位图中出现相位卷绕的点的相位值还原为实际相位值。

背景磁场去除　background field removal

背景造成的在感兴趣组织内部的磁场干扰变化,在做定量磁化率成像求解的问题前需要去除掉背景造成的磁场干扰。

磁偶极子　magnetic dipole

具有等值异号的两个点磁荷构成的系统称为磁偶极子,磁偶极子模型能够很好地描述小尺度闭合电路元产生的磁场分布。

偶极解逆问题　dipole inversion

从组织局部磁场变化到组织磁敏感的求解过程。

十亿分之一　parts per billion,ppb

数值单位,10^{-9}。

百万分之一　parts per million,ppm

数值单位,10^{-6}。

最小密度投影　minimum intensity projection,MinIP

在磁化率加权成像技术中有使用,可以得到连续的静脉血管图像。所谓最小密度投影就是将层面内每个体素的信号强度与其他所有层面内同一投影方向的对应体素进行比较,选择信号强度的最小值。对层面内所有的体素重复此过程,可将空间中具有最低信号的点连接产生图像。这样,最小密度投影图像代表成像容积内的最小信号强度。

最大密度投影　maximum intensity projection,MIP

最大密度投影运用透视法获得二维图像,即通过计算沿着被扫描物每条射线上所遇到的最大密度像素而产生的。当光纤束通过一段组织的原始图像时,图像中密度最大的像素被保留,并被投影到一个二维平面上,从而形成最大密度投影重建图像。最大密度投影能反映相应像素的 X 线衰减值,较小的密度变化也能在最大密度投影图像上显示,能很好地显示血管的狭窄、扩张、充盈缺损及区分血管壁上的钙化与血管腔内的对比剂。

多回波　multi-echo,ME

一个重复时间内采集多个回波进行成像。

多回波快速自旋回波　multi-echo turbo spin echo,ME-TSE

一个重复时间内进行多个固定回波采集的,每个固定回波填充一个单独 k 空间,快速自旋回波成像。

多回波梯度回波　multi-echo gradient echo,ME-GRE

一个重复时间内进行多个固定回波的梯度回波成像。

弛豫　relaxation

原子核系的磁化强度从射频脉冲停止的非平衡状态恢复到平衡状态的过程。是一个释放能量的过程。

纵向弛豫　longitudinal relaxation

【又称】**自旋 - 晶格弛豫**　spin-lattice relaxation

纵向磁化矢量呈指数性恢复到平衡态的过程。

横向弛豫　transverse relaxation

【又称】**自旋 - 自旋弛豫**　spin-spin relaxation

横向磁化矢量呈指数性衰减至平衡态的过程。

弛豫时间　relaxation time

磁共振成像中,射频脉冲激励停止后,磁化矢量恢复至平衡态所需的时间。

弛豫率　relaxation rate

弛豫时间的倒数。

纵向弛豫时间　longitudinal relaxation time, T_1

【又称】自旋 - 晶格弛豫时间　spin-lattice relaxation time

纵向磁化矢量由零恢复至其最大值的 63% 所需的时间。表征纵向磁化矢量恢复到平衡状态快慢的特征量。

横向弛豫时间　transverse relaxation time, T_2

【又称】自旋 - 自旋弛豫时间　spin-spin relaxation time

横向磁化矢量由最大值衰减到 37% 或横向磁化矢量的实值损失 63% 时所需时间。表征横向磁化矢量恢复到平衡状态快慢的特征量。

纵向弛豫率　longitudinal relaxation rate, R_1

纵向弛豫时间的倒数, 单位是 ms^{-1}。

横向弛豫率　transverse relaxation rate, R_2

横向弛豫时间的倒数, 单位是 ms^{-1}。

有效横向弛豫率　effective transverse relaxation rate, R_2^*

有效横向弛豫时间的倒数, 单位是 ms^{-1}。

纵向弛豫时间值定量测量　T_1 mapping

采用自旋回波、反转恢复或反转恢复准备快速扰相梯度回波序列, 固定回波时间, 改变重复时间、反转时间或翻转角, 通过软件计算每个像素的纵向弛豫时间值的一种磁共振组织量化分析技术。

横向弛豫时间值定量测量　T_2 mapping

采用梯度回波固定重复时间, 采用 2 个以上回波时间获得 2 组以上的数据, 通过软件计算每个像素的横向弛豫时间值的一种磁共振组织量化分析技术。

准横向弛豫时间值定量测量　T_2^* mapping

采用梯度回波固定重复时间, 用 2 个以上回波时间获得 2 组以上的数据, 通过软件计算每个像素的准横向弛豫时间值的一种磁共振组织量化分析技术。

可变翻转角　variable flip angle, VFA

采用不同翻转角的纵向弛豫时间值定量测量技术。

翻转恢复　inversion recovery, IR

采用不同翻转恢复时间的纵向弛豫时间值定量测量技术。

血氧水平依赖脑功能成像　blood oxygen level dependent functional magnetic resonance imaging, BOLD-fMRI

采用横向弛豫时间加权或准横向弛豫时间加权及快速成像方法以获得由于脑

组织神经元活动使得血液中脱氧血红蛋白与氧合血红蛋白比例的改变而造成的信号差异,从而间接反映脑组织神经元活动功能的强与弱或激活与未激活的磁共振成像方法。广泛应用于临床研究。

静息态脑功能磁共振成像 resting-state cerebral functional magnetic resonance imaging

脑功能磁共振成像方法的一种。正常人脑在静息态下依然存在有规律的功能活动网络,且病理状态下的脑功能活动网络与正常人脑存在差异及重塑,被检者处于静息态下应用血氧水平依赖脑功能成像,获得脑活动功能图的成像技术。无须进行复杂的任务设计,可操作性好,避免基于任务的研究由于任务设计的不同及被检者执行情况的差异性导致的实验结果的不可比性。

任务态脑功能磁共振成像 event-related cerebral functional magnetic resonance imaging

脑功能磁共振成像方法的一种。利用单一相关事件作为任务对大脑进行一定规则的任务刺激的同时,进行血氧水平依赖脑功能成像。用以观察在不同时间段对应不同事件的脑皮质区域的活动功能情况,如通过光、声、气味、叩指运动等相关任务刺激事件以研究视觉、听觉、嗅觉、运动、感觉及语言等脑皮质功能活动。

脑功能磁共振成像实验设计 cerebral functional magnetic resonance imaging experimental design

描述脑功能磁共振成像中某一区域脑网络与由于操作任务引起的行为变化之间关系的方法。包括组块设计、事件相关性实验设计和混合性实验设计。

脑功能磁共振成像数据处理 cerebral functional magnetic resonance imaging data processing

对脑功能磁共振成像影像进行预处理和统计分析的过程。预处理包括采集时间校正、头动校正、配准、空间标准化和空间滤波。

静息态 resting-state

脑功能磁共振成像时被检者的状态。被检者清醒,静息平卧于检查床;闭目,平静呼吸;头部固定于磁场中心并避免头部和其他部位的主动和被动运动;同时尽量不做任何思维活动和任务活动。

配准 registration

脑功能磁共振影像后处理中把整个序列的功能影像与结构影像对应到相同位置的过程。为下一步用相对高分辨力的结构影像所提供的信息对功能像的空间位置进行标准化。

个体空间　individual space

脑功能数据处理中指每个被检者或被试自身所在的空间。具有个体差异性。

标准空间　standard space

在脑功能数据能处理中,为克服不同个体大脑之间的差异,所构建的统一的空间坐标系。通用 MNI(Montreal neurological institute)坐标系和 Talairach 坐标系。

激活　activation

首先定义一个基础的认知活动,然后再定义一个以此为基础的附加活动,由于大脑无时无刻不在工作,常采用减法反应方法来测量某一认知加工过程所引起的脑活性变化,将两个实验条件下所引起的脑活动进行对比,表现为血氧水平依赖脑功能成像信号增强的现象。

失活　deactivation

【又称】负激活

首先定义一个基础的认知活动,则附加活动或刺激表现为抑制脑活动,表现为血氧水平依赖脑功能成像信号下降的现象。

时间飞跃法　time-of-flight,TOF

利用短的翻转恢复时间和流动补偿技术使血管比周围静止的组织信号强度高。当流动的血液进入成像的区域时,它会遇到有限的激励脉冲而不会饱和,这使得流动的血液比周围静止的组织具有更高的信号。由于这种方法是基于血液的流动,流速比较慢的血管(像大的动脉瘤)可能会不显影。这种方法主要用在头和颈部的血管成像中,具有较高的分辨率。具体来说,时间飞跃法又分为 2D 时间飞跃法和 3D 时间飞跃法。

相位对比磁共振成像　phase-contrast magnetic resonance imaging,PC-MRI

该技术利用血液流动产生的相位变化测量血流速度,是一种既能显示血管解剖结构,又能提供血流方向、血流速度及流量等血流动力学信息的磁共振成像技术。该技术诊断心脏瓣膜、肺动脉、胸主动脉、先天性心脏病、缺血性心脏病等疾病中发挥巨大的作用,可测定血流量、评价瓣膜功能、准确测量心脏大血管狭窄的局部血流速度等,与多普勒超声测定技术有较好的相关性,有些测量指标甚至更准确。

磁共振冠状动脉成像　magnetic resonance coronary angiography,MRCA

磁共振冠状动脉成像尚处于研究阶段,该技术比较适用于对碘过敏,或钙化显著的冠状动脉。此外,磁共振冠状动脉成像对斑块性质的判断具有一定潜力。

磁共振心肌灌注成像　MR myocardial perfusion imaging,MRPI

该技术是采用一种快速成像技术,在快速纵向弛豫加权序列基础上,采用反转恢复快速小角度激励序列即时成像。结合静脉团注钆对比剂,如钆贝葡胺(Gd-BOPTA),显示对比剂在心肌中的灌注、分布,类似心肌核素扫描,由于成像速度快,可以评估对比剂首次通过心肌的情况。

延迟增强 late gadolinium enhancement,LGE

指在灌注扫描后 10~15min 后延迟扫描,可获得心脏的延迟增强图像,其具有高度的组织特异性和良好的空间分辨力,能够准确识别梗死心肌或瘢痕组织。延迟增强不仅见于缺血性心脏病(如急性或慢性心肌梗死),亦可见于非缺血性心肌病、炎症性心脏病和浸润性心肌病。

多块重叠薄层采集 multiple overlapping thin-slab acquisition,MOTSA

该技术是为了防止层厚增加,饱和也增加,从而降低血管的信号强度,采用一系列部分互相重叠的薄层来扫描,降低饱和效应,增强血管和背景组织之间的对比。这会损失一部分三维厚块带来的信噪比提高,但可以使用更大的翻转角使信号提高并增加背景抑制。

斜面射频脉冲 tilted optimized nonselective excitation,TONE

该技术应用特殊设计的斜坡射频脉冲,沿层面方向翻转角越来越大,因此,减少在三维时间飞跃法成像中血流信号从成像容积进入端到出口端逐渐降低的现象。

细胞外容积 extra cellular volume,ECV

该技术利用增强前后心脏纵向弛豫时间值的改变来反映心肌损伤的程度,主要反映心肌细胞外间隙的变化,从而可以间接反映心肌细胞的凋亡情况,对于检测早期纤维化的心肌和弥漫性心肌纤维化较延迟强化技术具有明显优势,使得我们可以无创地动态定量观察纤维化病变,减少了心内膜活检的风险,为今后对疾病进展的评估与跟踪提供了便利。

首过灌注效应 first pass effect,FPE

该效应指磁共振成像灌注的早期,由于扫描速度比较快,主要反映心脏血供的早期改变,因此称为"首过灌注",在该期相正常心肌灌注区呈均匀的较高信号,缺血或梗死区呈不同程度低信号。

磁共振水成像 magnetic resonance hydrography,MRH

利用磁共振水成像原理,采用重 T_2 加权技术,使实质性组织和流动液体呈低信号,而静态或流动极缓慢的液体呈高信号而独立成像的一种成像技术。

磁共振胰胆管成像 magnetic resonance cholangiopancreatography,MRCP

利用磁共振水成像技术对肝内胆管、胆总管、胆囊和胰管的静态液体进行胰胆管成像,不需要使用对比剂。

磁共振尿路成像　magnetic resonance urography,MRU

利用磁共振水成像技术对肾盂、输尿管和膀胱的尿液进行尿路成像,不需要使用对比剂。

磁共振脊髓成像　magnetic resonance myelography,MRM

【又称】磁共振椎管水成像

利用磁共振的水成像技术对椎管中脑脊液成像,不需要使用对比剂。

磁共振内耳膜迷路成像　magnetic resonance labyrinthography

利用磁共振水成像技术对内耳淋巴液进行的内耳膜迷路成像,不需要使用对比剂。

磁共振涎管成像　magnetic resonance sialography

利用磁共振水成像技术对涎水进行涎管成像,不需要使用对比剂。

磁共振髓鞘水成像　magnetic resonance myelin water imaging

一种分辨大脑白质中的髓鞘水及其他白质组分的成像方法。

磁共振脑脊液成像　magnetic resonance cerebrospinal fluid imaging

利用磁共振水成像技术对流动相对缓慢的脑脊液独立成像的磁共振成像技术。

容积再现　volume rendering

见2.4项下。

仿真内镜　virtual endoscopy

用扫描容积数据,采用仿真技术,模拟三维立体环境重建管道器官的后处理技术。

流动饱和技术　flow saturation

是用于抑制血管信号的空间选择性饱和带。饱和带在平行于成像空间上游几厘米处施加。虽然在常规成像中多数被用于抑制动脉血流,在飞行时间磁共振血管造影中,血管饱和带被用于抑制静脉血流。

空间饱和技术　spatial saturation

在常规造影序列前,对特定区域施加空间选择性激发,再加上梯度场使其磁化接近零,降低此特定区域在成像时的信号。

化学位移选择饱和技术　chemical shift selective saturation

在常规造影序列前施加一个特定化学物质共振频率的射频脉冲达成频率选择性激发再加上梯度场使其磁化接近零,造成此化学位移的物质在成像时信号低。此技术常用于压抑脂肪信号。

磁化传递成像　magnetization transfer imaging，MTI

对大分子池中紧密联结的质子(结合池)行频率选择性射频脉冲饱和，经偶极交互作用和化学交换的相互作用，使大分子池中质子的磁化饱和性传递到邻近的水分子(自由池)。在磁化传递射频脉冲饱和之后的常规造影信号会降低，降低的比率跟结合池大小相关。常用于降低背景组织的信号强度突出钆增强的对比以及改善血管成像中小血管的显示。

磁化传递率　magnetization transfer ratio，MTR

磁化传递的效应可以用磁化传递率来量化：没有使用磁化传递技术的信号强度减去使用磁化传递技术的信号强度除以没有使用磁化传递技术的信号强度。

自由池　free pool

自由运动的水分子被称为自由池，自由池的横向弛豫时间较长。

束缚水　bound water

束缚水被细胞内胶体颗粒或大分子吸附或存在于大分子结构空间，不能自由移动。

结合池　bound pool

大分子内的质子束缚水被称为结合池。结合池的横向弛豫很短，有很广的共振频率。

磁共振化学交换饱和转移成像　chemical exchange saturation transfer，CEST

针对特定的物质进行频率选择性射频脉冲饱和，这种饱和经过化学交换影响自由池的信号强度，因此通过水的信号能够反映这个物质的信息。水信号的强弱与物质的浓度还有化学交换速率相关。

氨基质子转移成像　amide proton transfer，APT

氨基质子转移成像是一种磁共振化学交换饱和转移成像，影像的强度反映了游离蛋白和肽类的浓度及化学交换速率。氨基质子的共振频率距离水分子3.5ppm，因此频率选择性射频脉冲饱和集中在距离水分子共振频率正负3.5ppm。经过磁场不均匀校正后，正3.5ppm频率选择性射频脉冲饱和的影像减去负3.5ppm频率选择性射频脉冲饱和的影像除以没有频率选择性射频脉冲饱和的影像就是氨基质子转移成像。

磁共振波谱成像　magnetic resonance spectroscopy，MRS

利用化学位移现象来测定分子组成及空间分布，无创伤性研究活体器官组织代谢、生化变化及化合物定量分析的磁共振技术。包括对氢、磷、碳、氟、钠等原子组成的许多微量化合物进行的测定。所得到代谢产物的含量是相对的，采用两种或两种以上的代谢物含量比来反映组织代谢变化；对于某一特定的原子核，需要选择一种比较稳定的化学物质作为其相关代谢物进动频率的参照标准物,如氢谱(^{1}H-MRS)选择三甲基硅烷,磷谱(^{31}P-MRS)采用磷酸肌酸(PCr)作为参照物,它们的频率设定为 0ppm。

化学位移　chemical shift

同一种磁性原子核所在化学结构不同,其周围电子云的分布将存在差别,即便处于同一均匀的外磁场环境中,电子云对磁性原子核的屏蔽作用不同,原子核所感受的磁场强度存在差别进而使其进动频率存在差别的现象。

自旋 - 自旋耦合　spin-spin coupling

【又称】J- 耦合　J coupling

存在共价键的原子核,其自旋磁矩之间的相互作用。耦合常数为 J,J 值越大,耦合越强,波峰距离越宽。这种化合物的特定化学结构会造成其表现为特定形态的峰(如乳酸双峰、β / γ -Glx 多峰等)。

化学交换　chemical exchange

当处于两种分子或 H 质子环境时,两种分子内的 H 质子彼此的环境发生改变或碰撞,使自旋状态发生改变的现象。交换过程的速度与磁共振波谱成像的结果直接相关,可影响发生交换物质的共振频率和波峰宽度。

单体素波谱成像　single-voxel spectroscopy,SVS

磁共振波谱空间定位技术之一。应用三个层面选择性脉冲和所对应的三个相互正交的磁场梯度,采集仅为与三个层面均相交的体素内的磁共振信号。包括活体影像选择波谱技术、激励回波采集模式和点分辨波谱技术三种。

活体影像选择波谱成像　image selected in vivo spectroscopy,ISIS

单体素磁共振波谱空间定位技术的一种。通过先后施加三个层面选择性180°脉冲和对应的正交磁场梯度及非选择性的 90° 激发脉冲,并在 8 循环采集时开启或关闭各个 180° 脉冲,使得最终得到的总信号为感兴趣区内的 FID 信号。适用于射频场不均匀的表面线圈,同时磁化量全部反映在 Z 轴上,T_2 弛豫丢失少,主要用于采集 T_2 短的原子核,如 ^{31}P。但耗时长,对运动伪影敏感,同时对射频脉冲的性能要求较高。

点分辨波谱成像　point resolved spectroscopy,PRESS

单体素磁共振波谱空间定位技术的一种。通过施加一个层面选择性的 90° 激发脉冲和两个层面选择性的 180° 回聚脉冲和所对应的三个相互正交的磁场梯度来获得感兴趣区内质子的自旋回波信号。优点是信噪比较高,缺点是最短回波时间(TE)相对较长。

激励回波采集模式　stimulated echo acquisition mode，STEAM

单体素磁共振波谱成像空间定位技术的一种。通过施加三个层面选择性的 90° 激发脉冲和相互正交的磁场梯度来获得感兴趣区内质子的刺激回波信号。其优点是回波时间短，缺点是信噪比较低，相比 PRESS 序列，STEAM 序列有近 50% 的信号丢失，主要用于 ^{1}H MRS。

多体素化学位移成像　multi-voxel chemical shift imaging，CSI

磁共振波谱空间定位技术之一。单次扫描可采集感兴趣区内多个邻近体素的磁共振波谱信息。其通过在单体素波谱定位技术的基础上施加相位编码梯度来对感兴趣区进行二维或三维空间编码。能获得比 SVS 更高的信噪比 - 时间效率和空间分辨，对大小病灶均能进行更好的评估。其缺点是费时，匀场难度增大。

平面回波波谱成像　echo-planar spectroscopic imaging，EPSI

快速多体素化学位移成像技术之一。通过在数据采集时施加特定形状的磁场梯度来同时实现空间编码和化学位移编码，从而实现快速的高空间分辨率多体素波谱成像。

基线　baseline

磁共振波谱分析中指测得的微量物质或大分子的信号随频率变化的波动线。

谱编辑　spectral editing

利用磁共振或其他物理特性的差异，包括标量耦合，T_1/T_2 弛豫，扩散或者化学位移等特性的差异来实现对重叠的共振峰进行分离的技术。

质子去耦　proton decoupling

在采集某种原子核（如 ^{31}P）的波谱信号的时候，同时发射射频脉冲将另一种原子核（如 ^{1}H）饱和掉，使得这两种原子核之间的耦合效应减弱，从而使所采集的原子核共振峰从多峰变更成单峰，简化了谱图，同时提高了该峰的信号强度。

核奥弗豪泽效应　N-uclear Overhauser effect，NOE

当分子内有空间位置彼此靠近的两个原子核（如同核 Ha 和 Hb，或异核 ^{31}P 和 ^{1}H，不管它们是否有直接的键合关系），如果用双照射法照射其中的一个原子核，使之达到饱和，则另一个靠近的原子核的共振信号就会增加，这就是 NOE 效应。其和质子去耦方法非常接近，不同的是，NOE 中涉及的两个原子核是通过空间位置发生相互作用，其饱和脉冲是在信号采集之前施加，其效应是属于自旋 - 晶格弛豫过程，需要时间进行演化；而质子去耦方法中所涉及的两个原子核是通过共价键相互作用，饱和脉冲是在信号采集的同时施加，其效应是即时的。通常在磷谱实验中，这两种方法会同时使用。

N- 乙酰天门冬氨酸峰　N-acetyl aspartate peak，NAA-peak

正常脑组织磁共振波谱中的第一大峰。位于 2.02~2.05ppm 附近，仅存在于神经元中，而不会出现于胶质细胞。是神经元密度和生存的标志。

肌酸峰　creatine peak，Cr-peak

位于磁共振氢谱 3.03ppm 附近，有时在 3.94ppm 处可见其附加峰。是脑细胞能量依赖系统的标志。

胆碱峰　choline peak，Cho-peak

位于磁共振氢谱 3.2ppm 附近。参与细胞膜的合成和改变，从而反映细胞膜的更新。

乳酸峰　lactate peak，Lac-peak

【又称】乳酸双峰

位于磁共振氢谱 1.32ppm 附近，由两个共振峰组成。回波时间 =144ms，乳酸双峰向下，回波时间 =288ms，乳酸双峰向上。正常情况下，细胞代谢以氧代谢为主，检测不到乳酸峰，或只检测到微量，此峰出现说明细胞内有氧呼吸被抑制，无氧糖酵解过程增强。脑肿瘤中，此峰出现提示恶性程度较高，常见于多形胶质母细胞瘤中。

脂质峰　lipid peak，Lip-peak

位于磁共振波谱 1.3、0.9、1.5 和 6.0ppm 处。分别代表甲基、亚甲基、等位基和不饱和脂肪酸的乙烯基，共振频率和乳酸峰相似，可以遮蔽乳酸峰。多见于坏死脑肿瘤中，其出现提示坏死的存在。

肌醇峰　myo-inositol peak，MI-peak

位于磁共振波谱 3.56ppm 附近，只在短回波时间（TE）时显示。激素敏感性神经受体的代谢物，葡萄糖醛酸的前体。肌醇含量的升高与病灶内（尤其是慢性病灶内）的胶质增生有关。

谷氨酸类化合物峰　glutamate peak，Glu-peak

仅在短回波时间（TE）序列可见，谷氨酸（Glu）与谷氨酰胺（Gln）存在复合重叠的 J- 耦合共振，形成多峰，常难以分开。谷氨酸类化合物 β / γ -Glx 位于磁共振波谱 2.1~2.4ppm，谷氨酸类化合物 α -Glx 位于 3.65~3.8ppm。谷氨酸为兴奋性神经递质，谷氨酰胺为抑制性神经递质，升高见于肝性脑病、严重缺氧等。

γ - 氨基丁酸峰　γ-amino butyrate acid peak，GABA-peak

γ - 氨基丁酸在活体脑中浓度较低。其三个共振峰以耦合峰形式分别出现在 3.0ppm、2.28ppm 和 1.89ppm 附近，与其他高浓度的代谢物的共振峰之间互相重叠。需要通过谱编辑的方法检测出其处于 3.0ppm 的耦合峰。γ - 氨基丁酸是脑内主要的抑制性神经递质,在疾病状态下如癫痫时发挥着重要作用。

枸橼酸峰　citrate peak,Cit-peak

枸橼酸是活细胞线粒体中三羧酸循环的重要代谢产物。是正常前列腺中可以被磁共振波谱检测的一种分泌产物,其共振峰位于 2.6ppm。枸橼酸信号的缺失意味着前列腺癌可能性大。

三磷酸腺苷峰　adenosine triphosphate peak,ATP-peak

是所有活体系统中最重要的能量输送分子。是 ^{31}P 谱中最重要的磁共振信号之一。其三个谱峰分别位于 –2.7ppm(γ -ATP,双峰)、–7.8ppm(α -ATP,双峰)、–16.5ppm(β -ATP,三峰)等位置。卒中或人类免疫缺陷病毒及其相关疾病会导致脑部组织中的 ATP 浓度降低,而皮肌炎会导致肌肉组织中的 ATP 浓度降低。

磷酸肌酸峰　phosphocreatine peak,PCr-peak

是 ^{31}P 谱中最重要的磁共振信号之一,并作为其他 ^{31}P 代谢物的化学位移的内部参考标准,它的化学位移被约定为 0ppm。PCr 是肌肉组织中存储化学能量最重要的分子,在正常肌肉组织的 ^{31}P 谱中,它的谱峰最高。脑组织中也存在 PCr,不同的病变导致这个信号峰的变化趋势不同。正常肝脏组织不存在 PCr,如果出现这个信号峰,则意味着肝脏组织有病理性改变。

磷酸单酯峰　phosphomonoester peak,PME-peak

该基团的共振峰位于 6.5ppm 位置。PME 信号的升高和组织的快速生长或者细胞膜的快速合成有关。在婴幼儿脑组织或者肿瘤中,该信号会升高。

磷酸二酯峰　phosphodiester peak,PDE-peak

该基团的共振峰处于 2.6ppm 位置,是细胞膜的特征性成分,在细胞的其他部分只有少量存在。在恶性胶质瘤和脑膜瘤中,PDE 信号会下降,而在阿尔茨海默病患者脑中,该信号会上升。

无机磷酸盐峰　inorganic phosphate peak,P_i-Peak

该基团的共振峰在 5ppm 附近,其化学位移受 pH 影响。当 pH 升高,其相对于磷酸肌酸峰的化学位移减小。利用 P_i 基团的这一特性,可无创地检测出活体组织的 pH。癫痫、卒中和恶性胶质瘤会导致 P_i 峰上升,而脑膜瘤和阿尔茨海默病会导致 P_i 峰下降。

3.5　磁共振特殊技术

频率选择脂肪饱和法　spectral fat saturation,FS

利用水和脂肪中的氢质子进动频率的不同(3.4ppm),在脉冲前先施加一个较窄带宽且中心频率为脂肪进动频率的饱和脉冲,使得脂肪信号被抑制的技术。该技术具有特异性高、不改变图像对比的优点,同时存在增加重复时间(TR)、增加 SAR 值、对主磁场(B_0)及射频场(B_1)的均匀度要求高的缺点。

频率选择绝热反转恢复技术　spectrally adiabatic inversion recovery,SPAIR

在序列脉冲前先施加一个(窄带宽的只能反转脂肪的频率选择反转脉冲),待脂肪信号纵向恢复到 0 时,再给予扰相梯度破坏其横向磁化矢量,此时施加采集序列脉冲,脂肪信号被抑制,其他组织无影响。该技术对射频场(B_1)的均匀性不敏感、优化主磁场(B_0)后可提高脂肪抑制效果、组织对比不改变等优点;由于需要施加额外脉冲,存在延长扫描时间的缺点。

水激发技术　water excitation,WE

利用水和脂肪的进动频率不同,使用特定的激发脉冲(二项式脉冲)最低程度地激发脂肪信号,最大程度地激发水信号的技术。该技术对射频场(B_1)均匀度不敏感、无额外的 RF 脉冲不增加扫描时间、不增加 SAR 值及可用于增强等优点,同时存在对主磁场(B_0)均匀性要求高的缺点。

水脂分离技术　Dixon

利用水质子和脂肪质子的进动频率不同,施加脉冲后会出现周期性的同相位与反相位,通过采集到的同反相位计算水像及脂像的技术。分为一点法、两点法和三点法。该技术具有一次成像四个对比(同相位、反相位、水像、脂像),对主磁场(B_0)和射频场(B_1)不敏感的优点,同时存在扫描时间长、可能会计算错误的缺点。

多回波水脂分离梯度回波技术　multi-echo gradient echo sequence DIXON, Q-DIXON

利用多回波(3~12 个,通常 6 个回波)的梯度回波,结合多步拟合及高级校正算法和 DIXON 算法,一个序列同时得到同相位、反相位、水像、脂像、脂肪百分比图、水百分百图、T_2^* 图、R_2^* 图、报告及拟合优劣图,实现脂肪和铁的定量分析。

快速 T_2 校正多回波波谱　high-speed T_2-corrected multi echo acquisition at ^{1}H spectroscopy,HISTO

利用多回波波谱技术及 T_2 校正的方法,一次扫描得到多个回波时间的波谱图、报告图、T_2 校正图及脂肪百分比图,实现脂肪和铁的定量分析。

心电门控　electrocardiogram gating,ECG gating

利用心电信号与心脏节律性运动同步,相对制动或者重建出心脏运动的磁共振生理同步采集技术。包括回顾式心电门控和前瞻式心电门控。

前瞻式心电门控　prospective electrocardiogram gating

在心电触发的预定时间点采集指定的数据进行成像的生理同步采集技术。

回顾式心电门控 retrospective electrocardiogram gating

在多个心动周期内连续采集数据,通过数据与心电波之间的时间关系重新对数据排序筛选并形成影像,从而减少心脏运动伪影的生理同步采集技术。

呼吸门控 respiratory gating

采集生理周期性、节律性相关呼吸运动器官影像时,通过触发呼吸周期特定"时间窗"采集数据,达到采集与生理同步从而降低呼吸伪影的技术。

导航回波技术 prospective acquisition correction,PACE

通过采集回波信号来动态检测脏器的运动轨迹,从而达到消除和减少运动伪影的目的。分为一维导航(1D PACE,通常用于冠状动脉扫描)、二维导航(2D PACE,通常用于腹部扫描)、三维导航(3D PACE,通常用于脑功能扫描);其中,二维导航(2D PACE)又分为膈肌导航(liver-dome scout)和相位导航(phase scout)。

膈肌导航 liver-dome scout

利用时间分辨率较高且翻转角很小的梯度回波序列,采集肝脏与肺之间的信号,通过肝脏与肺采集得到的回波信号明显不同(信号高的为肝脏、信号低的为肺脏)从而实时监测患者呼吸情况,当膈肌位于设定的接受范围时,进行数据采集的生理同步采集技术。

相位导航 phase scout

利用时间分辨率较高且翻转角很小的梯度回波序列,实时采集回波的相位,通过采集得到的相位不同从而实时监测患者呼吸情况,当相位位于设定的接受范围时,进行数据采集的生理同步采集技术,分为自动模式和手动模式。

脉搏门控 pulse gating

利用红外线指脉探测指套探测患者脉搏,设置特定的"时间窗"从而相对制动心脏运动的磁共振生理同步技术。

回顾式脉搏门控 pulse retrospective

在多个心动周期内连续采集数据,通过数据与脉搏波的时间关系重新对数据排序筛选并形成影像,从而减少心脏运动伪影的生理同步采集技术。

前瞻式脉搏门控 pulse triggering

在脉搏触发的预定时间点采集指定的数据进行成像的生理同步采集技术。

线圈敏感度 coil sensitivity

线圈对于磁共振信号的空间响应分布称为线圈灵敏度。传统的磁共振成像采用单个体线圈或表面线圈接收信号,通常认为其线圈灵敏度分布是均匀的,将采集到的全部 k 空间数据进行逆傅里叶变换就可得到一幅完整的图像。但采用并行成像技术时,利用多通道的相控阵线圈阵列同时采集信号,由于各个线圈的空间位置不同,其灵敏度不同,单个线圈所采集到的图像等于真实的图像被线圈灵敏度加权后的图像。估计线圈灵敏度所需的数据可以通过以下方式得到:①图像采集前预扫描;②每一次的扫描中,额外的采集位于 k 空间中心的自动校正信号(auto calibration signal,ACS)。得到了线圈灵敏度估计的数据后,将单一线圈所成图像除以所有线圈图像的平方和,即可得到的线圈灵敏度。此外,上述方法得到的结果需要进一步通过平滑处理,以消除噪声的干扰。

并行降采样因子　parallel acceleration factor

磁共振成像时间和相位编码步数息息相关,所以在并行成像技术中,为了加快成像速度只采样 1/R 的采样数据,其中 R 即为并行成像的降采样因子,也称为加速因子(acceleration factor),同时相位编码步数减少为 N/R(N 定义为相位编码所需步数),这样采样时间就减少原来的 1/R。此外 R 受接收线圈个数的限制,一般不能超过接收线圈的数目。

敏感度编码技术　sensitivity encoding,SENSE

敏感度编码,是基于图像域的并行成像重建算法,以减少磁共振成像时间。其重建步骤为:①对各个通道的 k 空间欠采样数据分别进行逆傅里叶变换,得到各个通道的较小 FOV 的卷褶图像;②利用线圈的空间灵敏度信息来展开这些卷褶的图像,得到完整 FOV 的没有卷褶图像。

自校准敏感编码技术　modified SENSE,mSENSE

mSENSE 是增加自动校准和图像重建改进算法的敏感度编码技术。mSENSE 在 k 空间中心附近不使用欠采样,而是额外采集位于 k 空间中心的自动校正信号(auto calibration signal,ACS),用于估计线圈的敏感度分布。mSENSE 重建是对重建的一种推广,传统的敏感度编码技术重建是基于最小二乘法对信噪比进行优化,而 mSENSE 是同时对噪声和伪影进行优化求解。

空间谐波同步采集　simultaneous acquisition of spatial harmonics,SMASH

意为空间谐波的同时采集技术。SMASH 需要预先估计每个线圈的敏感度分布,通过已经计算出来的接收线圈敏感度的线性组合,来模拟因为欠采样丢失的 k 空间相位编码数据。

全面自动校准部分并行采集　generalized auto calibrating partially parallel acquisitions,GRAPPA

是一种更通用的基于 k 空间的一种图像重建技术。它假设 k 空间数据点之间存在某种线性关系,即任一数据点可以通过其邻近一些数据点的线性拟合得到,其中任一邻近数据点贡献的权重大小只与其到被拟合数据点的相对位置有关,即具有线性平移不变性。在扫描的过程中,GRAPPA 需额外采集位于 k 空间中心的自动校正信号(auto calibration signal,ACS)。其重建步骤为:①将采集到的信号拟合到 ACS 线,计算出线圈的权重系数;②利用这些计算出的线圈权重系数和采样的信号重建出各个线圈完整的 k 空间信号;③经过逆傅里叶变换得到各个线圈的图像,将各个线圈的图像通过平方和的开方(sum of square,SOS)的方法合并为最终重建图像。

"鸡尾酒"并行采集技术　controlled aliasing in parallel imaging results in higher acceleration,CAIPRINHA

在数据中通过优化射频激发或梯度编码方案来充分使用接受阵列线圈编码能力的并行采集技术。应用于多层同步采集(MS-CAIPRINHA)和可以在两个相位编码方向实现数据减少的三维成像(二维 CAIPRINHA)。

时间分辨交叉随机轨迹成像　time-resolved imaging with stochastic trajectories,TWIST

时间分辨 MRI 成像技术,对 k 空间外周进行过疏采样和空间共享,对中央 k 空间区域进行重复测量,快速获得一系列显示造影剂团注通过动脉、静脉的图像,提高血管造影图像的时间分辨率。

空间共享　view-sharing

用于 TWIST 技术,在多期扫描中,不同期共享决定图像细节本底的 k 空间外周部分,从而实现快速扫描的目的。

时间分辨交叉随机轨迹成像联合三维扰相容积内插技术　time-resolved imaging with interleaved stochastic trajectories-volume-interpolated breath-hold examination,TWIST-VIBE

三维扰相容积内插(VIBE)序列通过 TWIST 技术,扩展成带有"鸡尾酒"并行采集(CAIPRINHA)与可实现脂肪 / 水分离的 Dixon,允许在一次屏气中实现高时间和空间分辨率的多相位成像。

多层同时采集技术　simultaneous multi-slice,SMS

利用多通道相控阵线圈和高加速因子并行采集技术,实现同步并行激励和同时采集多层影像,使用多通道线圈接收到的组织不同部位信号的信号强度差异,在影像域对同时采集的多个层面的影像进行分离,实现一次射频激励获得多层影像的磁共振成像技术。既保证影像质量,又能明显缩短扫描时间或实现超高分辨率成像。

多频带　multi-band,MB

多频带是使用多个频带的技术,在多层同时采集技术中,不同于单频带激发,使用的射频激发脉冲为多个频段组成的复合射频脉冲。

多层同步激励　multi-slice excitation

利用一个复合的射频脉冲一次同时激励多层组织,随后来自多层的磁共振信号被同时采集,应用于多层同时采集技术中。

复合射频脉冲　complex RF-pulse

由多个不同单频段的射频脉冲的组成复合射频脉冲,用于同时激发多层,不同频段脉冲采用优化的编码方案,例如相位调制,用于后面不同层图像的解码。

相位标识图像空间位移并行成像　blipped-controlled aliasing in parallel imaging,blipped-CAIPI

用于分离多层共采的图像,在信号采集中通过优化射频激发或梯度编码方案,结合充分利用接受阵列线圈编码能力的 CAIPRINHA 并行采集技术,解开共采的多层图像,是多层同时采集技术的关键技术,使用 blipped-CAIPI 显著提高图像的信噪比。

层加速因子　slice acceleration factor,Multiband factor

层加速因子决定了同时激发的层的数量,并决定了相比于传统方法所节省的采集时间。例如当层加速因子是 2 时,两层同时被激发采集,可节省一半的采集时间。

压缩感知　compressed sensing,CS

【又称】压缩采样　compressive sampling,稀疏采样　sparse sampling

是一种寻找欠定线性系统的稀疏解的技术。压缩感知被应用于电子工程尤其是信号处理中,用于获取和重构稀疏或可压缩的信号。这个方法利用数据稀疏的特性,相较于奈奎斯特理论,得以从较少的测量值还原出原来整个欲得知的数据。压缩感知的三要素为非相干性采样,稀疏性和非线性迭代重建。

稀疏性　sparsity

一个向量的稀疏性可以解释成计算此向量之中非零的个数,大部分磁共振图像经过适当变换即具备稀疏性。

稀疏变换　transform sparsity

稀疏变换就是将原始图像的特征用若干参数来表示,形成稀疏向量,得到的稀疏矩阵可以利用数学模型进行图像的重构。进行稀疏变换一方面可以将原始数据进行无损压缩,另一方面可以将原始图像中的有效信息变得更加稀疏,便于后续的不相干采样处理。常用的稀疏变换包括离散小波变换、离散余弦变换、快速傅里叶变换、有限差分变换等。不同组织的图像应用不同的稀疏变换方式,以获得最优的重建效果。

不相干采样　incoherent subsampling

通过设计不相干降采样的方式只随机采集部分 k 空间,使得重建后的图像的折叠伪影在稀疏变换域呈现不相干的特性,不相干性采样一般采用非线性采样方法。

非线性迭代重建　nonlinear iterative reconstruction

非线性重建是利用合适的重构算法从欠采样数据中恢复原始稀疏信号的过程,并通过迭代重建去除噪音伪影,得到高质量的图像,保留图像解剖结构。

黄金角径向稀疏并行成像　golden-angle radial sparse parallel,GRASP

黄金角径向稀疏并行成像是一种最新的磁共振图像采集重建技术,该技术融合了压缩感知、黄金角径向和并行成像方案,用以采集动态对比增强数据,可兼具高时间和空间分辨率特点。

射频脉冲　radio frequency pulse,RF field

具有一定频率带宽、幅度的电磁波。在磁共振成像中的激励源,施加射频脉冲是产生磁共振信号的必要条件,单位是 MHz。

空间选择性激发射频脉冲　spatial selective radio frequency pulse

通过 2D 射频脉冲选择性激发扫描区域组织信号,在减轻伪影的同时获得更高的图像质量及提高图像分辨率。

并行发射　parallel transmission,pTX

源于 Katscher 等在 2003 年依据多通道并行成像技术提出多通道并行发射的概念。在多维空间选择性脉冲的设计中,并行发射技术利用多通道发射线圈之间的空间选择性和相位差异,可缩短脉冲持续时间和优化成像时激发场的不均匀性。

B_1 场不均匀性　B_1 inhomogeneity

根据患者的情况,B_1 不均匀性可以导致身体特定部位[例如:肝脏、乳房、躯干(包括髋部和腰椎)]的成像出现问题,还会影响血管腔的造影剂增强成像,尤其是骨盆。B_1 磁场不均匀性是由患者与传入 $B_0 \geq 3T$ 的强力主磁场的射频能量交互引起,可能产生图像伪影,例如图像的某些区域出现阴影和一般的不均匀效果。

全景一体化矩阵成像并行发射技术　TimTX true shape

并行传输技术的一种新架构。全景一体化矩阵成像并行发射技术提供多通道并行发射阵列成像,可以提高图像质量并缩短扫描时间。其独立传输通道的交互可以对特定身体部位进行选择性激发。

基于并行发射平台的选择性激发成像　ZOOMit

基于全景一体化矩阵成像并行发射平台,可以使用局部激发成像技术执行缩放的磁共振成像。选择小条带(缩小的视野)而非大的激发平面,可以通过高亮显示部位、器官甚至是器官特征来执行靶向激发。

3.6　磁共振成像临床应用技术

脑磁共振平扫　cerebral magnetic resonance plain scan

不向被检者体内注射对比剂的脑磁共振检查。是利用不同脉冲序列及参数调整和方位选择使颅脑组织产生不同信号,从而形成不同组织对比度。

脑磁共振增强扫描　cerebral contrast-enhanced magnetic resonance scan

经周围静脉向被检者体内注射顺磁性对比剂的脑磁共振检查。利用对比剂缩短组织的 T_1 时间,改变正常组织与病变的对比度,采用特定的 T_1 加权脉冲序列以突显颅脑病变组织的影像特征。

脑弥散加权成像　cerebral diffusion weighted imaging

通过弥散加权成像获得脑组织不同方向上水分子的表观弥散系数和弥散加权影像,为脑疾病诊断提供影像对比和量化分析的一种磁共振成像技术。尤其对早期脑梗死的诊断具有独到优势。

脑弥散张量成像　cerebral diffusion tensor imaging

脑磁共振功能成像中用于描述水分子弥散方向特征的一种磁共振成像技术。在弥散加权成像的基础上施加 6 ~256 个非线性方向的梯度场以获取影像。主要应用于判断白质纤维束受损情况。

脑弥散峰度成像　cerebral diffusion kurtosis imaging

用以研究脑组织水分子弥散的非高斯分布效应的一种磁共振成像方法。

磁共振脑灌注加权成像　magnetic resonance cerebral perfusion weighted imaging

无创地评价脑组织的血流灌注状态的磁共振成像技术。主要有动态磁敏感对比法灌注加权成像和动脉自旋标记法灌注加权成像。前者利用团注顺磁性对比剂,血管内的对比剂产生强大的、微观的磁敏感梯度,从而引起局部磁场的变化而进行的成像方式;后者则无须引入外源性对比剂,利用自身动脉血作为内源性示踪剂,采用特定的脉冲序列,实现无创评价脑组织血管灌注状态的成像技术。

脑动脉磁共振血管成像　cerebral artery magnetic resonance angiography

利用磁共振成像的血液流动效应显示脑动脉血管血流的流速、形态等信息的一种磁共振脑动脉成像技术。包括对比增强脑动脉血管成像和非对比剂脑动脉血管成像。

脑静脉磁共振血管成像　cerebral vein magnetic resonance angiography

利用磁共振成像的血液流动效应显示脑静脉血管血流的流速、形态等信息的一种磁共振颅脑静脉成像技术。包括对比增强脑静脉血管成像和非对比剂脑静脉血管成像。

脑磁共振波谱成像　cerebral magnetic resonance spectroscopy imaging

无创性观察活体脑组织代谢及生化物质结构和含量变化的磁共振成像技术。用两种或两种以上的代谢物含量比反映代谢物差异，以峰值表示代谢物信号强度。应用于脑肿瘤及代谢性疾病等。

脑磁敏感加权成像　cerebral susceptibility weighted imaging

采用三维采集完全流动补偿、高分辨力、薄层重建的磁敏感加权序列，充分显示脑组织之间内在磁敏感特性差别的磁共振成像技术。对显示静脉血、出血、铁离子等的沉积等具有独到优势。

海马磁共振平扫　hippocampus magnetic resonance plain scan

常规脑平扫基础上以海马体为中心行平行于或垂直于海马体斜横断面或斜冠状面薄层 T_2 加权快速反转恢复序列或 T_1 双反转恢复序列，以主要诊断海马区病变的磁共振检查。

三叉神经及面听神经磁共振平扫　trigeminal or facial-acoustic nerve magnetic resonance plain scan

常规脑平扫加三维 T_1 加权、三维 T_2 加权 - 水成像序列，并行多平面重建，用于检查三叉神经痛和面肌痉挛，显示脑神经和血管位置关系的一种磁共振检查。

胎儿脑磁共振平扫　fetal cerebral magnetic resonance plain scan

对孕中、晚期胎儿颅脑的一种磁共振检查。使用快速磁共振成像技术，以 T_2 加权序列为主，T_1 加权序列为辅。用于诊断胎儿颅脑发育情况。

垂体磁共振平扫　pituitary magnetic resonance plain scan

用于检查脑垂体病变的磁共振检查。由矢状位 T_1 加权像、冠状位 T_1 加权像和 T_2 加权像等常规序列组合而成。

垂体磁共振动态增强扫描　pituitary dynamic contrast-enhanced magnetic resonance scan

通过快速成像技术行垂体多期相动态磁共振增强成像。较好地反映垂体血供变化情况，更好地区分肿瘤与正常垂体，提高垂体微腺瘤的检出率。

术中磁共振成像　intraoperative MRI，iMRI

医生的手术操作与术中磁共振成像接近同步进行，使术者观察到肉眼不能直接观察到的手术野，随时调整手术操作。主要应用于神经外科，克服单纯基于手术前影像的神经导航系统的局限性，提供实时更新的影像，可以多方向切线成像、任意平面重建、又无放射性损害，还能够整合功能性磁共振、弥散张量成像、磁共振波谱、磁共振血管造影等技术。

磁共振神经成像　magnetic resonance neurography,MRN

根据中枢或外周神经的结构和解剖特点,结合采用相应的脉冲序列和技术方法使得中枢或外周神经与周围背景组织形成对比而清晰突显,神经和病变能清晰显示。外周神经成像的方法有两种,即重 T_2 脂肪抑制技术和弥散加权成像及弥散张量成像技术,用于外周神经节后神经和神经纤维束的显示;外周神经节前根及中枢神经的显示采用梯度回波及自旋回波序列薄层显示。

背景抑制弥散加权成像　diffusion weighted imaging with background suppression,DWIBS

将弥散加权成像与反转恢复序列、平面回波成像技术结合,获得良好的背景抑制和较高信噪比影像的磁共振神经成像。主要应用于外周神经,显示外周神经的解剖形态,对臂丛神经干的显示尤为清晰、直观。

磁共振臂丛神经成像　magnetic resonance brachial plexus imaging

用磁共振专用序列显示臂丛神经的成像技术。一般使用对比增强可变翻转角三维快速自旋回波、容积内插三维梯度回波和背景抑制弥散加权成像或弥散张量成像序列经薄层最大强度投影或曲面重建后处理得到臂丛神经根影像。

颅分段读出弥散加权序列　cerebral readout segmentation of long variable echo trains,RESOLVE

采用多次激发、分段读出的采集方式,并使用实时运动矫正,从而显著减少甚至消除传统单次激发弥散序列的磁敏感伪影和模糊效应,得到可以与解剖像媲美的高分辨率、高信噪比的弥散图像。

脑弥散谱成像　cerebral diffusion spectrum imaging,DSI

通过在经典的自旋回波序列中施加扩散敏感梯度后增加空间采样的维度,在频率空间记录磁共振信号的频率空间信息,同时在扩散空间记录弥散梯度的信息,然后利用可视化技术提取扩散特征,可精确显示复杂交叉走行的纤维和精细的人脑三维脑白质结构,揭示出生物组织的微观结构,有效地弥补了扩散张量算法的不足。

并行发射加速 2D 选择性激发成像　parallel transmit accelerated 2D-selective excitation imaging

基于并行发射平台、通过在正交方向上分别、同时施加射频激发层面和重聚焦层面,两者共同作用的区域即为成像区域,能通过采集较少的回波链达到相同的空间分辨率,减少图像变形和模糊效应;由于在感兴趣区只有部分视野需要进行相位编码,所以可以在相同时间内获得更高的空间分辨率;由于视野外的区域如运动器官或者搏动血管不被激发,因此可以减少对信号的影响,减少伪影的发生;由于选择性激发,相位编码线减少但可以获得相同的空间分辨率,所以扫描时间大幅缩短。

双磁化准备快速获得梯度回波 magnetization prepared 2 rapid acquisition gradient echoes,MP2RAGE

双磁化准备快速获得梯度回波是一种三维高分辨率、双翻转角加双反转时间(TI)扫描的 T_1 灰质成像序列,一次扫描可以同时实现四种对比。相较于传统三维 T_1 权重成像,该序列生成的 T_1 灰质图像可以有效矫正射频场的不均匀性,减少质子、T_2^* 对比的污染,因此可以获得更均匀的、无磁敏感伪影的 T_1 对比,并提供准确的 T_1 值定量彩图。目前主要用于精细组织(如丘脑、纹状体、外苍白球和内苍白球、红核、黑质等)的精确图像分割;另外 T_1 值绝对定量可以为疾病的亚型区分提供诊断帮助,便于对病变进行定量监测、随访。

双反转可变翻转角快速自旋回波 sampling perfection with application-optimized contrasts by using different flip angle evolutions-double inversion recovery,SPACE DIR

在快速自旋回波序列上加两个反转脉冲,通过这两个选择脉冲,使脑白质和脑脊液信号趋于零,可显著提高脑灰质病变的显示,再与可变翻转角三维快速自旋回波序列高分辨成像相结合,能够获得最优的大脑皮质评估。该技术被公认为诊断皮质病变的"金标准"。目前主要用于脑功能研究,区分大脑运动与感觉中枢;多发性硬化研究;癫痫病灶检出;灰质病变检出,如灰质异位;白质病变如脱髓鞘性病变、中毒、脑白质营养不良等的诊断与鉴别诊断。

磁共振外周神经成像 magnetic resonance peripheral nerve imaging

根据外周神经的结构和解剖特点,结合采用相应的脉冲序列和技术方法使得外周神经与周围背景组织形成对比而清晰突显,神经和病变能清晰显示。外周神经成像的方法有两种,即重 T_2 脂肪抑制技术和弥散加权成像及弥散张量成像技术,用于外周神经节后神经和神经纤维束的显示;外周神经节前根及中枢神经的显示采用梯度回波及自旋回波序列薄层显示。

眼部磁共振平扫 orbits magnetic resonance plain scan

不向被检者体内注射对比剂的眼部磁共振检查。是利用不同脉冲序列及参数调整和方位选择,合理施加脂肪抑制技术使眼球及眶后组织产生不同信号,从而形成不同组织对比度。

眼部磁共振增强扫描 orbits contrast-enhanced magnetic resonance scan

经周围静脉向被检者体内注射顺磁性对比剂的眼部磁共振检查。利用对比剂缩短组织的 T_1 时间,改变正常组织与病变的对比度,采用特定的 T_1 加权脉冲序列结合脂肪抑制技术以突显眼部及眶后病变组织的影像特征。

眼部脂肪抑制技术　orbits fat suppression technique

采用反转恢复序列或频率饱和技术,抑制眼眶处的脂肪,使正常结构边缘和病变范围分界清晰,并一定程度上减轻化学位移伪影。

眼部磁共振血管成像　orbits magnetic resonance angiography

针对颈动脉海绵窦瘘患者,采用时间飞跃法磁共振血管成像(TOF-MRA)技术,成像范围自枕骨大孔至胼胝体,预饱和带加在扫描方位头侧,以饱和静脉血管。结合眼部磁共振平扫显示眼部改变的同时,还能观察颈内动脉与海绵窦的关系、眼上静脉血流方向、其他属支和交通支开放情况及颅内血管代偿情况的磁共振血管成像。

脑脊液鼻漏磁共振水成像　cerebrospinal fluid rhinorrhea magnetic resonance hydrography

针对脑脊液鼻漏患者,采用二维或三维重 T_2 加权序列,显示漏口路径诊断疾病的磁共振成像技术。采用脑脊液流出位(俯卧位或者侧卧位),脑脊液漏出量少,如间断流出或外渗,易导致假阴性,可压迫颈内静脉或用瓦尔萨尔瓦动作(Valsava maneuver)有助于脑脊液的外溢,从而有利于漏口的检出。

内耳磁共振平扫　inner ear magnetic resonance plain scan

采用三维 T_1 加权、三维 T_2 加权水成像序列,并行多平面重建,用于检查内耳疾病的磁共振检查。常对听神经行薄层扫描,对内耳膜迷路行水成像。

内耳磁共振增强扫描　inner ear contrast-enhanced magnetic resonance scan

经周围静脉向被检者体内注射顺磁性对比剂的内耳磁共振检查。利用对比剂缩短组织的 T_1 时间,改变正常组织与病变的对比度,采用三维 T_1 加权脉冲序列结合脂肪抑制技术薄层成像,以突显内耳病变组织的影像特征。

内耳磁共振水成像　inner ear magnetic resonance hydrography

采用重 T_2 加权,使骨性结构如螺旋板、蜗轴信号衰减呈低信号,而膜迷路和内耳道内由于淋巴液和脑脊液呈高信号,突出膜迷路和内耳道的显示。采用薄层厚、高空间分辨力的成像序列可显示内耳细微结构和穿行于内耳道之间的神经和血管的磁共振成像技术。

颞颌关节闭口位磁共振成像　closed-mouth position of temporomandibular joint magnetic resonance imaging

被检者闭口状态下进行斜矢状面扫描,以显示髁突层面的横断面影像为定位像,垂直于髁突的长轴,即基本平行于下颌骨体部,与标准矢状面成一定角度,是显示颞颌关节盘的主要方位。采用斜冠状扫描可观察关节盘左右移位的情况,以横断位影像为定位像,平行于髁突长轴进行成像的系列颞颌关节显示的特征方位磁共振成像。

颞颌关节张口位磁共振成像 opened-mouth position of temporomandibular joint magnetic resonance imaging

使用开口器或者其他辅助设备使被检者处于最大开口位置下行张口位扫描,扫描方法同闭口位一致。颞颌关节张口位和闭口位共同用于判断关节盘是否移位及是否为可复性移位。

颞颌关节动态磁共振成像 temporomandibular joint dynamic magnetic resonance imaging

采用标准矢状面,利用快速成像序列监测被检者的主动开口或者主动闭口过程,以诊断被检者颞颌关节在开闭口过程中是否存在关节盘位置异常的磁共振成像。

鼻咽部磁共振成像 nasopharynx magnetic resonance plain scan

不向被检者体内注射对比剂的鼻咽部磁共振检查。是利用不同脉冲序列及参数调整和方位选择,合理施加脂肪抑制技术使鼻咽部组织产生不同信号,从而形成不同组织对比度。

鼻咽部磁共振增强扫描 nasopharynx contrast-enhanced magnetic resonance scan

经周围静脉向被检者体内注射顺磁性对比剂的鼻咽部磁共振检查。利用对比剂缩短组织的 T_1 时间,改变正常组织与病变的对比度,采用特定的 T_1 加权脉冲序列结合脂肪抑制技术以突显鼻咽部病变组织的影像特征。

口咽部磁共振成像 oropharynx magnetic resonance plain scan

不向被检者体内注射对比剂的口咽部磁共振检查。是利用不同脉冲序列及参数调整和方位选择,合理施加脂肪抑制技术使口咽部组织产生不同信号,从而形成不同组织对比度。

口咽部磁共振增强扫描 oropharynx contrast-enhanced magnetic resonance scan

经周围静脉向被检者体内注射顺磁性对比剂的口咽部磁共振检查。利用对比剂缩短组织的 T_1 时间,改变正常组织与病变的对比度,采用特定的 T_1 加权脉冲序列结合脂肪抑制技术以突显口咽部病变组织的影像特征。

喉咽部磁共振成像 laryngopharynx magnetic resonance plain scan

不向被检者体内注射对比剂的喉咽部磁共振检查。是利用不同脉冲序列及参数调整和方位选择,合理施加脂肪抑制技术使喉咽部组织产生不同信号,从而形成不同组织对比度。

喉咽部磁共振增强扫描 laryngopharynx contrast-enhanced magnetic resonance scan

经周围静脉向被检者体内注射顺磁性对比剂的喉咽部磁共振检查。利用对比

剂缩短组织的 T_1 时间,改变正常组织与病变的对比度,采用特定的 T_1 加权脉冲序列结合脂肪抑制技术以突显喉咽部病变组织的影像特征。

鼻旁窦磁共振成像　paranasal sinus magnetic resonance plain scan

不向被检者体内注射对比剂的鼻旁窦磁共振检查。是利用不同脉冲序列及参数调整和方位选择,合理施加脂肪抑制技术使鼻旁窦组织产生不同信号,从而形成不同组织对比度。

鼻旁窦磁共振增强扫描　paranasal sinus contrast-enhanced magnetic resonance scan

经周围静脉向被检者体内注射顺磁性对比剂的鼻旁窦磁共振检查。利用对比剂缩短组织的 T_1 时间,改变正常组织与病变的对比度,采用特定的 T_1 加权脉冲序列结合脂肪抑制技术以突显鼻旁窦内病变组织的影像特征。

甲状腺磁共振成像　thyroid gland magnetic resonance plain scan

不向被检者体内注射对比剂的甲状腺磁共振检查。是利用不同脉冲序列及参数调整和方位选择,合理施加脂肪抑制技术使甲状腺组织产生不同信号,从而形成不同组织对比度。

甲状腺磁共振增强扫描　thyroid gland contrast-enhanced magnetic resonance scan

经周围静脉向被检者体内注射顺磁性对比剂的甲状腺磁共振检查。利用对比剂缩短组织的 T_1 时间,改变正常组织与病变的对比度,采用特定的 T_1 加权脉冲序列结合脂肪抑制技术以突显甲状腺病变组织的影像特征。

甲状腺靶向小视野磁共振成像　thyroid gland reduced field of view magnetic resonance scan

局部视野成像技术,通过空间选择性射频脉冲序列设计,只对甲状腺在内的小范围区域进行激发,实现甲状腺组织高分辨率成像,可用于甲状腺结构扫描或弥散加权成像。

口腔颌面部磁共振成像　oral cavity and maxillofacial region magnetic resonance plain scan

不向被检者体内注射对比剂的口腔颌面部磁共振检查。是利用不同脉冲序列及参数调整和方位选择,合理施加脂肪抑制技术使口腔颌面部组织产生不同信号,从而形成不同组织对比度。

口腔颌面增强扫描　oral cavity and maxillofacial region contrast-enhanced magnetic resonance scan

经周围静脉向被检者体内注射顺磁性对比剂的口腔颌面部磁共振检查。利用

对比剂缩短组织的 T_1 时间,改变正常组织与病变的对比度,采用特定的 T_1 加权脉冲序列结合脂肪抑制技术以突显口腔颌面部病变组织的影像特征。

颈动脉磁共振血管成像 carotid artery magnetic resonance angiography

利用磁共振成像的血液流动效应显示颈动脉血管血流的流速、形态等信息的一种磁共振脑动脉成像技术。包括对比增强颈动脉血管成像和非对比剂脑动脉血管成像。

颈静脉磁共振血管成像 jugular vein magnetic resonance angiography

利用磁共振成像的血液流动效应显示颈静脉血管血流的流速、形态等信息的一种磁共振脑动脉成像技术。包括对比增强颈静脉血管成像和非对比剂脑动脉血管成像。

磁共振涎管水成像 sialodochium magnetic resonance hydrography

采用重 T_2 加权,使实质器官及流动液体呈低信号,而涎管内流速缓慢或停滞的唾液呈高信号,突出涎管的显示。采用薄层厚、高分辨率力的成像可以显示涎管形态及走行的磁共振成像技术。

颈部软组织磁共振平扫 neck soft tissue magnetic resonance plain scan

不向被检者体内注射对比剂的颈部软组织磁共振检查。是利用不同脉冲序列及参数调整和方位选择,合理施加脂肪抑制技术,由于颈部解剖结构造成磁场不均匀,以 T_2 加权像结合水脂分离技术抑脂为主要成像序列,从而形成不同组织对比度突显病灶。

颈部软组织磁共振增强扫描 neck soft tissue contrast-enhanced magnetic resonance scan

经周围静脉向被检者体内注射顺磁性对比剂的颈部软组织磁共振检查。利用对比剂缩短组织的 T_1 时间,改变正常组织与病变的对比度,采用特定的 T_1 加权脉冲序列结合脂肪抑制技术,由于颈部解剖结构造成磁场不均匀,增强后通常采用水脂分离技术以突显颈部软组织病变组织的影像特征。

颈部对比增强磁共振血管成像 neck contrast-enhanced magnetic resonance angiography

采用对比增强磁共振血管成像技术,将外源性顺磁性对比剂在短时间内大量注射至血池,选用三维快速超短重复时间/回波时间的 T_1 加权成像序列,通过透视触发或小剂量测试法,当对比剂达到颈动脉分叉峰值时采集的数据填充在 k 空间中心,与蒙片减影后重建获得颈动脉血管影像。

高分辨力颈血管壁磁共振成像 high-resolusion neck vessel wall magnetic resonance imaging

采用小视野高分辨力 T_1 加权及 T_2 加权序列及增强扫描采集颈部血管,可直接显示血管病关键靶点部位(血管壁)情况的一种成像技术。对血管壁附壁血栓、硬化斑块、分支血管开口及血栓的风险评估均具有重要意义。

脊柱磁共振平扫　spine magnetic resonance plain scan

不向被检者体内注射对比剂的脊柱磁共振检查。是利用不同脉冲序列及参数调整和方位选择使脊柱或脊髓组织产生不同信号,从而形成不同组织对比度。

脊柱磁共振增强扫描　spine contrast-enhanced magnetic resonance scan

经周围静脉向被检者体内注射顺磁性对比剂的脊柱磁共振检查。利用对比剂缩短组织的 T_1 时间,改变正常组织与病变的对比度,采用特定的 T_1 加权脉冲序列结合脂肪抑制技术以突显脊柱或脊髓病变组织的影像特征。

颈胸腰相控阵联合线圈　cervical thoracic and lumbar spine combined array coil

专用于颈椎、胸椎、腰椎等椎体扫描的一体化相控阵线圈。通常分为多个线圈单元,不同的扫描位置对应着不同的线圈单元组合,以获取优质的脊柱影像。

全脊柱磁共振成像　full spine magnetic resonance imaging

应用磁共振全景矩阵成像技术,采用大视野行颈、胸、腰、骶尾分段采集成像后,结合影像拼接技术重建形成全脊柱影像的磁共振成像技术。

脊髓弥散加权成像　spinal cord diffusion weighted imaging

通过弥散加权成像获得脊髓组织不同方向上水分子的表观弥散系数和弥散加权影像,为脊髓疾病诊断提供影像对比和量化分析的一种磁共振成像技术。

脊髓分段读出弥散加权成像　spinal cord readout segmentation of long variable echo trains,RESOLVE

采用多次激发、分段读出的采集方式,并使用实时运动矫正,从而显著减少甚至消除传统单次激发弥散序列的磁敏感伪影和模糊效应,得到可以与解剖像媲美的高分辨率、高信噪比的脊髓弥散图像。

脊髓弥散张量成像　spinal cord magnetic resonance diffusion tensor imaging

脊髓磁共振功能成像中用于描述水分子弥散方向特征的一种磁共振成像技术。在弥散加权成像的基础上施加多个非线性方向的梯度场以获取影像。主要应用于判断白质纤维束受损情况。

脊髓波谱成像　spinal cord magnetic resonance spectrophy

无创性观察活体脊髓组织代谢及生化物质结构和含量变化的磁共振成像技术。用两种或两种以上的代谢物含量比反映代谢物差异,以峰值表示代谢物信号强度。应用于脊髓肿瘤及代谢性疾病等。

肺及纵隔磁共振平扫　lung and mediastinum magnetic resonance plain scan

利用不同脉冲序列及参数调整和方位选择,多采用超快速成像序列并结合外周门控屏气采集影像的磁共振检查方法,有效控制心搏和呼吸运动伪影,从而形成不同组织对比度。

肺及纵隔磁共振增强扫描　lung and mediastinum contrast-enhanced magnetic resonance scan

经周围静脉向被检者体内注射顺磁性对比剂的肺及纵隔磁共振检查。利用对比剂缩短组织的 T_1 时间,改变正常组织与病变的对比度,采用特定的三维 T_1 加权快速梯度回波脉冲序列,以缩短采集时间适应屏气采集,结合脂肪抑制技术,以突显肺及纵隔病变组织的影像特征。

磁共振肺血管成像　pulmonary magnetic resonance angiography,PMRA

采用专用的成像序列来提高肺血管内血流信号与周围组织的对比度,进行二维或三维血管成像的方法。按是否使用对比剂,分为对比剂增强磁共振肺血管成像和非对比剂增强磁共振肺血管成像。

超极化惰性气体肺部磁共振成像　lung magnetic resonance imaging using hyperpolarized gas

一次屏气时间内,通过吸入超极化气体(^{129}Xe 或 ^{3}He)后,替代肺内的空气,使气道和通气肺组织呈现为高信号的磁共振成像方法。

肺通气磁共振成像　ventilation magnetic resonance imaging,VMRI

对慢性阻塞性肺疾病、囊性肺纤维化、哮喘和肺移植等患者进行超极化气体吸入,了解其呼吸功能和肺生理病理变化的磁共振成像方法。

肺及纵隔磁共振自由呼吸采集成像　lung and mediastinum magnetic resonance plain scan with free breathing

在呼吸门控技术下,利用运动不敏感序列及参数调整和方位选择,对肺及纵隔进行影像采集的磁共振检查方法。

食管磁共振平扫　esophagus magnetic resonance plain scan

不向被检者体内注射对比剂的食管磁共振检查。是利用不同脉冲序列及参数调整和方位选择,合理施加脂肪抑制技术,使食管管壁产生不同信号,从而与管径和周围结构形成不同的组织对比度。

食管磁共振增强扫描　esophagus contrast-enhanced magnetic resonance scan

经周围静脉向被检者体内注射顺磁性对比剂的食管磁共振检查。利用对比剂缩短组织的 T_1 时间,改变正常组织与病变的对比度,采用特定的 T_1 加权脉冲序列结合脂肪抑制技术以突显食管病变组织的影像特征。

心脏大血管磁共振成像　cardiovascular magnetic resonance imaging,CMR

根据心脏周期节律性运动的特点,采用心电门控同步采集技术,利用亮血和黑血等特征性脉冲序列、参数调整和合理准确的心脏轴方位选择,以及磁共振电影成像技术和节段采集技术的运用,有效控制心搏和呼吸运动伪影,从而使心肌、心腔及心包形成不同组织对比度,对心脏行形态学成像和功能学分析。

心脏垂直长轴　vertical long axis of heart

【又称】二腔心(two chamber heart)

左心室长轴和右心室长轴的统称。

左室长轴　long axis of left ventricle

沿二尖瓣中点和左心室心尖连线,左心室、左心房及二尖瓣同时显像的切面。

右室长轴　long axis of right ventricle

沿三尖瓣中点和右心室心尖连线,右心室、右心房及三尖瓣同时显像的切面。

心脏水平长轴　horizontal long axis of heart

【又称】四腔心(four chamber heart)

成像基线平行于二腔心位并同时通过二尖瓣和三尖瓣,使左右心房室、二尖瓣和三尖瓣同时显像的切面。

心脏短轴　short axis of heart

成像层面垂直于二腔心,同时垂直于四腔心,即垂直于室间隔,并与二尖瓣和三尖瓣的连线平行,同时显示左右心室、室间隔及二尖瓣和三尖瓣瓣口的切面。

心脏节段采集技术　cardiac segmented acquisition

心脏成像与心电门控同步采集,假定每个心动周期相同延迟时间的心脏位置和形态是完全一致的,将相位编码数划分为若干节段,每个节段在不同心动周期的相同延迟时间采集,若干次采集的总和构成一个完整的 k 空间并形成影像,有效控制心搏运动的心脏磁共振影像采集技术。

磁共振电影成像　magnetic resonance cine

利用磁共振快速成像序列对运动的脏器实施快速成像,从而达到每单个帧幅相对"冻结"运动,并产生一系列运动过程的不同时段(实相)的"静止"影像,将若干次运动过程的帧幅影像构成完整的动态系列影像以电影形式显示的成像技术。

心脏节段 k 空间磁共振电影成像　cardiac segment k-space magnetic resonance cine

假定每个心动周期相同延迟时间的心脏位置和形态是完全一致的,将相位编码数划分为若干部分,每个部分在不同的心动周期的相同延迟时间内完成采集,这样若干次采集的总和构成一个完整的 k 空间并形成影像,有效解决心脏运动同步控制的成像技术。利用分段 k 空间方式可以完成心动周期内若干个连续的单相位填充,连续播放后形成类似电影的成像效果。

回波共享 echo sharing

在心脏电影成像中,k 空间编码中心线的采集多于边缘的编码线,相邻的期相之间共享中心相位编码线,可在不增加采集时间的情况下获得更多采集中心的编码线,从而采集到更多心脏期相的磁共振成像技术。

黑血技术 black-blood technology

采用快速自旋回波序列,施加双反转准备脉冲,第一个反转脉冲为非选择性反转脉冲,将区域内所有质子饱和,随后施加一个层面选择反转脉冲,将兴趣区层面去饱和,而该层面的血流由于流空效应而呈现低信号,使血管和心腔内血液呈黑色低信号,与心肌信号及周围组织形成对比的心脏磁共振成像技术。

亮血技术 bright-blood technology

采用梯度回波序列,以平衡稳态自由进动梯度回波(SSFP)为主要序列,在 X、Y、Z 三个方向均施加流动补偿梯度,并保持纵向和横向磁化矢量恒定,从而实现信号的稳态,在不使用对比剂的前提下实现血管和心腔血流高信号对比,与心肌组织形成对比,可以单相位形态学成像,也可以电影成像方式显示心脏运动及功能的磁共振成像技术。广泛应用于心血管系统。

主动脉磁共振成像 aortic artery magnetic resonance imaging

采用亮血技术、黑血技术或对比增强磁共振血管造影技术获得主动脉血管影像的磁共振成像方法。

冠状动脉磁共振成像 coronary artery magnetic resonance imaging

采用亮血技术、黑血技术或对比增强磁共振血管造影技术获得冠状动脉血管影像的磁共振成像方法。

心脏功能磁共振成像 cardiac function magnetic resonance imaging

采用梯度回波亮血技术电影成像序列,获得等层厚、等间距从心底到心尖的心脏短轴或心脏长轴电影影像的磁共振成像技术。通过心脏功能分析后处理软件获得整体或局部的心脏功能参数,如左心室容积、心肌质量、射血分数、室壁运动、心肌厚度及其变化程度等。

心脏磁共振电影成像 cardiac magnetic resonance cine

采用心脏节段采集技术或实时成像技术获得一个心动周期内连续采集同一层面多个期相的亮血影像,显示心脏进行节律性的收缩和舒张过程的磁共振成像技术。可评价心脏功能和心肌的运动状态。

磁共振心肌标记技术　magnetic resonance myocardial tagging

在每个 RR 间期早期,在扫描层面内施加条纹状或网状的射频脉冲链,心肌将出现条纹状或网状饱和区域,此时进行电影成像,被饱和的条纹或网状区也会随之发生形变,显示出心脏相位上室壁运动中标记差异的磁共振成像技术。可评价心脏功能和心肌的运动状态。

心脏磁共振实时成像　heart real-time magnetic resonance imaging

采用超快速采集方式,无需屏气即可在一个重复时间或几个重复时间内完成一幅或一组影像的采集,以电影成像方式显示的成像技术。可有效地避免心律不齐或呼吸引起的运动伪影,但空间分辨力和信噪比有所降低,作为严重心律不齐患者心脏成像选择方法。

心脏血管血流量化分析　flow quantification of cardiovascular

采用相位对比流速编码电影成像,对血流进行量化的分析。评估瓣膜的狭窄和反流情况,估算先天性心血管病的异常血流,计算前向心搏量和反流量,计算反流指数,评估反流程度的磁共振量化分析方法。

磁共振心肌静息灌注加权成像　magnetic resonance myocardial rest perfusion weighted imaging

在静息状态下,利用顺磁性对比剂首次通过心肌血管床导致的弛豫增强效应形成信号变化的成像技术。用以判断心肌的血流动力学变化。灌注是毛细血管床水平微运动过程,其反映毛细血管床的血流状况,如心肌梗死区域心肌已经死亡,则无灌注显示;而低灌注区在冠状动脉搭桥或介入治疗之后功能可以恢复。

磁共振心肌负荷灌注加权成像　magnetic resonance myocardial stress perfusion weighted imaging

在负荷状态下(体力运动或注射腺苷后)进行的灌注成像。通过增加心肌的后负荷,诱发心肌缺血,提高心肌灌注显示缺血的敏感性,计算心肌灌注的储备量。

心肌延迟强化　late gadolinium enhancement,LGE

当心肌发生凝固性坏死或纤维化时,细胞膜的完整性破坏,造影剂通过渗透的方式进入梗死的部位并有聚积,其廓清时间较正常心肌慢,针对此特性,注射常规剂量的双倍顺磁性对比剂延迟至 8~30min 后,使用 T_1 加权序列行心脏短轴位和四腔心位增强成像。正常与梗死心肌因对比剂的分布差别从而形成 T_1 加权对比差异。该项技术可用以特征性诊断和鉴别诊断缺血和非缺血性心肌病。

磁共振心肌活性分析　magnetic resonance myocardial viability

检测心肌细胞是否存活及存活程度的磁共振成像技术。心肌灌注和心肌延迟强化构成心肌活性分析的两种重要的检测方法。心肌灌注反映心脏生理代谢过程,而诸多的形态学检查和心功能测定是其结构和活动状态的表现,检测心肌灌注结合延迟强化是冠心病的诊断指标,也是探讨再灌注、评价治疗、观察冠状动脉搭桥或扩张效果的可靠依据。

相位敏感反转恢复序列 phase sensitive inversion recovery sequence

使用两种反转恢复预脉冲,第一步通过节段性或者单次激发脉冲序列快速获取不同的反转时间(TI)影像来决定不同的反转时间值,从而将延迟强化的组织对比度最大化;第二步在选定的反转时间下使用一个节段性反转恢复预脉冲序列获取相应的 T_1 加权影像,用以评价心肌活性的特性心脏磁共振脉冲序列。

磁共振心肌量化分析 magnetic resonance myocardial quantification

采用改进的相位敏感反转恢复序列,用于缺血性心肌病导致的心肌坏死和非缺血性心肌病导致的心肌纤维化缩短对比剂增强后心肌的纵向弛豫时间(T_1),利用这一特性,通过定量测量图(T_1 mapping)可以直接测量目标组织的 T_1 值,以精准量化诊断和鉴别诊断心肌病。

心电门控采集技术 ECG gated collection technology

心电门控通过选择 ECG 的 QRS 波作为触发标记,在 QRS 波后指定的时间内进行数据采集的相关技术。

呼吸导航回波触发技术 respiratory navigation echo triggering technology

利用肺肝界面的信号差异触发扫描,在肺肝界面施加柱状选择性激发脉冲,通过肺和肝脏的信号差异定位膈肌位置,从而在指定的阈值范围内实现选择性触发或者进行图像的空间位置编码。

靶向匀场技术 targeted shimming technology

靶向匀场技术是基于创新的硬件基础,通过增加了额外的匀场通道和主动匀场线圈,并且使用全新的序列来对感兴趣区进行聚集匀场,集成在梯度线圈中,可极大地提高静态和动态磁场均匀度,从而提高了心脏磁共振成像中的信号均匀度。

左室心功能分析 analysis of left ventricular heart function

将所有短轴位电影序列及四腔心电影序列装载到心功能分析软件中进行左室心功能分析得到射血分数、舒张末期容积、收缩末期容积、每搏输出量等参数。

磁共振心肌量化分析 magnetic resonance myocardial quantification

采用改进的快速自旋回波序列或梯度回波序列,利用多个回波,直接测量目标组织的 T_2/T_2^* 值,以精准量化诊断和鉴别诊断心肌水肿及铁过载。

乳腺磁共振平扫 breast magnetic resonance plain scan

利用不同脉冲序列及参数调整和方位选择,多采用 T_2 加权幅度抑脂和水脂分离技术及高分辨 T_1 加权序列,从而形成不同组织对比度,用以诊断乳腺疾病及假体的磁共振检查。

乳腺磁共振动态增强扫描　breast dynamic contrast enhanced magnetic resonance scan

注射磁共振顺磁性对比剂前后采用 T_1 加权像梯度回波序列连续快速多时相采集,实时记录对比剂进入和排出组织的动力学过程,获得病变兴趣区时间 - 信号强度曲线(TIC)及相应参数值,用于观察乳腺肿瘤组织微血管生物学特性的磁共振检查。

乳腺磁共振动态增强曲线　breast magnetic resonance dynamic enhanced curve

乳腺病变注射对比剂前后,实时记录对比剂进入和排出组织的动力学过程,获得病变兴趣区的时间 - 信号强度曲线。可直观显示乳腺病灶血流灌注情况,准确地观察乳腺病变的血流特征,为乳腺疾病的诊断提供可靠的依据。

乳腺磁共振导向活检技术　magnetic resonance imaging guided biopsy of breast lesion

利用导向装置(主要有乳腺专用表面线圈和体表标志物组成的体表标志立体定向装置及计算机辅助下的立体定向装置两种)在磁共振下对乳腺进行活检穿刺的技术。

乳腺弥散加权成像　breast diffusion weighted imaging

采用分辨力较高的弥散加权序列并结合局部匀场技术,获得乳腺病变的形态学组织对比信号及量化分析值,以诊断和鉴别诊断乳腺病变性质的磁共振成像技术。

乳腺磁共振波谱成像　breast magnetic resonance spectroscopy imaging

利用氢质子波谱成像技术分析乳腺中的特征性代谢产物胆碱在特定频率范围处(3.2ppm)的峰值,用于鉴别乳腺肿瘤的良恶性的磁共振波谱成像。

乳腺植入物检查　breast implant examination

根据临床需求,使用频率饱和抑制技术或反转恢复序列对乳腺脂肪抑制,或对硅树脂抑制,以诊断乳腺植入物情况及与周围组织关系。

腹部磁共振平扫　abdomen magnetic resonance plain scan

腹部脏器,包括肝、胆、胰、脾、肾及腹膜后等脏器受呼吸运动影响,采用屏气采集的快速梯度回波技术或单次激发的快速自旋回波序列,或者结合呼吸同步采集技术等特征性脉冲序列及参数调整和合理准确的成像方位选择,有效控制呼吸运动伪影,从而使腹部脏器形成不同组织对比度,用以诊断腹部疾病的磁共振检查。

腹部磁共振动态增强扫描　abdomen dynamic contrast enhanced magnetic resonance scan

经周围静脉向被检者体内注射顺磁性对比剂的腹部磁共振检查。利用对比剂缩短组织的 T_1 时间,改变正常组织与病变的对比度,采用特定屏气采集的快速梯度回波 T_1 加权脉冲序列动态多期成像。反映腹部病变动态增强的过程,以突显其病变组织的影像特征。

女性盆腔磁共振平扫　female pelvic cavity magnetic resonance plain scan

根据女性盆腔的成像特点,采用高分辨力快速自旋回波序列及合理的脂肪抑制技术等特征性脉冲序列及参数调整,合理准确的成像方位选择,从而形成不同组织对比度突显病变特征,用以诊断疾病的磁共振检查。

子宫附件磁共振增强扫描　female contrast enhanced magnetic resonance scan

经周围静脉向被检者体内注射顺磁性对比剂的女性盆腔磁共振检查。利用对比剂缩短组织的 T_1 时间,改变正常组织与病变的对比度,采用快速梯度回波的 T_1 加权脉冲序列行动态多期成像,反映女性盆腔病变动态增强的过程,以突显其病变组织的影像特征。

胃部磁共振平扫　stomach magnetic resonance plain scan

根据胃部的成像特点,采用高分辨力二维或三维快速自旋回波序列及合理的脂肪抑制技术等特征性脉冲序列及参数调整,合理准确的序列选择,从而形成不同组织对比度突显形态学特征及病变特征,用以诊断疾病的磁共振检查。

胃部磁共振增强扫描　stomach enhanced magnetic resonance contrast enhanced scan

经周围静脉向被检者体内注射顺磁性对比剂的胃部磁共振检查。利用对比剂缩短组织的 T_1 时间,改变正常组织与病变的对比度,采用特定的三维 T_1 加权快速梯度回波脉冲序列,以缩短采集时间适应屏气采集,结合脂肪抑制技术,以突显胃部病变组织的影像特征。

前列腺磁共振平扫　prostate magnetic resonance plain scan

根据前列腺的成像特点,采用高分辨力快速自旋回波序列及合理的脂肪抑制技术等特征性脉冲序列及参数调整,合理准确的成像方位选择,从而形成不同组织对比度突显病变特征,用以诊断疾病的磁共振检查。

前列腺磁共振动态增强扫描　prostate magnetic resonance dynamic contrast enhanced scan

经周围静脉向被检者体内注射顺磁性对比剂的前列腺磁共振检查。利用对比剂缩短组织的 T_1 时间,改变正常组织与病变的对比度,采用快速梯度回波的 T_1 加权脉冲序列行动态多期成像,反映前列腺病变动态增强的过程,绘制病变兴趣区时间 - 信号强度曲线,以突显其病变组织的影像特征。

前列腺磁共振波谱成像　prostate magnetic resonance spectroscopy imaging

利用氢质子波谱成像技术分析前列腺中的特征性代谢产物枸橼酸盐在特定频率范围处(2.6ppm)的磁共振波谱峰值,用于鉴别前列腺肿瘤良恶性的磁共振波谱成像。

前列腺靶向小视野成像　prostate reduced field of view magnetic resonance scan

局部视野成像技术,通过空间选择性射频脉冲序列设计,只对前列腺在内的小范围区域进行激发,实现前列腺组织高分辨率成像,可用于前列腺结构扫描或弥散加权成像。

小肠及结肠磁共振平扫　small intestine and colon magnetic resonance plain scan

根据小肠及结肠的成像特点,采用高分辨力二维或三维快速自旋回波序列及合理的脂肪抑制技术等特征性脉冲序列及参数调整,合理准确的成像方位选择,从而形成不同组织对比度突显病变特征,用以诊断疾病的磁共振检查。

小肠及结肠磁共振增强扫描　small intestine and colon contrast-enhanced magnetic resonance scan

经周围静脉向被检者体内注射顺磁性对比剂的小肠及结肠磁共振检查。利用对比剂缩短组织的 T_1 时间,改变正常组织与病变的对比度,采用快速梯度回波的 T_1 加权脉冲序列行动态多期成像,反映小肠及结肠病变动态增强的过程,以突显其病变组织影像特征。

小肠及结肠动态电影成像　small intestine and colon magnetic resonance dynamic cine imaging

利用磁共振快速成像技术可以得到场腔运动的动态图像,对病变定性诊断具有较高的准确性。

直肠磁共振平扫　rectum magnetic resonance plain scan

根据直肠的成像特点,采用高分辨力二维或三维快速自旋回波序列及合理的脂肪抑制技术等特征性脉冲序列及参数调整,合理准确的成像方位选择,从而形成不同组织对比度突显病变特征,用以诊断疾病的磁共振检查。

直肠磁共振增强扫描　rectum contrast-enhanced magnetic resonance scan

经周围静脉向被检者体内注射顺磁性对比剂的直肠磁共振检查。利用对比剂缩短组织的 T_1 时间,改变正常组织与病变的对比度,采用快速梯度回波的 T_1 加权脉冲序列行动态多期成像,反映直肠病变动态增强的过程,以突显其病变组织影像特征。

肝脏容积加速采集成像 liver acquisition with volume acceleration,LAVA

【又称】容积内插法体部检查 volume interpolated body examination,VIBE;T_1 高分辨力各向同性容积激发 T_1-weighted high resolution isotropic volume excitation imaging,THRIVE

一种联合使用部分 k 空间填充技术、并行采集技术和脂肪抑制技术的快速三维容积 T_1 加权成像技术。可获得更高的时间分辨力,缩短扫描时间并有很好的脂肪抑制效果,能显著提高对微小病变的显示能力。

体部弥散加权成像 body diffusion weighted imaging

通过弥散加权成像获得体部组织不同方向上水分子的表观弥散系数和弥散加权影像,为体部疾病诊断提供影像对比和量化分析的一种磁共振成像技术。尤其对体部肿瘤性病变的诊断和鉴别诊断及分级具有独到优势。

磁共振体部灌注加权成像 magnetic resonance body perfusion weighted imaging

采用动态对比增强灌注成像,团注引入外源性顺磁性对比剂首次流过组织时将引起组织 T_1 弛豫率发生变化,采用时间分辨力足够高的快速 T_1 加权序列对目标组织连续多期成像,获取对比剂曲线下初始面积、转移和速度常数、渗透间隙分数和细胞膜体积分数等量化参数和生物标记的磁共振成像技术。用以反映血管密度、血管通透性、组织细胞分数和细胞膜体积等病理生理学相关信息。

胰胆管磁共振水成像 magnetic resonance cholangiopancreatography,MRCP

利用磁共振水成像技术对肝内胆管、胆总管、胆囊和胰管的静态液体进行胰胆管成像,不需要使用对比剂。

泌尿系磁共振水成像 magnetic resonance urography,MRU

利用磁共振水成像技术对肾盂、输尿管和膀胱的尿液进行尿路成像,不需要使用对比剂。

排泄性胆管磁共振成像 secretory magnetic resonance cholangiography,SMRC

采用肝脏容积加速采集成像技术在注射肝细胞特异性对比剂后的肝细胞排泄期成像。采集得到的原始数据通过影像后处理显示胆管结构的全貌。

排泄性尿路磁共振成像 secretory magnetic resonance urography,SMRU

在注射对比剂后的肾脏排泄期,利用三维快速梯度回波 T_1 加权序列进行采集,经影像后处理得到的尿路全程影像的磁共振成像技术。

腹部血管对比增强磁共振血管成像　abdominal vascular contrast enhanced magnetic resonance angiography

采用对比增强磁共振血管成像的方法,静脉内注射顺磁性对比剂,采用超快速的三维扰相梯度回波 T_1 加权序列的不同时间期相采集,分别获得腹部血管包括动脉、门静脉、腔静脉成像的技术。

非对比增强肾动脉成像　application of non-contrast-enhanced renal artery imaging

利用血液的流入增强效应,通过快速扰相 T_1 加权序列采集,成像容积及层面内的静止组织被反复激发处于饱和状态,从而抑制静脉的背景组织,成像容积之外的血液由于没有受到射频脉冲的饱和,显示出较高信号,与静止组织间形成较好对比,继而达到无需造影剂显示肾动脉的目的。

非对比增强门静脉成像　non-contrast enhanced portal vein imaging

成像原理基于流入增强效应,成像序列为三维稳态自由进动序列,成像过程依赖呼吸触发,并使用选择性翻转准备脉冲进行翻转,进行脂肪抑制,基于此,通过改变翻转脉冲的位置,可以显示门静脉。

非对比剂增强自旋回波磁共振血管成像　non-contrast enhanced spin echo magnetic resonance angiography

根据动脉血和静脉血在心脏收缩期和舒张期血流速度不同的特点,结合心电门控同步采集技术,在舒张期动静脉血液长 T_2 特征决定血管呈高信号,在收缩期静脉仍然是高信号,而动脉则由于流速增快产生流空呈现低信号,两者减影可以获得动脉影像的磁共振血管成像技术。

关节磁共振平扫　joint magnetic resonance plain scan

利用不同脉冲序列及参数调整和方位选择,多采用质子密度加权序列结合脂肪抑制序列,以抑制黄骨髓及软组织脂肪信号而突显病变组织,从而形成不同组织对比度,用以诊断疾病的磁共振检查。

关节磁共振增强扫描　joint contrast enhanced magnetic resonance scan

需要向被检者体内注射顺磁性对比剂的关节磁共振检查。利用对比剂缩短组织的 T_1 时间,改变正常组织与病变的对比度,加之采用特定的 T_1 加权脉冲序列结合脂肪抑制技术以突显关节病变组织的影像特征。

长骨磁共振平扫　long bone magnetic resonance plain scan

利用不同脉冲序列及参数调整和方位选择,由于大范围成像,多采用自旋回波结合幅度抑脂序列,以利于充分抑制黄骨髓及软组织脂肪信号而突显病变组织,从而形成不同组织对比度,用以诊断疾病的磁共振检查。

长骨磁共振增强扫描　long bone contrast enhanced magnetic resonance scan

需要向被检者体内注射顺磁性对比剂的四肢长骨磁振检查。利用对比剂缩短组织的 T_1 时间,改变正常组织与病变的对比度,加之采用特定的 T_1 加权脉冲序列结合脂肪抑制技术,多采用水脂分离技术以充分抑制脂肪,以突显四肢长骨及软组织病变组织的影像特征。

磁共振关节造影　magnetic resonance arthrography

将顺磁性对比剂稀释后注入关节腔后行磁共振成像以提高病变显像能力的磁共振成像技术。

半月板放射状磁共振成像　meniscal radial magnetic resonance imaging

以膝关节半月板中心点为中心进行二维放射状切面方向的成像技术。有利于从各个角度观察半月板形态,更精细地观察半月板撕裂情况。

髌骨关节动态磁共振成像　patellofemoral joint kinematic magnetic resonance imaging

在运动状态下,观察髌骨和股骨滑车沟对合关系的连续变化的动态磁共振成像技术。主要用于评价髌骨关系的不稳定(半脱位)。

全下肢磁共振成像　full lower extremity magnetic resonance imaging

应用磁共振全景矩阵成像技术,采用大视野分段采集成像后,结合影像拼接技术重建形成全下肢影像的磁共振成像技术。

下肢磁共振血管成像　lower extremity magnetic resonance angiography

采用磁共振血管成像技术,包括非对比增强磁共振血管成像技术和对比增强磁共振血管成像技术行下腹、大腿、小腿大视野分段采集血管影像,应用全景成像矩阵结合步进床技术及自动拼接技术等硬件和软件系统而形成全下肢磁共振血管影像。

高分辨率弥散成像　high resolution diffusion imaging,RESOLVE

是弥散加权读出方向阶段采集的平面回波序列优化方案,用以实现高分辨、减少畸变的弥散成像技术。它采用在 k 空间读出方向进行分段多次采集,能够明显减轻图像的伪影及模糊效应,并且支持并行采集技术,图像质量提升的同时大幅缩短扫描时间。

三维超短 TE 回波技术　3D ultra-short TE echo technology

超短回波时间序列可以探测普通序列所不能发现超短 T_2 弛豫组织信号如膜性结构(肺、脑膜、骨膜、生殖系统被膜等)和血管成像,同时其三维放射状 k 空间的采集方式使它不受生理运动影响,在自由呼吸状态下可以应用于全身各部位扫描。

2D 去金属伪影成像　2D metal removal artifact imaging

以快速自旋回波序列及短时反转恢复序列为基础,采用高带宽、可变反转角、层间编码伪影矫正等技术,明显提升金属内置物部位磁共振检查的软组织分辨率。

3D 去金属伪影成像　3D metal removal artifact imaging

采取矫正层间扭曲变形的层面编码金属伪影校正(SEMAC)技术及层内选择梯度相位重聚的可视角度倾斜(VAT)技术,可以对金属植入物进行去伪影成像。

生化参量图成像　biochemical parameter imaging

参量图成像中,容积内插三维梯度回波序列用于获得实时在线 T_1 参数图;多回波自旋回波序列,用于获得实时在线 T_2 参数图;三维多回波梯度回波序列,用于获得实时在线 T_2^* 参数图;且可以与并行采集技术兼容,实时在线生成 T_1、T_2 和 T_2^* 参数图。可以应用于全身关节。

4　对比剂

对比剂　contrast medium

注射(或口服)进入人体组织或器官从而增强靶组织或器官显影效果的物质。分为阳性对比剂和阴性对比剂。

阳性对比剂　positive contrast medium

密度高、比重大,原子序数高、X 射线衰减系数大的对比剂。表现为成像过程中增强组织密度或信号强度,影像图像上显示为白色。如医用硫酸钡、碘对比剂等。

阴性对比剂　negative contrast medium

密度低、比重小,原子序数低、X 射线衰减系数小的对比剂。表现为成像过程中降低组织密度或信号强度,影像图像上显示为黑色。如空气、超顺磁性纳米氧化铁等。

等渗对比剂　iso-osmolar contrast medium

对比剂渗透压与正常人体血浆渗透压相近,约为 300mmol/L。主要是非离子二聚体的对比剂。

高渗对比剂　hypertonic contrast medium

对比剂渗透压明显高于人体血浆渗透压。主要是离子单体的对比剂。

次高渗对比剂　secondary hypertonic contrast medium

对比剂渗透压低于高渗对比剂,并高于血浆渗透压。

医用硫酸钡 medical barium sulfate

主要成分是硫酸钡,难溶于水和脂质,口服后不会被胃肠道黏膜吸收,能在胃肠道黏膜表面较好地涂布,能吸收大部分 X 射线,与周围组织密度差异明显,从而反映胃肠道功能及解剖结构,并以原型从粪便中排出体外。

硫酸钡混悬液 barium sulfate suspension

硫酸钡和水混合形成的浓稠白色胶体状混悬液,适用于食管、胃、十二指肠、小肠、结肠的单、双对比造影检查。其中稀钡、稠钡对比剂分别为硫酸钡和水混合比例为 1:1 和(3~4):1 的胶体状混悬液。

胆道对比剂 biliary tract contrast medium

经一定方法进入胆道的对比剂,可显示胆道的功能解构。可分为口服胆道对比剂和静脉胆道对比剂两类,前者中常用的有碘番酸、碘酚酸、碘普酸钠和碘普酸钙等,后者中常用的为胆影葡胺。

碘对比剂 iodine contrast medium

碘对比剂是三碘苯环衍生物,可分为无机碘制剂、有机碘制剂与碘化油。无机碘制剂因不良反应多,临床已很少使用。有机碘制剂水溶性高,稳定性好,主要用于血管造影及血管内介入技术,经肾脏排泄。水溶性有机碘对比剂包括离子型与非离子型两类。碘化油含碘浓度为 40%,其黏稠度较高并不溶于水,主要用于显示腔道的形态结构。

单体对比剂 monomer contrast medium

只含有一个三碘苯环结构的对比剂称为单体对比剂,分为离子型与非离子型单体对比剂。

二聚体对比剂 dipolymer contrast medium

含有两个三碘苯环结构的对比剂称为二聚体对比剂,分为离子型与非离子型二聚体对比剂。其安全性较单体对比剂高。

离子型对比剂 ionic contrast medium

一种溶于水后能电离出阴离子和阳离子的对比剂。对比剂带有电荷,增加血浆蛋白的结合率。其渗透压大于正常人体血浆渗透压,化学毒性及副作用大于非离子型对比剂,常用的有泛影葡胺、复方泛影葡胺等。

非离子型对比剂 nonionic contrast medium

一种在水溶液中不能电离出阴离子和阳离子的对比剂,不带羧基,以分子状态存在。其渗透压接近于正常人体血浆渗透压,毒性明显低于离子型对比剂,常用的有碘帕醇、优维显、碘海醇等。

碘流率　iodine flow rate

碘对比剂注射时,单位时间内注射的碘含量。单位是 gI/s(每秒克碘)。碘流率 = 对比剂浓度 × 对比剂注射速率。

总碘量　total iodine

在一次检查中所注射碘对比剂中的碘总含量。总碘量 = 对比剂浓度 × 对比剂体积。

碘浓度　iodine concentration

在单位容积碘对比剂中的碘含量。常用单位是 mgI/ml。

碘过敏试验　iodine allergy test

患者在进行检查前的 1~2d,提前用碘对比剂观察是否发生过敏反映的试验,其常用方法主要有静脉注射法、口服法、结膜试验、皮内注射等。但应注意过敏试验结果只具有参考价值,阳性结果并不预示一定发生过敏反应及其严重程度,阴性结果也存在发生严重反应的可能性。

水化　hydration

指在使用碘对比剂前 6~12h 至使用后 24h 内,应用静脉补液或口服补液以提高预防对比剂肾病效果的方法。静脉内用药者推荐口服补液方式,注射对比剂前 4~6h 开始,持续到使用对比剂后 24h,口服清水或生理盐水,使用量 100ml/h。

磁共振成像对比剂　contrast medium in magnetic resonance imaging

指能够特异或非特异地改变组织的信号强度和弛豫时间,进而提高组织对比度的物质。

顺磁性对比剂　paramagnetic contrast medium

由顺磁性金属元素所组成,因其具有未成对的核外电子,当外加磁场存在时会被磁化,使组织 T_1 缩短,在 T_1WI 上显示高信号,利于病灶与组织的对比。常用的顺磁性物质包括镧系元素的钆、锰等。

超顺磁性对比剂　superparamagnetic contrast medium

由超顺磁性物质组成,其磁化强度介于顺磁性与铁磁性之间。超顺磁性物质造成了磁场的不均匀,产生了磁化率效应,降低了 T_2、T_2^* 时间,使受影响区域 T_2WI 信号降低,此对比剂以超顺磁性氧化铁颗粒为主。

铁磁性对比剂　ferromagnetic contrast medium

由铁磁性物质组成,其原子和晶体紧密排列。在一次磁化后,除去磁场仍可以具备磁性。能够使组织的 T_2、T_2^* 时间减少,从而使 T_2WI 信号降低,常用枸橼酸铁铵。

细胞外对比剂 extracellular contrast medium

对比剂经血管运送至全身的细胞外间隙,不进入细胞内,无组织特异性。现临床上广泛应用。

细胞内对比剂 intracellular contrast medium

能够特异性的与某一组织或器官结合的对比剂,主要由靶器官摄取和排泄,其他的器官无或仅少量的摄取和排泄,包括肝细胞特异性对比剂、淋巴结对比剂、血池对比剂等。

肝细胞特异性对比剂 hepatocyte specific contrast medium

当对比剂流经肝脏时,对比剂会被正常的肝细胞特异性的吸收而累积,主要用于肝脏肿瘤的检出,鉴别肿瘤是否来源于肝细胞。肝细胞特异性对比剂分为三类,分别为钆螯合物、锰螯合物、肝细胞受体性对比剂。

心肌特异性对比剂 myocardial specific contrast medium

可使坏死心肌显影的一种特殊分子结构的对比剂,对其他器官损伤的诊断也有意义。

网状内皮细胞性对比剂 reticuloendothelial cell contrast medium

静脉注射该对比剂后被肝、脾、淋巴结等网状内皮系统中的 Kupffer 细胞摄取,缩短 T_2 效应,而肿瘤不具 Kupffer 细胞,因此能够提高肿瘤的检出率。主要为超顺磁性氧化铁颗粒。

非特异性细胞外液对比剂 nonspecific extracellular fluid contrast medium

通过静脉注射非特异性分布于细胞外间隙,并由肾脏排泄的对比剂,目前应用最广泛地是钆喷酸葡胺,即 Gd-DTPA。

血池性对比剂 blood pool contrast medium

不易通过毛细血管基底部,可滞留在血管内较长时间的对比剂,适用于对比增强 MRA 和灌注加权成像。根据其成分和结构分为两种,即钆与大分子复合物、超小型超顺磁性氧化铁颗粒。

直接引入法 direct introduction

通过自然通道口引入对比剂至相应的器官,如胃肠道造影、子宫输卵管造影、逆行肾盂造影、瘘管造影和关节腔造影等。

间接引入法 indirect introduction

通过口服、静脉注入或静脉滴注引入对比剂,使其在人体内选择性地经过某一器官的生理性排泄作用,暂时停留在其通道内,使该器官得以显影的检查方法。包括静脉尿路造影、静脉胆系造影、口服碘番酸胆囊造影等。

碘中毒　iodine poisoning

【又称】**碘中毒性腮腺炎**　iodine mumps

是一种罕见的与使用碘对比剂有关的并发症,表现为腮腺的肿胀和触痛,可持续至检查后 10d。

对比剂肾病　contrast induced nephropathy

对比剂血管注射 3d 内,在排除其他原因的情况下,出现肾功能的急骤下降或在原有的基础上加重,判断标准为肌酐升高 ≥ 25% 或 44μmol/L。常用的造影剂一般均为高渗性,在体内以原型由肾小球滤过而不被肾小管吸收,脱水时该药在肾内浓度增高,可致肾损害而发生急性肾衰竭。

对比剂外渗　contrast medium extravasation

指在注射过程和注射后,对比剂外渗到注射部位的皮下组织,导致肿胀疼痛等,多发生于儿童、老年人、长期化疗患者。发生对比剂外渗,应及时回抽、密切观察并抬高患肢,24h 内用纱布冷敷(冰块)、50% 的硫酸镁外敷。

对比剂不良反应　contrast medium adverse reaction

注射对比剂后,部分患者会出现不良反应,其处理关键在于尽早识别、及时处理。按照程度可分为轻度、中度、重度;按照反应发生的时间可分为急性、迟发性、晚迟发性对比剂不良反应。

轻度对比剂不良反应　mild contrast medium adverse reaction

注射对比剂后出现出汗、麻疹、恶心、头晕、焦虑等轻度症状,只需观察确认症状缓解和没有进展,一般无需特殊处理。

中度对比剂不良反应　moderate contrast medium adverse reaction

注射对比剂后出现明显的症状和体征,出现心动过速或过缓、面部或喉头水肿、支气管痉挛、大面积的麻疹、严重呕吐等,必须及时进行对症治疗,监测生命体征。

重度对比剂不良反应　severe contrast medium adverse reaction

注射对比剂后出现严重的不良反应,血压过低、心脏骤停、意识丧失等,应立即抢救,密切监测生命体征。

对比剂过敏性休克　contrast medium anaphylactic shock

指机体注射对比剂后,在短时间内发生的一种严重的全身过敏性反应,若不及时处理可危及生命。

急性对比剂不良反应　acute contrast medium adverse reaction

指注射对比剂后 1h 内出现的全身不良反应。

迟发性对比剂不良反应　delayed contrast medium adverse reaction
指注射对比剂后 1h 至 1 周出现的全身不良反应。

晚迟发性对比剂不良反应　late delayed contrast medium adverse reaction
指注射对比剂 1 周后出现的全身不良反应。

钆沉积　gadolinium deposition
指钆对比剂进入体内后,在体内金属离子竞争下,少量钆从配合物中游离,沉积在骨骼系统及中枢神经系统等,颅内多见齿状核和苍白球沉积。

肾源性系统性纤维化　nephrogenic systemic fibrosis
一种发生在晚期肾衰竭患者身上的病症,与钆接触有关,表现为皮肤增厚、烧灼感和瘙痒感,并且在某些人身上表现为肌肉无力、骨痛和血凝块。

化学交换饱和转移　chemical exchange saturation transfer
是基于磁化传递技术及化学交换理论的一种磁共振成像方法,其原理是利用特定的偏共振饱和脉冲,对特定物质进行充分的预饱和,这种饱和通过化学交换进一步影响自由水的信号强度,因此通过检测水的信号可间接反映这种物质的信息。

酰胺质子成像　amide proton imaging
是一种反映检测组织内游离的蛋白质或多肽中酰胺质子浓度及环境变化的新型磁共振分子成像技术。

磁化传递　magnetization transfer
指结合水质子从射频脉冲获得能量后,将其传递给周围自由水质子的过程。

内源性对比剂　endogenous contrast agent
指体内的某些特定物质可通过化学交换饱和转移机制来提高图像对比度的物质。

外源性对比剂　exogenous contrast agent
指来自外部人为引入体内,从而增加靶器官与周围组织对比的物质。

分子影像探针　molecular imaging probe
指利用影像学方法观察活体状态下细胞乃至分子水平变化的功能性物质,能够进而对其生物学行为进行定性和定量研究,了解疾病的演变过程。

多模态成像　multimodal imaging
是整合多种分子影像技术优势,发展 PET、MRI、CT 等多种解剖及功能成像方法融合,获得不同模态图像的成像技术。

诊疗一体化　theranostic
是一种将疾病的诊断、监测与治疗相结合的生物医学技术。其相对于单一的诊断或治疗手段具有明显的优势,在患者分层、药物治疗过程实时监测、药物治疗效果反馈等方面均展现巨大潜力。

被动靶向　passive targeting

是利用特定组织、器官的生理结构特点,使药物在体内能够产生自然的分布差异,从而增加靶部位 / 非靶部位的药物水平比率。被动靶向多依赖于药物或其载体的尺寸效应,大于 200nm 的微粒则易被脾脏和肝脏的网状内皮系统吞噬。

主动靶向　active targeting

是指利用药物或其载体主动与靶标结合的能力,通过抗体、多肽、糖链、核酸适配体等配体 - 受体结合的生物特异性作用偶联到药物或其载体表面,来实现药物的精准传递。

EPR 效应　enhanced permeability and retention

即高通透性和滞留效应,其基于实体肿瘤与正常组织中微血管结构的不同:正常微血管内皮间隙致密、结构完整,而实体肿瘤组织中的新生血管较多且血管壁间隙较宽、结构完整性差,淋巴回流缺失。这种差异造成直径在 20nm 的纳米颗粒物质更易于聚集在肿瘤组织内部,从而实现靶向效果。

高压注射器　high pressure syringe

高压注射器是放射学诊疗系统中的辅助设备,基本功能是在确定时间内按要求将足够量的高浓度对比剂注入血管,形成高对比度图像,并可对病变部位进行诊断性造影与治疗。按液体驱动方式分为气压式和电动式两种基本类型。

双流多相位注射　dual flow multiphase injection technique

在一个注射阶段中,通过程序实现注射对比剂和生理盐水针筒两个针筒同时移动,临床上可以根据需要编制各种比率,输送所需容量的对比剂和生理盐水。双流多时相注射技术多用于克服常规冠状动脉 CT 造影右心效果不好的缺点,实现冠状动脉造影的同时,使心脏的左心和右心均显影,对分析左右心脏整体结构及功能改变有重要价值。

T_1 加权动态增强扫描　T_1 weighted dynamic enhanced scan,DCE

采用静脉团注对比剂后在短的时间内对某一组织器官或层面进行多次快速连续 T_1 加权扫描,通过分析对比剂在毛细血管床的分布及清除过程,一定程度上反映靶器官或组织的病理生理学特征。对病变的定性诊断及鉴别诊断有一定帮助。

动态增强曲线　dynamic enhanced curve

在注射对比剂前后,动态记录病变中对比剂进入和排出组织的动力学过程,获得病变兴趣区的时间 - 信号强度曲线,可了解病变血流灌注情况及其血流特征,为疾病的诊断提供可靠的依据。动态增强曲线可以用视觉评估的方法来评价,该方法简单实用。Ⅰ型曲线为流入型曲线(persistent),多为良性病变;Ⅱ型曲线为平台型强化曲线(plateau),可以是良性病变或恶性病变所致;Ⅲ型曲线为流出型曲线(wash out),多为恶性病变所致,另外一种方法是半定量方法。

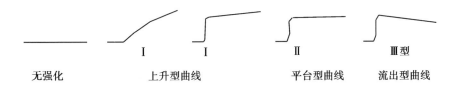

无强化 　　Ⅰ　Ⅰ 上升型曲线 　　Ⅱ 平台型曲线 　　Ⅲ型 流出型曲线

半定量动态增强　semiquantitative dynamic contrast enhanced

主要是根据时间 - 信号强度曲线对组织的强化特点进行描述,不涉及复杂的药代动力学模型和动脉输入函数,相对简单实用,对提高诊断的敏感性、良恶性肿瘤的鉴别诊断、肿瘤分级有较好价值。

曲线下面积　area under curve,AUC

整个时间密度或信号强度曲线下面积。

最大上升斜率　max slope

对比剂到达至峰值设为上升斜率。

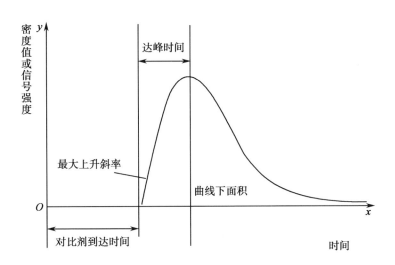

定量动态增强　quantitative dynamic contrast enhancement

通过静脉注射造影剂前中后过程中快速连续的 T_1 加权图像采集,采用多种药代动力学模型,定量分析微血管结构和功能的改变。目前最常用的模型是 Tofts 模型。

容积转移常数(K_{tran})是指对比剂从血管内渗透到血管外的细胞外间隙的速率，K_{tran}值越大代表血管的渗透性越高，肿瘤的恶性程度越高；

速率常数(k_{ep})是指对比剂从细胞外间隙回流到血管内的速率；

细胞外容积(V_e)是指细胞外间隙的对比剂的体积百分比，代表组织的坏死和组织细胞外间隙大小。

$k_{ep}=K_{tran}/V_e$。

K 边效应　K-edge effect

在 40keV 的相对低电压条件下，碘原子产生 X 吸收系数产生跳跃式突升，是低电子伏条件下强化效果增加的基础。

Lalli 效应　Lalli effect

患者的焦虑也可致对比剂注射后出现症状，称为 Lalli 效应。

Weber 效应　Weber effect

一种新的对比剂首次用于临床时，其不良反应有被过度报告的趋势，称为 Weber 效应。

5　影像存储与传输系统及人工智能软件

5.1　影像存储与传输系统

影像存储与传输系统　picture archiving and communication system，PACS

【又称】**影像归档与通信系统**　image archiving and communication system

与各种医学影像成像设备相连接，以数字化方式获取、压缩、存储归档、管理、传输、查询检索、显示浏览、处理、发布医学影像信息和相关病历资料的信息系统。

医学信息系统　medical information system，MIS

结合生物医学和卫生健康的科学理论与方法，应用信息技术解决医疗卫生和健康问题，为临床和管理决策提供支持的信息系统。

医院信息系统　hospital information system，HIS

【又称】**医院信息管理系统**　hospital information management system

利用电子计算机和通信设备，为医院所属各部门提供患者诊疗信息和行政管理信息的收集、存储、处理、提取和数据交换的能力，并满足授权用户的功能需求的信息系统。

放射信息系统 radiology information system,RIS

【又称】**放射信息管理系统** radiology information management system

放射信息系统是基于医院影像科室工作流程的任务执行过程管理的计算机信息系统,主要实现医学影像学检验工作流程的计算机网络化控制、管理和医学图文信息的共享,并在此基础上实现远程医疗。

影像后处理系统 image postprocessing system

对来自医学影像成像设备的医学影像数据展开医学影像的后处理、可视化、管理及辅助诊断的系统。

远程放射学系统 teleradiology system

将放射学影像[如 X 射线摄影、计算机体层成像(CT)和磁共振成像]从一个位置传输到另一个位置,以便与其他放射科医师和临床医生共享检查信息的系统。

医学影像信息系统 medical imaging information system,MIIS

以计算机和网络为基础,与各种影像成像设备相连接,利用海量存储和关系型数据库技术,以数字化方式收集、压缩、存储、管理、传输、检索查询、显示浏览、处理、发布、远程会诊医学影像信息;以计算机化的方式预约登记影像学检查、管理影像检查机房、初写报告、审核签发报告、发放胶片和诊断报告。以利用计算机辅助诊断结果的方式支持临床决策。同时与医院信息系统和电子病历系统集成的管理信息系统。

影像诊断报告系统 imaging diagnostic reporting system

用于放射科室,连接一台或者多台设备,一台存储服务器,挂接登记工作站和读片报告工作站,实现数字化保存病历报告和图像,打印图文报告,统计工作量和收入,实现办公自动化,管理科学化,科室内部无胶片化。

计算机辅助诊断系统 computer aided diagnostic system,CAD system

通过计算机对医学影像进行一系列的图像处理和分析,从而辅助医生发现病灶,是医学影像信息系统的一部分。

X 射线影像数字化处理系统 X-ray image digital processing system

采用专业的医学图像处理技术,具有丰富的 DR 图像后处理功能。遵循国际 DICOM3.0 图像标准,方便联入 PACS 系统。是一种用于 X 射线诊断的系统,可将 X 射线信号转化为数字信号。

医学信息 medical information

包括生物医学和卫生健康领域的各类数字化或者非数字化的信息,包括指令、数据、情报、知识等客观的信息。其形式可以是文字、声音、影像、数字、符号、手势、姿态、情景、状态、行为、实物等。

医学信息学　medicine informatics

【又称】**卫生信息学**　health informatics

研究生物医学信息、数据和知识，对其进行存储、检索并有效利用，以便在卫生管理、临床控制和知识分析过程中做出决策和解决问题的学科。

医学影像信息学　medical imaging informatics

研究医学影像数据、信息及知识的产生、处理、传输、归档存储、显示、通信、检索、标准并有效利用，辅助临床决策的一个医学信息学分支学科。

远程医学　telemedicine

使用远程通信技术和计算机多媒体技术提供医学信息和服务。

远程放射学　teleradiology

以网络传输方式实现在异地进行医学影像信息的阅读和分析、会诊和继续医学教育等目的的学科。

影像诊断报告工作站　imaging diagnostic and reporting workstation

影像诊断医师通过网络系统调阅患者当前的和历史的检查影像进行对比观察和诊断，并书写影像学检查报告的计算机。配置诊断级医用影像显示器及配套的符合医学数字成像和通信标准的显示驱动卡。

影像后处理工作站　image post-processing workstation

对医学影像进行后处理操作，作为影像诊断或科研过程的辅助和支持，为影像科医生提供病情诊断辅助工具。

放射医学影像工作站　radiology imaging workstation

【又称】**放射工作站**　radiology workstation

是医院影像设备连接的用于处理病历及图像信息的设备。

CT 医学影像工作站　CT medical imaging workstation

【又称】**CT 工作站、CT 医学诊断工作站、CT 影像工作站、CT 模拟工作站、CT 数字工作站**

针对 DICOM 和非 DICOM CT 设备的影像诊断工作站，集登记、图像传输或采集、阅片、报告于一体，并提供数据管理、备份、统计等功能的专业工作站模块。

DICOM 工作站　DICOM workstation

可与各种型号的 DICOM 影像设备（如 CT、核磁共振、X 线机、CR、DR、超声等）连接，接收、显示、处理、存储 DICOM 图像。

成像形式工作清单　imaging form worklist

提供时序安排信息到设备，提供给设备图像头文件的统计信息，便于申请单、旧的研究和接收图像的匹配。

工作流　workflow

工作流程的计算模型,能够完全自动执行的工作过程。即为实现某个业务目标,将工作流程中的工作前后组织在一起的逻辑和规则,在计算机中按某种预定规则和恰当的模型进行表示,并将文档、信息或任务在不同的执行者之间自动进行传递与执行。

医学数字成像和通信标准　digital imaging and communication in medicine, DICOM

由美国放射学院(American College of Radiology,ACR)和美国全国电气制造商协会(National Electrical Manufacturers Association,NEMA)联合推出的医学影像处理、储存、打印、传输方面的协定标准。以便整合不同厂商的医疗影像仪器、服务器、工作站、打印机和网络设备,建立医疗仪器和装备间联系、接收、交换影像及患者资料,是现代影像存储与传输系统(PACS)和医院信息系统(HIS)的重要前提条件。

通信协议　communication protocol

通信协议是指双方实体完成通信或服务所必须遵循的规则和约定。通过通信信道和设备互连起来的多个不同地理位置的数据通信系统,要使其能协同工作实现信息交换和资源共享,它们之间必须具有共同的语言。

临床影像发布服务器　clinical image publish server

向医院的临床科室发布影像存储与传输系统(PACS)中影像的服务器。实现临床科室的医生对影像的查询、检索与调阅。

医用诊断显示器　medical diagnostic display

通过专用的校正软件对显示器的输入和输出特性进行曲线校正,使之符合医学数字成像和通信标准(DICOM)灰阶标准显示函数与影像一致性,并用于医学影像诊断的显示器。

实体　entity

医学数字成像和通信标准(DICOM)中,表示一个或一类有相同特性的个体的应用对象。

应用实体　application entity,AE

医学数字成像和通信标准(DICOM)中,进行医学数字成像和通信的应用程序。

服务对象对　service object pair,SOP

医学数字成像和通信标准(DICOM)中,信息传递的基本功能单位。包括一个信息对象和一组医学数字成像和通信标准消息服务元素。

服务类用户　service class user,SCU

医学数字成像和通信标准(DICOM)应用实体在医学数字成像和通信连接中扮演的角色,在特定的连接中调用操作并执行通知。

服务类提供者　service class provider,SCP

医学数字成像和通信标准(DICOM)应用实体在医学数字成像和通信连接中扮演的角色,在特定的连接中执行操作并调用通知。

卫生信息交换标准　health level seven,HL7

标准化的卫生信息传输协议,是医疗领域不同应用之间电子传输的协议。HL7汇集了不同厂商用来设计应用软件之间接口的标准格式,它将允许各个医疗机构在异构系统之间进行数据交互。

数据中心　data center

以外包方式让许多网上公司存放它们设备(主要是网站)或数据的地方,是场地出租概念在因特网领域的延伸。在云端为客户提供服务器放置地点或提供服务器租用。有时也提供包括网络、安全、数据库等一些增值服务。

影像一致性表达　consistent presentation of image,CPI

在医疗信息系统集成规范中,保证影像在影像设备和各个医学信息系统的客户端中呈现的样式和形态是完全一致的集成模式。

在线存储　online storage

影像存储与传输系统(PACS)的影像数据信息一级存储方案,用于高速存储和实时调用常用的影像数据信息。

近线存储　nearline storage

影像存储与传输系统(PACS)的影像数据信息二级存储方案,用于存储和较快速调用常用的影像数据信息。

离线存储　offline storage

影像存储与传输系统(PACS)的影像数据信息三级存储方案,属于影像数据信息长期归档存储和备份存储的解决方案。对于用户需要重新调用、并且已经离线存储的历史影像数据信息,可在离线存储中查找影像数据,并回传到影像存储与传输系统的在线存储或近线存储中供用户调阅浏览使用。

电子病历　electronic medical record,EMR

【又称】基于计算机的患者记录　computer-based patient record,CPR

用电子设备(计算机、健康卡等)保存、管理、传输和重现的数字化的患者医疗记录,取代手写纸张病历。美国国立医学研究所定义为:EMR是基于一个特定系统的电子化患者记录,该系统提供用户访问完整准确的数据、警示、提示和临床决策支持系统的能力。

临床数据仓库　clinical data repository,CDR

基本数据信息包括患者信息列表、临床信息视图、就诊记录视图等。

5.2　人工智能软件

人工智能　artificial intelligence,AI

是研究、开发用于模拟、延伸和扩展人的智能的理论、方法、技术及应用系统的一门新的技术科学。人工智能是计算机科学的一个分支,它企图了解智能的实质,并生产出一种新的能以人类智能相似的方式做出反应的智能机器,该领域的研究包括机器人、语言识别、图像识别、自然语言处理和专家系统等。

通用人工智能　artificial general intelligence,AGI

计算机科学与技术专业用语,指机器获得人类水平的智能。

人机工程学　ergonomics

人机工程学是一门多学科的交叉学科,研究的核心问题是不同的作业中人、机器及环境三者间的协调,研究方法和评价手段涉及心理学、生理学、医学、人体测量学、美学、设计学和工程技术等多个领域,研究的目的则是通过各学科知识的应用,来指导工作器具、工作方式和工作环境的设计和改造,使得作业在效率、安全、健康、舒适等几个方面的特性得以提高。

人工智能辅助诊断技术　artificial intelligence assisted diagnosis

人工智能辅助诊断技术是指基于人工智能理论开发、经临床试验验证有效、对于临床决策具有重大影响(如影响患者治疗方案选择、决定是否进一步采取有创性医疗行为、是否明显增加患者医疗费用等)的计算机辅助诊断软件及临床决策支持系统。不包括具有人工智能功能的嵌入式临床诊断与治疗仪器设备。

信息技术　information technology,IT

【又称】信息和通信技术　information and communications technology,ICT

是用于管理和处理信息所采用的各种技术的总称。它主要是应用计算机科学和通信技术来设计、开发、安装和实施信息系统及应用软件。主要包括传感技术、计算机与智能技术、通信技术和控制技术。

算法　algorithm

指解决方案的准确而完整的描述,是一系列解决问题的清晰指令,算法代表着用系统的方法描述解决问题的策略机制。

回归算法　regression algorithm

是机器学习中最常见也是使用最广的一种算法,属于监督学习算法,回归算法主要有线性回归和逻辑回归两种。

聚类算法　clustering algorithm

无监督算法中最典型的代表就是聚类算法。聚类算法是机器学习中涉及对数据进行分组的一种算法。在给定的数据集当中,可以通过聚类算法将其分成一些不同的组。

降维算法　dimension reduction algorithm

将数据从高维降低到低维层次。降维算法的主要作用是压缩数据与提升机器学习其他算法的效率。通过降维算法,可以将具有几千个特征的数据压缩至若干个特征。降维算法的另一个好处是数据的可视化。降维算法的主要代表是 PCA 算法(即主成分分析算法)。

推荐算法　recommendation algorithm

推荐算法的主要特征就是可以自动向用户推荐他们最感兴趣的东西。

分水岭算法　watershed algorithm

是一种基于拓扑理论的数学形态学的分割方法,其基本思想是把图像看作是测地学上的拓扑地貌,图像中每一点像素的灰度值表示该点的海拔高度,每一个局部极小值及其影响区域称为集水盆,而集水盆的边界则形成分水岭。

区域生长算法　region growing algorithm

是一种影像分割技术。基本思想是以一定判别依据,将具有相似准则的像素合并起来构成区域。主要步骤是对每个需要分割的区域找出一个种子像素作为生长起点,然后根据一定的判别准则,将种子像素周围相似的像素进行判别,相似性较高的像素进行合并,如此就像种子一样发芽生长。

图割算法　graph cut algorithm

图像分割指图像分成各具特性的区域并提取出感兴趣目标的技术和过程,它是由图像处理到图像分析的关键步骤,是一种基本的计算机视觉技术。只有在图像分割的基础上才能对目标进行特征提取和参数测量,使得更高层的图像分析和理解成为可能。

水平集方法　level set method

是一种用于界面追踪和形状建模的数值技术。水平集方法的优点是可以在笛卡尔网格上对演化中的曲线曲面进行数值计算而不必对曲线曲面参数化,水平集方法的另一个优点是可以方便地追踪物体的拓扑结构改变。

稀疏编码算法　sparse coding algorithm

是一种无监督学习方法，它用来寻找一组"超完备"基向量来更高效地表示样本数据。稀疏编码算法的目的就是找到一组基向量，使得我们能将输入向量表示为这些基向量的线性组合。

阈值分割法　threshold segmentation

是一种最常用的并行区域技术，它是图像分割中应用数量最多的一类。阈值分割法是一种基于区域的图像分割技术，原理是把图像像素点分为若干类。

反向传播算法　back propagation algorithm

适合于多层神经元网络的一种学习算法，它建立在梯度下降法的基础上。反向传播（back propagatin，BP）网络的输入输出关系实质上是一种映射关系：一个 n 输入 m 输出的 BP 神经网络所完成的功能是从 n 维欧氏空间向 m 维欧氏空间中一有限域的连续映射，这一映射具有高度非线性。它的信息处理能力来源于简单非线性函数的多次复合，因此具有很强的函数复现能力。这是 BP 算法得以应用的基础。

大数据　big data

指无法在一定时间范围内用常规软件工具进行捕捉、管理和处理的数据集合，是需要新处理模式才能具有更强的决策力、洞察发现力和流程优化能力的海量、高增长率和多样化的信息资产。大数据的"5V"特点（IBM 提出）：volume（大量）、velocity（高速）、variety（多样）、value（低价值密度）、veracity（真实性）。

数据采样　data sampling

在离散的时间间隔中取得的信息数据，可以是数字数据，也可以是模拟数据。

数据标注　data annotation

是通过数据加工人员借助标记工具，对人工智能学习数据进行加工的一种行为。通常数据标注的类型包括图像标注、语音标注、文本标注、视频标注等种类。标记的基本形式有标注画框、3D 画框、文本转录、图像打点、目标物体轮廓线等。

数据预处理　data preprocessing

指在主要的处理以前对数据进行的一些处理。如对大部分地球物理面积性观测数据进行转换或增强处理之前，首先将不规则分布的测网经过插值转换为规则网的处理，以利于计算机的运算。另外，对于一些剖面测量数据，如地震资料预处理有垂直叠加、重排、加道头、编辑、重新取样、多路编辑等。

数据融合技术　data fusion

数据融合技术是指利用计算机对按时序获得的若干观测信息，在一定准则下加以自动分析、综合，以完成所需的决策和评估任务而进行的信息处理技术。

异常检测　anomaly detection

异常检测的假设是入侵者活动异常于正常主体的活动。根据这一理念建立主体正常活动的"活动简档"，将当前主体的活动状况与"活动简档"相比较，当违反其统计规律时，认为该活动可能是"入侵"行为。异常检测的难题在于如何建立"活动简档"以及如何设计统计算法，从而不把正常的操作作为"入侵"或忽略真正的"入侵"行为。

关联分析　association analysis

【又称】关联挖掘　association mining

在交易数据、关系数据或其他信息载体中，查找存在于项目集合或对象集合之间的频繁模式、关联、相关性或因果结构。或者说，关联分析是发现交易数据库中不同商品（项）之间的联系。

概念学习　concept learning

是人工智能和认知心理学中的学习理论最相关的一个学习分支，主要任务是判定所给定事物的属性或特性，并且正确地区分这些事物，将其划分到某一个范畴。

概念学习模型　concept learning model

是一个事先定义的范畴集合和一些有关例子是否落入给定范畴的判定。

图形处理器　graphics processing unit，GPU

【又称】显示核心 graphics cores，**视觉处理器** visual processor，**显示芯片** display chip

是一种做图像和图形相关运算工作的微处理器。GPU 使显卡减少了对 CPU 的依赖，并进行部分原本 CPU 的工作，尤其是在 3D 图形处理时 GPU 所采用的核心技术有硬件 T&L（几何转换和光照处理）、立方环境材质贴图和顶点混合、纹理压缩和凹凸映射贴图、双重纹理四像素 256 位渲染引擎等，而硬件 T&L 技术可以说是 GPU 的标志。

现场可编程门阵列　field-programmable gate array

是一种新型可编程逻辑器件，性能优良，应用于生物医学工程领域，可显著降低数字系统的开发成本。它不仅具有很高的速度和可靠性，而且具有用户可重复定义的逻辑功能，即具有可重复编程的特点。在生物医学工程领域，得益于现场可编程门阵列的发展，现代医学仪器设计用现场可编程门阵列取代中小规模芯片做逻辑控制，在医学信号采集与处理、图像获取与处理、便携式医学仪器设计等方面得到了应用。

卷积神经网络 convolutional neural network，CNN

【又称】平移不变人工神经网络 shift-invariant artificial neural networks，SIANN

是一类包含卷积计算且具有深度结构的前馈神经网络，是深度学习的代表算法之一。卷积神经网络具有表征学习能力，能够按其阶层结构对输入信息进行平移不变分类。

深度卷积生成对抗网络 deep convolutional generative adversarial network，DCGAN

是具有某些架构约束的对抗网络。使用生成模型和判别模型，从物体物件到场景图像，学习到一种层次的表征。使用学习到的特征实现新任务——阐明它们可以用于生成图像的表征。无监督地学习表征，用于有监督学习。

卷积层 convolutional layer

卷积神经网络中每层卷积层由若干卷积单元组成，每个卷积单元的参数都是通过反向传播算法最佳化得到的。卷积运算的目的是提取输入的不同特征，第一层卷积层可能只能提取一些低级的特征如边缘、线条和角等层级，更深层的网络能从低级特征中迭代提取更复杂的特征。

深度神经网络 deep neural network，DNN

是一种判别模型，具备至少一个隐层的神经网络，可以使用反向传播算法进行训练。权重更新可以使用进行随机梯度下降法求解。

深度信念网络 deep belief network，DBN

神经网络的一种。既可以用于非监督学习，类似于一个自编码机；也可以用于监督学习，作为分类器来使用。从非监督学习来讲，其目的是尽可能地保留原始特征的特点，同时降低特征的维度。从监督学习来讲，其目的在于使得分类错误率尽可能地减小。

循环神经网络 recurrent neural network，RNN

是一类以序列数据为输入，在序列的演进方向进行递归且所有节点(循环单元)按链式连接的递归神经网络。循环神经网络具有记忆性、参数共享并且图灵完备，因此在对序列的非线性特征进行学习时具有一定优势。

人工神经网络 artificial neural network，ANN

从信息处理角度对人脑神经元网络进行抽象，建立某种简单模型，按不同的连接方式组成不同的网络。

生成式对抗网络 generative adversarial network，GAN

是一种深度学习模型，是近年来复杂分布上无监督学习最具前景的方法之一。

模型通过框架中(至少)两个模块:生成模型和判别模型的互相博弈学习产生相当好的输出。

前馈神经网络　feedforward neural network,FNN

是人工神经网络的一种。前馈神经网络采用一种单向多层结构。其中每一层包含若干个神经元。在此种神经网络中,各神经元可以接收前一层神经元的信号,并产生输出到下一层。

量子化神经网络　quantized neural network

是由量子物理学与数学、计算机科学、信息科学、认知科学、复杂性科学等多学科交叉而形成的一个全新的研究领域,量子神经网络是传统神经计算系统的自然进化,它充分利用量子计算的巨大威力,提升神经计算的信息处理能力。

递归神经网络　recursive neural network

是具有树状阶层结构且网络节点按其连接顺序对输入信息进行递归的人工神经网络,是深度学习算法之一。递归神经网络可以引入门控机制以学习长距离依赖。递归神经网络具有可变的拓扑结构且权重共享,被用于包含结构关系的机器学习任务。

决策树　decision tree

在已知各种情况发生概率的基础上,通过构成决策树来求取净现值的期望值大于等于零的概率,评价项目风险,判断其可行性的决策分析方法,是直观运用概率分析的一种图解法。由于这种决策分支画成图形很像一棵树的枝干,故称决策树。在机器学习中,决策树是一个预测模型,代表的是对象属性与对象值之间的一种映射关系。

多模态诊断体系　multimodal diagnosis system

涉及一种多模态智能分析方法及系统,病情描述为多模态数据,该方法用于根据病情描述进行诊断导航和诊断决策。

混淆矩阵　confusion matrix

【又称】误差矩阵　error matrix

是表示精度评价的一种标准格式,用 n 行 n 列的矩阵形式来表示,具体评价指标有总体精度、制图精度、用户精度等,这些精度指标从不同的侧面反映了图像分类的精度。

在人工智能中,混淆矩阵是可视化工具,特别用于监督学习,在无监督学习一般称为匹配矩阵。在图像精度评价中,主要用于比较分类结果和实际测得值,可以把分类结果的精度显示在一个混淆矩阵里面。混淆矩阵是通过将每个实测像元的位置和分类与分类图像中的相应位置和分类相比较计算的。

机器学习　machine learning

机器学习是一门多领域交叉学科,涉及概率论、统计学、逼近论、凸分析、算法复杂度理论等多门学科。专门研究计算机怎样模拟或实现人类的学习行为,以获取新的知识或技能,重新组织已有的知识结构使之不断改善自身的性能。

它是人工智能的核心,是使计算机具有智能的根本途径。

深度学习　deep learning

指机器通过由层叠信息层组成的人工神经网络来自动模拟人类思维模式。

强化学习　reinforcement learning

是机器学习的方式和方法论之一,用于描述和解决智能体在与环境的交互过程中通过学习策略以达成回报最大化或实现特定目标的问题。

监督学习　supervised learning

利用一组已知类别的样本调整分类器的参数,使其达到所要求性能的过程。是从标记的训练数据来推断一个功能的机器学习任务。

无监督学习　unsupervised learning

根据类别未知(没有被标记)的训练样本解决模式识别中的各种问题。无监督主要有三种:聚类、离散点检测和降维。

半监督学习　semi-supervised learning

是监督学习与无监督学习相结合的一种学习方法。半监督学习使用大量的未标记数据,以及同时使用标记数据,来进行模式识别工作。

迁移学习　transfer learning

是通过从已学习的相关任务中转移知识来改进学习的新任务。在小数据集上可提取更复杂有效的影像特征,具有较强的特征可解释性。

集成学习　ensemble learning

通过构建并结合多个学习器来完成学习任务。如何产生"好而不同"的个体学习器,是集成学习研究的核心。集成学习的思路是通过合并多个模型来提升机器学习性能。

特征学习　featur learning

【又称】表征学习　representative learning

将原始数据转换为能够被机器学习来有效开发的一种形式。它避免了手动提取特征的麻烦,允许计算机学习使用特征的同时,也学习如何提取特征。

归纳学习　induction learning

是应用归纳推理进行学习的一种方法。根据归纳学习有无教师指导,可把它分为示例学习及观察与发现学习。前者属于有师学习,后者属于无师学习。

归纳偏好　inductive bias

机器学习算法在学习过程中对某种类型假设的偏好。

类比学习　learning by analogy

通过类比,即通过对相似事物进行比较所进行的一种学习。类比学习的基础是类比推理。所谓类比推理,就是指由新情况与记忆中的已知情况在某些方面类似,从而推出它们在其他方面也相似。

度量学习　metric learning

【又称】相似度学习　similarity learning

在一些算法中需要依赖给定的度量。这里计算的度量,就是比较样本点与中心点的相似度。度量学习在模式识别领域,尤其是在图像识别这方面,在比较两张图片是否是相同的物体,就通过比较两张图片的相似度,相似度大可能性就高。

多模态机器学习　multimodal machine learning,MMML

通过机器学习的方法实现处理和理解多源模态信息的能力。

规则学习　rule learning

美国心理学家加涅提出的最高层次的学习。认为规则或原理是由两个或更多个概念连锁构成,该学习就是形成两个或多个概念的连锁。

数据挖掘　data mining

检查数据集以发现和挖掘可以进一步使用的数据模式。

数据科学　data science

一个跨学科领域,结合了统计学、信息科学和计算机科学的科学方法、系统和过程,通过结构化或非结构化数据提供对现象的洞察。

影像组学　radiomics

【又称】放射组学

影像组学是一个新兴的概念,2012 年由荷兰学者 Philippe Lambin 首次提出。其定义是借助计算机软件,从医学影像图像中挖掘海量的定量影像特征,使用统计学和 / 或机器学习的方法筛选最有价值的影像组学特征,用以解析临床信息、疾病的分类或分级、疗效评估和预后预测等。自其概念提出后,影像组学得到了迅猛的发展,在临床抉择中的指导价值也受到越来越广泛的重视。

影像基因组学　radio genomics

将疾病影像数据和基因组数据整合,并挖掘两者之间的联系,从而发现能够反映基因多态或表达的影像特征,在此基础上建立基于影像特征的非侵入式疾病诊断方法。

特征提取　feature extraction

是计算机视觉和图像处理中的一个概念。指的是使用计算机提取图像信息，决定每个图像的点是否属于一个图像特征。特征提取的结果被称为特征描述或特征向量，是把图像上的点分为不同的子集，这些子集往往属于孤立的点、连续的曲线或连续的区域，常用的图像特征有颜色特征、纹理特征、形状特征、空间关系特征。

特征选择　feature selection

【又称】特征子集选择　feature subset selection，**属性选择**　attribute selection

是从原始特征中选择出一些最有效特征以降低数据集维度的过程，是提高学习算法性能的一个重要手段，也是模式识别中关键的数据预处理步骤。

目标提取　target extraction

指单幅图像或序列图像中将感兴趣的目标与背景分割开来，从图像中识别和解译有意义的物体实体而提取不同的图像特征的操作。

支持向量机　support vector machine，SVM

是一类按监督学习方式对数据进行二元分类的广义线性分类器，其决策边界是对学习样本求解的最大边距超平面。SVM 算法是一种学习机制，旨在改善传统神经网络学习方法的理论弱点。

半监督支持向量机　semi-supervised support vector machine，S3VM

在众多的半监督学习方法中，半监督支持向量机是非常流行的一个，它基于聚类假设，试图通过探索未标记数据来规范、调整决策边界。

随机森林　random forest

在机器学习中，随机森林是一个包含多个决策树的分类器，并且其输出的类别是由个别树输出的类别的众数而定。

支持向量机模型　support vector machine model

从影像大数据原始像素出发，提取高维手工设计特征并进行特征选择，构建影像特征与临床问题的分类模型。

卷积神经网络模型　convolutional neural network model

在影像大数据的原始像素的基础上，该模型可自主挖掘与临床问题相关的影像组学特征，构建影像特征与临床问题的分类模型。

建立模型法　modeling method

人们为了研究物理问题的方便和探讨物理事物的本身而对研究对象所作的一

种简化描述,是以观察和实验为基础,采用理想化的办法所创造的,能再现事物本质和内在特性的一种简化模型。

可视化建模　visual modeling

是利用围绕现实想法组织模型的一种思考问题的方法。建模促进了对需求更好的理解、更清晰的设计、更加容易维护的系统。可视化建模就是以图形的方式描述所开发的系统的过程。

自编码器　autoencoder,AE

是一种能够通过无监督学习,学到输入数据高效表示的人工神经网络。

图像降噪　image denoising

是图像处理中的专业术语。现实中的数字图像在数字化和传输过程中常受到成像设备与外部环境噪声干扰等影响,称为含噪图像或噪声图像。减少数字图像中噪声的过程称为图像降噪。

图像分割　image segmentation

是把图像分成若干个特定的、具有独特性质的区域并提出感兴趣目标的技术和过程。它是由图像处理到图像分析的关键步骤。

特征降维　feature reduction

是一个从初始高维特征集合中选出低维特征集合,以便根据一定的评估准则最优化缩小特征空间的过程,通常是机器学习的预处理步骤。高维度特征包含海量信息,需特征降维以剔除无关信息获取关键信息。

灰度矩阵　gray matrix

是一种通过研究灰度的空间相关特性来描述纹理的常用方法。由于纹理是由灰度分布在空间位置上反复出现而形成的,因而在图像空间中相隔某距离的两像素之间会存在一定的灰度关系,即图像中灰度的空间相关特性。

熵　entropy

熵是图像所具有的信息量的度量,纹理信息也属于图像的信息,是一个随机性的度量,当共生矩阵中所有元素有最大的随机性、空间共生矩阵中所有值几乎相等时,共生矩阵中元素分散分布时,熵较大。它表示了图像中纹理的非均匀程度或复杂程度。

信息熵　information entropy

在传播中是指信息的不确定性,一则高信息度的信息熵是很低的,低信息度的熵则高。具体说来,凡是导致随机事件集合的肯定性、组织性、法则性或有序性等增加或减少的活动过程,都可以用信息熵的改变量这个统一的标尺来度量。

聚类分析　cluster analysis

是一组将研究对象分为相对同质的群组的统计分析技术。是将物理或抽象对象的集合分组为由类似的对象组成的多个类的分析过程。聚类分析的目标就是在相似的基础上收集数据来分类。

纹理分析　texture analysis

指通过一定的图像处理技术提取出纹理特征参数,从而获得纹理的定量或定性描述的处理过程。纹理分析方法按其性质而言,可分为 4 大类:统计分析方法、结构分析方法、信号处理方法和模型方法。

纹理特征　texture feature

纹理特征影像提取分为提取灰度图像、灰度级量化、计算特征值、纹理特征影像的生成四部分。

纹理特征影像生成的主要思想是:用每一个小窗口形成的子影像,通过纹理特征计算程序计算小窗口影像灰度共生矩阵和纹理特征值,然后将代表这个窗口纹理特征值赋值给窗口的中心点,这就完成了第一小窗口的纹理特征计算。然后窗口被移动一个像素形成另外一个小的窗口影像,再重复计算新共生矩阵和纹理特征值。依次类推,这样整个图像就会形成一个由纹理特征值做成的一个纹理特征值矩阵,然后将这个纹理特征值矩阵转换成纹理特征影像。

独立分量分析　independent component analysis,ICA

是 20 世纪 90 年代发展起来的一种新的信号处理技术。基本的独立分量分析是指从多个源信号的线性混合信号中分离出源信号的技术。

主成分分析　principal component analysis,PCA

是目前为止最流行的降维算法。它首先找到接近数据集分布的超平面,然后将所有的数据都投影到这个超平面上。

小波分析　wavelet analysis

是时间(空间)频率的局部化分析,它通过伸缩平移运算对信号(函数)逐步进行多尺度细化,最终达到高频处时间细分,低频处频率细分,能自动适应时频信号分析的要求,从而可聚焦到信号的任意细节。

小波变换　wavelet transform,WT

是一种新的变换分析方法,它继承和发展了短时傅里叶变换局部化的思想,同时又克服了窗口大小不随频率变化等缺点,能够提供一个随频率改变的"时间 - 频率"窗口,是进行信号时频分析和处理的理想工具。

医学图像分析　medical image analysis

指综合医学影像、数学建模、数字图像处理与分析、人工智能和数值算法等学科的交叉领域。

特征提取与量化　feature extraction and qualification

特征提取及量化是指使用计算机提取图像中属于特征性的信息并对其进行统计及量化的方法及过程。在机器学习、模式识别和图像处理中，特征提取从初始的一组测量数据开始，并建立旨在提供信息和非冗余的派生值（特征），从而促进后续的学习和泛化步骤，并且在某些情况下带来更好的可解释性。

肿瘤分割　tumor segmentation

一般需要医生先进行勾画，然后可以用机器学习的方法进行半自动或全自动的分工，这些分割都可以提取相关的影像组学特征，可以用人工智能的方法来建模分析。

激活函数　activation function

是在人工神经网络的神经元上运行的函数，负责将神经元的输入映射到输出端。

编码矩阵　code matrix

数字遥控系统中译码器的一个组成部分。由双稳态触发器和编码开关组成。编码矩阵的用途是将指令（操作键的位置）变换成电信号。

矩阵数据分析法　matrix data analysis chart

矩阵图上各元素间的关系用数据定量化表示，能更准确地整理和分析结果。数据矩阵分析法是唯一一种利用数据分析问题的方法，但其结果仍要以图形表示。它是一种定量分析问题的方法。

分类器　classifier

是数据挖掘中对样本进行分类的方法的统称，包含决策树、逻辑回归、朴素贝叶斯、神经网络等算法。

生成器　generator

是一次生成一个值的特殊类型函数。可以将其视为可恢复函数。

聚类集成方法　clustering ensemble

通过综合使用基聚类成员的不同版本来实现无监督的分类任务。集成技术主要通过两个步骤实现，一是产生高质量的基聚类成员集体，二是设计高效的共识策略。

鲁棒性　robust

所谓"鲁棒性"，是指控制系统在一定（结构，大小）的参数摄动下，维持其他某些性能的特性。根据对性能的不同定义，可分为稳定鲁棒性和性能鲁棒性。它是在异常和危险情况下系统生存的关键。

鲁棒控制　robust control

如何设计一个固定的控制器，使具有不确定性的对象满足控制品质，就是鲁棒控制。

时间维度　time dimension

以时间作为描述、表达变量的度量尺度。大多医疗数据都是具有时间性、持续性的，如心电图、胎动思维图均属于时间维度内的数据变化图谱。当前医学图像信息处理领域会引入时间维度来对医学图像进行处理，加入时间维度后数据就多了一维。

盲源分离　blind source separation，BSS

【又称】**盲信号分离　blind signal separation**

指在信号的理论模型和源信号无法精确获知的情况下，如何从混叠信号（观测信号）中分离出各源信号的过程。盲源分离和盲辨识是盲信号处理的两大类型。盲源分离的目的是求得源信号的最佳估计，盲辨识的目的是求得传输通道的混合矩阵。

边缘检测　edge detection

是图像处理和计算机视觉中的基本问题，边缘检测的目的是标识数字图像中亮度变化明显的点。

稀疏表示　sparse representation

稀疏表示的目的就是在给定的超完备字典中用尽可能少的元素来表示信号，可以获得信号更为简洁的表示方式，从而使我们更容易地获取信号中所蕴含的信息，更方便进一步对信号进行加工处理，如压缩、编码等。

稀疏连接　sparse connectivity

受神经科学中每个细胞只对一个视觉区域内极小的一部分敏感，而对其他部分则可以视而不见的现象启发，稀疏连接成为卷积神经网络的一种重要思想，以帮助改进机器学习系统。

稀疏矩阵　sparse matrix

在矩阵中，若数值为 0 的元素数目远远多于非 0 元素的数目，并且非 0 元素分布没有规律时，则称该矩阵为稀疏矩阵。

稠密矩阵　dense matrix

在矩阵中，若数值为非 0 的元素数目远远多于 0 元素的数目，并且 0 元素分布没有规律时，则称该矩阵为稠密矩阵。

稠密度　density

在矩阵中,定义非零元素的总数比上矩阵所有元素的总数为矩阵的稠密度。

机器视觉　machine vision

是人工智能正在快速发展的一个分支。机器视觉就是用机器代替人眼来做测量和判断。机器视觉系统是通过机器视觉产品将被摄取目标转换成图像信号,传送给专用的图像处理系统,得到被摄目标的形态信息,根据像素分布和亮度、颜色等信息,转变成数字化信号,图像系统对这些信号进行各种运算来抽取目标的特征,进而根据判别的结果来控制现场的设备动作。

第2篇
各系统影像相关用语

1　总　论

萎缩　atrophy

已发育正常的细胞、组织或器官的体积缩小；萎缩时细胞合成代谢降低，能量需求减少，原有功能下降。

生理性萎缩　physiological atrophy

在生理情况下，机体中细胞、组织或器官随着年龄的变化而发生的萎缩现象。

病理性萎缩　pathological atrophy

由多种发生原因导致机体中细胞、组织或器官的萎缩现象，根据发生原因可分为营养不良性萎缩、压迫性萎缩、失用性萎缩、去神经性萎缩、内分泌性萎缩、老化和损伤性萎缩等。

肥大　hypertrophy

由于功能增加，合成代谢旺盛，使细胞、组织或器官体积增大。

增生　hyperplasia

细胞有丝分裂活跃而导致组织或器官内细胞数目增多的现象。

缺血　ischemia

局部细胞组织的动脉血液供应不足。

变性　degeneration

细胞可逆性损伤的形态学变化。

水肿　edema

过多液体积聚在组织间隙，致使组织肿胀的现象。

透明变　hyaline degeneration

【又称】玻璃样变

指细胞内或间质中出现半透明状蛋白质蓄积。

病理性钙化　pathological calcification

指骨和牙齿之外的组织中固态钙盐沉积。

钙化灶　calcification focus

影像上中边缘清楚的、类似于骨质的高密度影，一般为斑点状或斑块状，多见为结核病灶痊愈后形成。

糜烂　erosion

指皮肤、黏膜等浅表的组织缺损。

溃疡　ulcer

指皮肤、黏膜等较深的组织缺损。

窦道　sinus

指组织坏死后形成的只开口于皮肤黏膜表面的深在性盲管。

瘘管　fistula

指连接两个内脏器官或从内脏器官通向体表的通道样缺损。

包裹　encapsulation

指如坏死组织等太大,肉芽组织难以向中心部完全长入或吸收,则由周围增生的肉芽组织将其包围。

纤维化　fibrosis

慢性炎症或增殖性病变的修复愈合过程中,成纤维细胞逐渐增多,实质细胞减少,持续进展可导致器官组织结构破坏和功能减退乃至衰竭的现象。

淤血　congestion

【又称】静脉性充血

局部组织或器官静脉血液回流受阻,血液淤积于小静脉和毛细血管内,导致血量增加。

积液　hydrops

漏出液积聚在浆膜腔时称为积液。

血栓　thrombus

在活体内心脏和血管内血液或其中某些有形成分凝集形成的固体质块。

栓塞　embolism

在循环血液中出现的不溶于血液的异常物质,随血流运行阻塞血管腔的现象。

肿块　mass

细胞异常增殖在机体局部所形成的肿块。

乳头状　papillary

表面局部组织高度增生,向外过度生长形成乳头,乳头呈圆形或椭圆形的形状。

绒毛状　villous

表面细小的突起,密集分布呈丝绒样的形状。

息肉状 polypoid

其表面长出赘生物的形状。

结节状 nodular

机体内局限性、实质性的较小的形状。

分叶状 lobular

具有小叶状起伏的轮廓边缘的形状。

浸润性 infiltrating

指组织向相邻组织渗透,界限不清的性质。

溃疡状 ulcerative

组织表面较深缺损的形状。

囊状 cystic

如同"口袋"状,边界稍清晰的形状。

占位效应 mass effect

正常组织被异常组织替代所形成的局限性病变,其导致周围邻近组织结构的改变。

2 中枢神经系统

2.1 影像解剖及基本病变用语

2.1.1 影像解剖用语

脑膜 meninges

脑和脊髓都由3层被膜包裹,从外向内依次为硬脑膜、蛛网膜和软脑膜。这些被膜对脑和脊髓具有保护和支持作用,并通过被膜的血管使脑和脊髓得到营养。

蛛网膜颗粒 arachnoid granulations

脑蛛网膜在硬脑膜静脉窦内形成许多绒毛状凸起,脑脊液通过这些颗粒渗入硬脑膜窦内,回流入静脉。

蝶鞍 sella turcica

位于颅中窝的中央部,包括前床突、交叉前沟、鞍结节、垂体窝、鞍背和后床突,形似马鞍,其前后径为11~12mm,鞍底横径为14~15mm,深度为6~9mm。蝶鞍的中部凹陷为垂体窝,窝的前方隆起为鞍结节,鞍结节两侧的小骨突为前床突,鞍结节前方的浅沟称交叉前沟,沟对的两侧有视神经管及前床突;窝的后方为鞍背,其两侧角向上突起为后床突。

鞍上池　suprasellar cistern

位于蝶鞍上方,是交叉池、脚间池或桥池在轴位扫描时的共同显影。由于体位和扫描基线不同,CT 图像上可呈六角形、五角星或四角星等。

脑桥小脑角池　cistern of pontocerebellar angle

【又称】桥池侧突

为桥池向外侧的延续。其前外侧界为颞骨岩部内侧面,后界是小脑中脚和小脑半球,内侧界是脑桥基底部下分和延髓上外侧部,内有面神经、前庭蜗神经、小脑前下动脉、迷路动脉通过。

脑神经　cranial nerve

【又称】颅神经

与脑相连的神经。共 12 对,主要支配头面部器官的感觉和运动。分别是嗅神经、视神经、动眼神经、滑车神经、三叉神经、外展神经、面神经、听神经、舌咽神经、迷走神经、副神经和舌下神经。

脑干　brain stem

位于脊髓和间脑之间的神经结构。自下而上由延髓、脑桥、中脑三部分组成,是中枢神经系统的一部分,内含端脑、间脑与小脑、脊髓间的信息通道,具有多方面重要功能。

大脑脚　cerebral peduncle

位于中脑导水管周围灰质(中央灰质)腹侧的脑组织。构成中脑的大部分,为一对纵行柱状隆起,包括被盖和脚底基底部,后二者被黑质分隔。

顶盖　tectum

【又称】四叠体

中脑背侧部的组织。由顶盖前区、一对上丘和一对下丘组成。上丘和下丘合称四叠体。

被盖　tegmentum

位于中脑导水管周围灰质的腹侧与黑质之间的脑组织。内有脑神经核及脑神

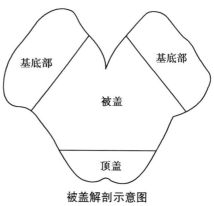

被盖解剖示意图

经根丝、中继核团、网状结构和上、下行纤维束等结构。

小脑　cerebellum

位于颅后窝,延髓和脑桥的后上方,大脑枕叶的下方,借大脑横裂及小脑幕与大脑分隔。主要功能是维持机体平衡、控制姿势、协调骨骼肌随意运动。

小脑中脚　middle cerebellar peduncle

【又称】脑桥臂　brachium pontis

由脑桥横纤维(脑桥小脑纤维)行向后外汇集而成入小脑。

大脑皮质　cerebral cortex

【又称】大脑皮层

大脑半球表面的灰质部分。由大量的神经细胞以一定的层次排列构成,是高级神经活动的物质基础。根据进化发生,将其分为原皮质、旧皮质和新皮质。

胼胝体　corpus callosum

由连合两半球新皮质纤维构成的脑结构。分为嘴、膝、体和压部。

丘脑　thalamus

【又称】背侧丘脑　dorsal thalamus

间脑的最大组成部分。呈前后径长的椭圆形,位于第三脑室的两侧,借丘脑间粘合相连,为全身感觉信息(除视、听觉外)向大脑皮质传递的最后中继站。

海马及海马结构　hippocampus and hippocampal formation

【又称】阿蒙角　cornu ammonis,CA

位于侧脑室下角底的一个长约5cm的隆起,前端膨大,有几条浅沟,形似海马,由海马旁回的皮质沿海马沟向内卷起而成,属原皮质;海马结构包括海马、齿状回、下托复合体和内嗅区,属原皮质,其功能与学习和记忆有关。

边缘叶　limbic lobe

在半球的内侧面,可见环绕胼胝体周围和侧脑室下角底壁的结构,包括隔区(即胼胝体下区和终板旁回)、扣带回、海马旁回、海马和齿状回等,加上岛叶前部、颞极共同构成边缘叶。

半卵圆中心　centrum semiovale

为大脑半球中心呈半卵圆形的白质区,主要由胼胝体的辐射纤维及经内囊的投射纤维等组成。在半球上部横切面上是半卵圆形,故有此名。

放射冠 corona radiata

【又称】辐射冠

指由内囊到大脑皮质间的放射状纤维白质,不同功能的各种投射纤维在其间的空间排列规律目前尚不完全清楚。由于放射冠纤维排列较分散,此处的梗死常表现为局限的神经系统症状。

基底核 basal nucleus

【又称】基底节 basal ganglion

位于近大脑半球底部的白质中,是大脑半球深部最大的核团,它由纹状体(corpus striatum)、屏状核(claustrum)和杏仁体(amygdaloid body)所组成。纹状体包括尾状核(caudate nucleus)和豆状核(lenticular nucleus)。而豆状核又分为壳核(putamen)和苍白球(globus pallidus)。尾状核在头端和腹侧部与壳核连接,两者合称为新纹状体,苍白球被称为旧纹状体。

内囊 internal capsule

位于背侧丘脑、尾状核和豆状核之间,有大脑皮质与脑干、脊髓联系的神经纤维通过,通往大脑皮质的运动神经纤维和感觉神经纤维,均经内囊向上呈扇形放射状分布。

外囊 external capsule

位于屏状核与壳核之间的薄层白质纤维板,背侧与内囊相连。皮质的传出纤维可能有一部分经外囊下行。

最外囊 extreme capsule

位于屏状核与脑岛皮质之间的薄层白质,与岛盖部白质相融合。

深部白质 deep white matter

位于脑室周围白质与皮质下白质之间的白质,脑深部白质的血流主要来源于长髓质动脉。

脑室旁白质 juxta ventricular white matter

距离侧脑室 3mm 内的白质,虽然该区域轴索髓鞘形成完好,但轴索疏松、脑脊液漏出、室管膜水分相对增多时,表现为 T_2 加权像高信号。

脑室周围白质 periventricular white matter

距离侧脑室 3~13mm 的白质,该部位病变主要由大血管的粥样硬化斑块或小血管玻璃样变造成分水岭区低灌注所致。

皮质下白质 juxtacortical white matter

距离皮质 4mm 内的白质,皮质下弓形纤维由短皮质动脉和长髓质动脉分支供血,双重供血使其不易受损,故缺血改变明显少于皮质下深部白质。

脑室　ventricle
位于大脑深部的四个腔,包括成对的侧脑室、第三脑室和第四脑室,它们相互连接,表面覆盖室管膜,腔中充满脑脊液。

蛛网膜下腔　subarachnoid space,SAS
蛛网膜与软脑膜之间的间隙。

脑沟　sulcus
脑回皱褶之间充满脑脊液的腔隙。

脑池　cerebral cistern
蛛网膜下腔局部扩张形成脑池。

前循环　anterior circulation
来源于颈内动脉,主要分支包括大脑前动脉、大脑中动脉、前交通动脉,供应大脑半球前 2/3 和部分间脑。

后循环　posterior circulation
来源于椎动脉及基底动脉,主要分支包括小脑后下动脉、小脑前下动脉、小脑上动脉、大脑后动脉,供应大脑半球后 1/3 及部分间脑、脑干和小脑。

浅静脉系统　superficial venous system
主要包括大脑上静脉、大脑下静脉、大脑中静脉。

深静脉系统　deep venous system
脉络丛静脉和丘纹静脉在室间孔后上缘汇合成大脑内静脉,向后至松果体后方,与对侧大脑内静脉汇合成一条大脑大静脉(Galen 静脉),向后注入直窦。

中线结构　the midline structures
包括大脑连合、透明隔、鼻与嗅脑、脑垂体和下丘脑。

2.1.2　基本病变用语

血管源性水肿　vasogenic edema
是血脑屏障损害的结果,主要发生在脑白质,呈手指状分布,常见于脑肿瘤、出血、炎性病变及脑外伤等。脑水肿以结合水增多为主,自由水增多为辅,在 T_1WI 上表现为低信号,T_2WI 上为高信号。

间质性脑水肿　interstitial edema
是由于脑脊液生成增加和 / 或回流通路受阻,在脑室内积聚过多,使脑室内压升高以至脑室管膜通透性增加甚至破裂溢入间质引起间质性脑水肿,常分布于侧脑室周围的脑白质内。

细胞毒性水肿　cytotoxic edema
各种原因导致的细胞能量代谢障碍引起的细胞肿胀,在灰质中更显著。

脑肿胀　brain swelling
主要表现为局部或弥漫性脑回增粗、脑沟变浅或闭塞的征象。

血管周围间隙　perivascular Virchow-Robin spaces,PVRs
软脑膜是脑膜的最内层,覆盖大脑表面,并相对紧密地附着在皮质上;软脑膜沿穿通血管内陷形成血管周围间隙。其形成一个复杂的脑实质内网络,分布于整个大脑,连接脑凸、基底池和脑室系统,可能在为脑代谢产物提供引流途径和维持正常颅内压方面发挥重要作用。

沃勒变性　Wallerian degeneration,WaD
一侧近端的神经元胞体或轴索损伤后,引起同侧远端的轴突及其髓鞘的顺行性变性,常见于脑外伤、脑梗死、脱髓鞘疾病或手术切除后。皮质脊髓束是最常见的、可见的脑受累部位,于 $T_2WI/FLAIR$ 上呈暂时或永久性高信号改变。在慢性 WaD 中,破坏性病变(如大面积脑梗死)导致的同侧中脑和脑桥体积变小。

钙化　calcification
细胞或组织内钙盐的沉积现象,分为非病理性钙化和病理性钙化。非病理性钙化如松果体钙化、大脑镰钙化等;病理性钙化如肿瘤性钙化、炎性钙化、寄生虫性钙化等。

脑出血　intracerebral hemorrhage,ICH
因脑实质内血管破裂出血引起的一种急性脑血管病。常见病因包括高血压、动脉硬化症、脑动静脉畸形、脑动脉瘤等,是急性脑血管病中最严重的类型之一。

脑软化　brain softening
指脑组织坏死后分解液化的过程,即液化坏死。多见于脑梗死和脑出血晚期。

脑萎缩　brain atrophy
各种原因引起的脑体积缩小,脑重量减轻,脑回变窄,脑沟增宽增深,脑室和蛛网膜下腔扩大的病理现象。显微镜下神经元减少。

微出血　cerebral microbleeds,CMBs
代表血管周围含铁血黄素的巨噬细胞集合。其出现预示着具有潜在出血倾向的微血管病变的早期出血。有多种病因,包括创伤、感染、血管病变和转移等。

2.2　常见疾病及征象用语

2.2.1　肿瘤

脑膜尾征　dural tail sign

脑膜瘤常引起邻近硬脑膜反应性非肿瘤性增厚,增强扫描后,肿块邻近的增厚硬脑膜呈窄带状强化,随着远离肿瘤而逐渐变细,即"脑膜尾征",常见于脑膜瘤,也可见于其他累及硬脑膜的病变,如多形性黄色星形细胞瘤、转移瘤等。

白质塌陷征　collapsed white matter syndrome

指肿瘤位于颅骨内板下,突向脑皮质,皮质下呈指状突出的脑白质受压变平,与颅骨内板间的距离增大,常见于脑膜瘤。

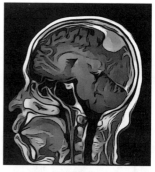

脑膜尾征

伪足征 / 蘑菇征　pseudopodium sign/mushroom sign

肿瘤脑浸润的征象,肿瘤边缘不规则,边界不清,肿瘤边缘指状突起时称"伪足征",肿瘤侵犯半球呈蘑菇伞状,称"蘑菇征"。

8 字征 / 雪人征　figure of eight/snowman sign

垂体腺瘤通过鞍膈向上生长时,由于受到鞍膈的限制而形成对称的切迹。

冰激凌蛋卷征　ice cream cone sign

听神经瘤一端呈锥形,伸入同侧扩大的内耳道内,另一端膨大,位于桥小脑脚池内,形似冰激凌。

梅克尔腔眨眼征　winking Meckel cave sign

正常梅克尔(Meckel)腔常充满脑脊液,于 T_2WI 上呈高信号,当一侧发生病变,腔内被软组织填充时,与正常侧的腔内高信号形成鲜明对比,称为"Meckel 腔眨眼征",常见于三叉神经鞘瘤。

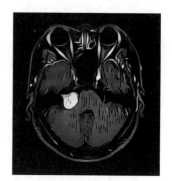

冰激凌蛋卷征

靶征　target sign

丛状神经纤维瘤在 T_2WI 上呈高信号,中间可见圆形胶原低信号,增强后也可在强化的肿瘤束内见低信号影,称为"靶征",但不具有特异性。

胡椒盐征 salt and pepper sign

副神经节瘤血管丰富，以 T_2WI 平扫看，"胡椒"指高流速血管呈流空低信号，"盐"指亚急性期出血呈点状高信号，因此典型者可形成"胡椒盐征"。

爪征 claw sign

常见于拉客氏囊肿，增强扫描后，囊肿边缘可见受压垂体的强化高信号。

爆米花征 popcorn ball sign

见于海绵状血管畸形，因病灶内有不同时期的出血，所以病灶于 T_1WI/T_2WI 上呈混杂信号，似"爆米花"。

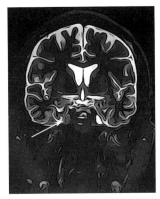

Meckel 腔眨眼征

笔尖样狭窄 nib-like stenosis

松果体区的生殖细胞瘤常推压正常的松果体，肿瘤向前沿三脑室侧壁浸润性生长，可以使三脑室后部呈"笔尖样"狭窄，尖端向后。

杯口样狭窄 cup-like stenosis

松果体母细胞瘤直接破坏松果体正常结构而不是推压，同时常推压三脑室，使三脑室呈"杯口样"狭窄。

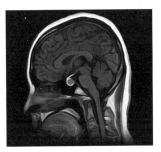

爪征

蛋壳样钙化 eggshell calcification

颅咽管瘤的主要特点，为肿瘤囊变后厚壁钙化形成，是占发病率半数以上的造釉细胞型颅咽管瘤的主要表现。少数肿瘤可见囊内壁结节"爆米花样"钙化。

花环样强化 wreath-like enhancement

胶质母细胞瘤恶性程度高，信号混杂，可伴有出血、坏死和囊变，增强扫描后呈不规则厚壁"花环"样强化或"蜂房"样强化。

握拳样强化 / 团块样强化 fist-like enhancement/massive enhancement

原发性中枢神经系统淋巴瘤增强扫描后多呈"握拳样"或"团块样"的明显强化，并可见肿瘤的边缘呈"月晕样"改变。

蜂窝样强化 / 颗粒样强化 honeycomb-like enhancement/granular enhancement

软骨瘤的典型特征是轻到中度"蜂窝样"强化。

脊索瘤多呈轻到中度不均匀强化，强化方式多样，可为"蜂窝样"或"颗粒样"，也可仅为斑片状强化。

皂泡样改变 soap bubble changes

室管膜下瘤及中枢神经细胞瘤信号常不均匀,肿瘤内可有多发囊变区,T_2WI可表现为"皂泡样"改变。增强扫描后室管膜下瘤不强化或呈轻微斑块样强化,中枢神经细胞瘤表现为中度至明显强化。

纹状病灶 striated lesion

小脑发育不良性神经节细胞瘤的特征性表现,病灶位于小脑半球,T_1WI呈条纹状相间的等、低信号或层状排列结构,T_2WI呈条纹状相间的等、高信号,表现为在高信号区域里可见低信号的条纹状结构。

星形细胞瘤 astrocytoma

由星形胶质细胞组成的胶质瘤,可发生在中枢神经系统的任何部位,呈浸润性生长,无明显边界,多数不限于一个脑叶。

松果体实质肿瘤 pineal parenchymal tumors,PPTs

松果体实质肿瘤是由松果体细胞或其前体细胞分化而来的原发性神经元肿瘤。松果体实质肿瘤根据是否存在有丝分裂和神经丝染色分为三级,分别为松果体细胞瘤(pineocytoma)、中分化松果体实质肿瘤(pineal parenchymal tumor of intermediate differentiation,PPTID)和松果体母细胞瘤(pineoblastoma)。

生殖细胞肿瘤 germ cell tumor,GCT

一般认为,颅内生殖细胞肿瘤与发生在性腺的男性精原细胞瘤或女性无性细胞瘤相同,WHO 病理分类将颅内生殖细胞肿瘤分为 6 个亚型:生殖细胞瘤(germinoma)、畸胎瘤(teratoma)、内胚窦瘤(endodermal sinus tumor)[又名卵黄囊瘤(yolk sac tumor)]、绒毛膜上皮癌(chorionic epithelioma)、胚胎癌(embryonal carcinoma)、混合性生殖细胞瘤(mixed germ cell tumor)。颅内生殖细胞肿瘤绝大多数在中线附近,如鞍上和松果体区、基底节及丘脑,少数可发生在侧脑室、第三脑室、大脑半球、小脑半球或脑干等。

脑膜瘤 meningioma

起源于蛛网膜帽状细胞,50% 位于上矢状窦旁,另大脑凸面,大脑镰旁者多见,其次为蝶骨嵴、鞍结节、嗅沟、小脑脑桥角与小脑幕等部位。脑膜瘤呈球形生长,与脑组织边界清楚,常见的脑膜瘤有以下各型:内皮型、成纤维型、砂粒型、血管型、混合型(移行型)、恶性脑膜瘤、脑膜肉瘤。

神经鞘瘤 schwannoma

【又称】施万细胞瘤

神经鞘瘤是一种良性的、缓慢生长的包膜型肿瘤。神经鞘瘤起源于施旺细胞,来源于胚胎神经嵴的前体细胞。神经鞘瘤可沿着任何周围神经或第Ⅲ·Ⅻ脑神经生长,由于嗅神经和视神经无神经鞘,故不形成神经鞘瘤。脊髓神经鞘瘤比颅内神经鞘瘤更常见。其他神经鞘瘤见 3.2.2、3.2.3、3.2.6、7.2.3 及 7.2.5 项下。

中枢神经系统淋巴瘤 central nervous system lymphoma

中枢神经系统淋巴瘤包括原发性中枢神经系统淋巴瘤和全身淋巴瘤侵入中枢神经系统的继发性淋巴瘤。原发性中枢神经系统淋巴瘤绝大多数为弥漫性大 B 细胞淋巴瘤。2016 年世界卫生组织将原发性中枢神经系统淋巴瘤分为 5 类:中枢神经系统弥漫性大 B 细胞淋巴瘤、免疫缺陷相关性中枢神经系统淋巴瘤、血管内大 B 细胞淋巴瘤、其他罕见中枢神经系统淋巴瘤、硬脑膜黏膜相关淋巴组织淋巴瘤。

垂体瘤 pituitary adenoma

垂体腺瘤是较常见的颅内肿瘤,起源于蝶鞍内的腺垂体,根据大体形态可分为微腺瘤(直径 <1.0cm)、大腺瘤(直径 >1.0cm)和巨大腺瘤(直径 >3.0cm);根据分泌功能可分为泌乳素细胞腺瘤、生长激素细胞腺瘤、促肾上腺皮质激素细胞腺瘤、促甲状腺素细胞腺瘤、促性腺激素腺瘤、多分泌功能细胞腺瘤和无内分泌功能细胞腺瘤。

2.2.2 非创伤性脑出血及脑血管病

1. 自发性脑实质出血

T_2 暗化效应 T_2 blackout effect

由于 T_2WI 低信号,造成 DWI 低信号,多见于出血性病变。

T_2 透射效应 T_2 shine-through

DWI 图像,如果 b 值过小,易受 T_2 加权的影响,产生 T_2 "透射"效应。

远隔小脑出血 remote cerebellar hemorrhage,RCH

术后患者自发性后颅窝脑实质出血,多发生于幕上开颅术数小时后。可能是由于脑脊液血容量减低伴小脑下移或"下垂",桥接的小脑幕静脉断裂或阻塞,从而导致小脑表面出血伴有或不伴有出血性坏死。

斑马征 zebra sign

见于远隔小脑出血,NECT 显示小脑表面交替的条状高密度影(出血)和低密度影(水肿),同"斑马纹"。

点征 spot sign

增强扫描后,血肿中可见点状强化影,可伴有造影剂外溢,常提示活动性出血。

黑点晕染　blooming black dots/black dots

T_2^*（GRE,SWI）序列上显示的点状低信号,像黑点晕染开来,最常见于脑微出血。

2. 蛛网膜下腔出血及动脉瘤

动脉瘤性蛛网膜下腔出血　aneurysmal subarachnoid hemorrhage,aSAH

血液外渗至蛛网膜和软脑膜之间,典型位置见于基底池、外侧裂和大脑前纵裂,通常由动脉瘤破裂引起。

中脑周围非动脉瘤性蛛网膜下腔出血　perimesencephalic nonaneurysmal SAH,pnSAH

是一种临床良性 SAH 亚型,出血局限于中脑周围,多见于桥前池、环池及脚间池。其病因尚不清楚,可能由静脉破裂导致。

凸面蛛网膜下腔出血　convexal SAH

蛛网膜下腔出血局限于脑凸面的脑沟,通常只有一个沟受到影响。病因包括皮质静脉阻塞、淀粉样血管病、血管炎和可逆性脑血管收缩综合征。

表浅性含铁血黄素沉积　superficial siderosis,SS

由于慢性、反复蛛网膜下腔出血导致柔脑膜表面含铁血黄素沉积。

Terson 综合征　Terson syndrome,TS

继发于蛛网膜下腔出血,可能由于颅内压迅速升高导致眼内出血。

囊状动脉瘤　saccular aneurysm,SA

【又称】"浆果状"动脉瘤　"berry"aneurysm

根据其囊状(浆果状)的形态进行定义,是一种后天形成性病变,发生于血流动力学应力最大的脑动脉分叉处,多见于前循环。大多数 SAs 缺乏正常颅内动脉的内弹性层和肌层,容易破裂。

梭形动脉瘤　fusiform aneurysm,FAs

是一种局灶性扩张,累及血管的整个圆周,多见于椎基底动脉("后")循环。

血泡样动脉瘤　blood blister-like aneurysm,BBA

是一种少见但可能致命的颅内假性动脉瘤亚型。BBA 通常较小、宽基底的半球突起,多发生在颅内动脉的非分支部位(最常见的是颈内动脉床突上段)。

"脏的"脑脊液　"dirty"CSF

急性蛛网膜下腔出血时,T_1WI 上,脑池内不是脑脊液信号,而是显得很"脏"。

"亮的"脑脊液　"bright"CSF

FLAIR 脑脊液高信号是一种非特异性的影像学表现,可发生在出血、脑膜炎、脑膜转移、高氧、卒中和钆对比(血脑屏障渗漏或慢性肾功能衰竭),也可能是由流动干扰和技术伪影造成的。

前哨性头痛　sentinel headache

部分患者在出现明显的 SAH 前几天或 2 周会出现"前哨性头痛",这种头痛是突然的、剧烈的、持续的,可能与动脉瘤破裂前的轻微出血有关。

平行"轨道样"T_2^* 低信号　parallel "track-like" hypointensities on T_2^*

见于皮质表浅性含铁血黄素沉积中,含铁血黄素沉积在脑沟中,于 T_2^*(GRE,SWI)上呈低信号,呈典型的双线性"轨道样"外观。

3. 脑血管畸形

伴动静脉分流的脑血管畸形　CVMs with arteriovenous shunting

介入神经放射学家和神经外科医生多将脑血管畸形按功能分为伴动静脉分流的脑血管畸形和不伴动静脉分流的脑血管畸形。伴动静脉分流的脑血管畸形多倾向接受血管内介入治疗。

不伴动静脉分流的脑血管畸形　CVMs without arteriovenous shunting

不伴动静脉分流的脑血管畸形包括发育性静脉畸形、毛细血管扩张和海绵状血管畸形,多接受手术治疗或不治疗。

动静脉畸形　arteriovenous malformation,AVM

是一种紧密排列的、缠结在一起的异常动静脉,二者之间没有毛细血管床,可分为三部分:供血动脉、中心血管巢及引流静脉。AVM 大多数是实质病变,也被称为"软脑膜动静脉畸形"。

动静脉血管巢　AVM nidus

是动静脉畸形的核心部分,由一组紧密缠绕的异常动脉和静脉组成,二者之间无毛细血管床,无正常脑实质。

"巢内动脉瘤"　intranidal aneurysm

动静脉血管巢内的小动脉瘤。

脑增殖性血管病　cerebral proliferative angiopathy,CPA

由多个小的供血动脉和大量的引流静脉组成,没有主要的供血血管或血管巢。脑增殖性血管病在异常血管之间含有正常的脑组织。

硬脑膜动静脉窦　dural AV fistula

【又称】硬脑膜动静脉分流

由脑膜动脉及硬脑膜静脉窦壁内小静脉组成的小网状、裂隙状的血管分流。

颈动脉 - 海绵窦瘘　carotid-cavernous fistula，CCF

是一种特殊的、发生在海绵窦的动静脉分流，被划分为两组："直接型"和"间接型"。

直接型颈动脉 - 海绵窦瘘　direct CCFs

是一种高流量病变，它是由颈内动脉海绵窦段破裂血流直接进入海绵窦而引起的。

间接型颈动脉 - 海绵窦瘘　indirect CCFs

是血流缓慢、低压的病变，表现为颈内动脉海绵窦段硬膜分支与海绵窦之间形成的动静脉畸形。

软脑膜动静脉瘘　pial AV fistula

软脑膜血管畸形伴动静脉直接分流，无毛细血管床或血管巢参与。

Galen 静脉动脉瘤样畸形　vein of Galen aneurysmal malformation，AGAM

深部脉络膜动脉和胚胎期 Markowski 前脑中间静脉之间的动静脉瘘。

永存镰状窦　embryonic falcine sinus

镰状窦是胎儿期颅内正常的静脉窦，为大脑大静脉与上矢状窦后部之间的硬脑膜静脉通道，由两层硬脑膜构成。镰状窦正常情况下出生后即关闭，如果持续存在至出生后，称为永存镰状窦。

伴动静脉畸形的 Galen 静脉动脉瘤样扩张　vein of Galen aneurysmal dilatation associated with an AVM，VGAD

丘脑动静脉畸形（AVM）伴深静脉引流可导致 Galen 静脉继发性扩张，多见于高输出性充血性心力衰竭患儿。

发育性静脉异常　developmental venous anomaly，DVA

是由血管源性成熟静脉成分构成的、伞状的、先天性脑血管畸形。扩张的、薄壁静脉位于正常脑实质内。

颅骨膜血窦　sinus pericranii

颅骨内、外静脉循环的异常交通。

脑海绵状血管畸形　cerebral cavernous malformation，CCMs

是良性的畸形血管错构瘤。其特征是反复的病灶内出血，不包含正常的脑实质。

脑毛细血管扩张　brain capillary telangiectasia，BCT

脑毛细血管扩张症是类似毛细血管的、扩大的、薄壁血管的集合，血管被正常的脑实质包围和分隔。

毛刷样强化 brush-like enhancement pattern

见于脑毛细血管扩张,增强扫描后,病灶呈轻度"毛刷样"强化。

蠕虫窝样 bag of worms

动静脉畸形的血管团互相缠绕,形似"蠕虫窝"。

蜂巢状血管流空影 honeycomb of flow voids

大多数动静脉畸形为高流量病变,在 T_1WI、T_2WI 上,互相缠绕的血管流空影呈"蜂巢状"。

海蛇头征 Medusa head

【又称】倒置的雨伞征 upside-down umbrella

发育性静脉异常是由血管源性成熟静脉成分构成的先天性脑血管畸形,曲张的髓质静脉似海蛇头或倒置的雨伞。

4. 动脉性脑卒中

脑小血管病 small vessel disease

动脉硬化常导致微血管病变,小动脉最易受累,故动脉硬化也被称为小血管疾病,病灶多位于皮质下和大脑深部白质,是脑老年性改变和血管危险因素的指标之一。影像学表现包括多发腔隙灶、缺血性脑白质病变、血管周围间隙扩张、新发皮层下小梗死、脑微出血和脑萎缩。

腔隙灶 lacunar infarcts

指充满脑脊液的、大小 3~15mm 的小腔隙,最常见于基底节或脑白质,常被偶然发现,患者无明确神经系统症状。

隐源性脑卒中 cryptogenic stroke

卒中患者无明确血管危险因素,多见于中青年人。

梗死核心区 ischemic core

当颅内大血管突然闭塞时,脑血流量(CBF)急剧下降,受累脑实质中心 $CBF<6~8cm^3/(100g \cdot min)$,即为梗死核心区,该区域的神经元功能为不可逆性损伤。

缺血半暗带 ischemic penumbra

梗死核心区周围的脑实质 CBF 从 $60cm^3/(100g \cdot min)$ 下降至 $10~20cm^3/(100g \cdot min)$,该区域脑组织缺血但尚未到梗死地步,在生理学上处于"危险"地带,属于潜在的、可抢救的组织。

脑梗死 cerebral infarction

Frank 细胞死亡伴随着神经元、胶质细胞或两者的丢失。

脑缺血　cerebral ischemia
尽管脑血流量不足以维持正常的细胞功能,但受影响的脑组织仍然存活。

圆点征　dot sign
大脑中动脉(MCA)分支在外侧裂闭塞时显示出"圆点状"高密度影。

大脑中动脉高密度征　hyperdense MCA sign/dense MCA sign
急性血栓栓塞时,大脑中动脉走行区见条状密度增高影。

灰白质界限模糊征　blurred effaced gray-white matter borders
急性缺血性脑卒中患者血管阻塞 3h 内,受累血管分布区脑组织水肿,故灰质 - 白质边界不清,显得"模糊"。

岛带征　insular ribbon sign
脑岛脑回肿胀、邻近脑沟变窄甚至消失,灰白质分界模糊。

基底节消失征　disappearing basal ganglia sign
基底节密度减低,基底节正常结构显示不清。

脑沟消失　cortical sulcal effacement
脑回肿胀,挤压邻近脑沟,脑沟内脑脊液密度 / 信号消失。

交叉性小脑失联络　crossed cerebellar diaschisis
一侧大脑中动脉(MCA)发生梗阻时,导致对侧小脑血流灌注不足、脑血流量(CBF)减少,见于 15%~20% 患者。

血管截断征　vessel cut-off sign
血管闭塞,数字减影血管造影(DSA)检查时对比剂无法通过受累血管的梗阻部位,其远端血管不显影,血管呈突然"截断"的征象。

轨道征　tram-track appearance
血栓位于血管管腔内,血栓周围可有对比剂通过,呈"轨道"样改变。

脑高灌注综合征　cerebral hyperperfusion syndrome,CHS

【又称】奢侈灌注,颈动脉内膜切除术后高灌注
是一种罕见但具有潜在破坏性的疾病,即脑血流显著增加,远远超过正常脑组织代谢需求。

模糊效应　fogging effect
亚急性期脑梗死区域与正常脑组织相比为高密度,而随后 1~2 周,脑梗死区域短暂性转变为等密度,无法与正常脑组织区别,称为模糊效应。

出血性转化　hemorrhagic transformation, HT

在缺血性脑梗死发作后 2~7d,有 20%~25% 的病例会发生出血性转化,因为缺血损伤的血管内皮细胞变得"渗漏"、血脑屏障通透性增加,当再灌注建立时,无论是自溶的还是组织纤溶酶原激活剂治疗后,红细胞会通过受损的血管壁渗出,从而导致脑实质出血。

满天星征　star field pattern

脑脂肪栓塞时,于弥散加权成像(DWI)上表现为多发的、微小点状的、扩散受限信号,位于多个血管分布区域,像"满天星"一样。

年龄相关性脑改变　normal aging brain

可发生于脑的任何部位、任何年龄,脑内的改变,如脑室扩大、脑沟增宽、基底节钙化、胼胝体变薄、血管周围间隙扩张等,是正常的年龄相关性改变,不能作为脑小血管疾病的评判标准,并且这些改变不会影响正常的脑网络组图。

静止性脑梗死　silent stroke

MR 显示梗死信号,但患者无明显神经功能缺损,然而这些患者比正常人更易患脑卒中。

分水岭梗死　watershed infarcts

【又称】交界区梗死　border zone infarcts

是发生在两个非吻合的远端动脉分布交界处的缺血性病变,包括外(皮质)分水岭梗死和内(深部白质)分水岭梗死。

外分水岭区　external watershed zones

【又称】皮质分水岭区　cortical watershed zones

两个主要的外分水岭区位于额叶皮质(大脑前动脉和大脑中动脉之间)和顶枕皮质(大脑中动脉和大脑后动脉之间)。靠近大脑半球顶部居中的皮质下白质也被认为是外分水岭区的一部分。

内分水岭区　internal watershed zones

【又称】深部白质分水岭区　deep watershed zones

为穿支动脉(如豆纹动脉、髓质白质穿通动脉和前脉络膜分支)和颅内大血管(大脑前动脉、大脑中动脉和大脑后动脉)之间连接的区域。

缺血缺氧损伤　hypoxic-ischemic injury, HII

是新生儿所有脑损伤中最具破坏性的损伤之一,急性临床表现为缺血缺氧性脑病,死亡或严重的终身神经功能缺陷是常见的。轻度至中度缺血缺氧损伤,损伤主要表现在分水岭区域及大脑皮质,而基底节、丘脑、脑干和小脑不受影响;重度缺血缺氧损伤,损伤是全脑性的。

脑皮质层状坏死 cortical laminar necrosis,CLN

一个或多个脑皮质层的局灶性或弥漫性坏死。此病变可出现在各种原因引起的严重脑缺血缺氧后,如缺氧、脑梗死、肾上腺危象、渗透性脱髓鞘综合征、溶血性贫血、阳桃中毒、氰化物中毒、癫痫持续状态、线粒体脑肌病、婴儿颅内压增高、严重脑外伤和低血糖等。脑皮质层状坏死在 CT 平扫表现为脑回状高密度,沿脑表面曲线状走行,大多分布在脑沟两侧;MRI 表现为 T_1WI 上脑回状高信号。

Percheron 动脉脑梗死 artery of Percheron infarction

Percheron 动脉是一种血管变异,其中一个较大的中脑穿通动脉起源于大脑后动脉(PCA)的 P1 段,供应中脑和双侧丘脑内侧。

V 形高信号 V-shaped hyperintensity

Percheron 动脉梗死时,大脑脚内侧与中脑喙形成一个 V 形,于 $T_2WI/FLAIR$ 上呈高信号。

基底动脉尖梗死 top of the basilar infarction

基底动脉远端血栓形成,血栓通常阻塞大脑后动脉近端及供应中脑喙和丘脑血流的穿支动脉远端。双侧枕叶常梗死。根据血栓向下累及范围,脑桥穿支和小脑上动脉分布区域也可能受到影响。

基底动脉致密征 dense basilar artery sign

基底动脉血栓形成时,于 NECT 上,基底动脉走行区呈高密度影。

5. 静脉性脑卒中

大脑静脉血栓形成 cerebral venous thrombosis,CVT

硬膜静脉窦、浅静脉(皮质静脉)和深静脉血栓形成统称为大脑静脉血栓形成。

硬膜窦血栓形成 dural sinus thrombosis,DST

为一个或多个颅内静脉窦的血栓性阻塞,可单独发生,也可以合并皮质和/或深静脉闭塞,横窦是最常见的硬膜静脉窦血栓形成,其次是上矢状窦。好发于口服避孕药和怀孕或产褥期妇女。

表浅大脑静脉血栓形成 superficial cerebral vein thrombosis,SCVT

可在硬膜窦血栓形成时发生或不伴硬膜窦血栓形成时发生。当没有伴随硬膜窦血栓形成发生时,表浅大脑静脉血栓形成被称为孤立的皮质静脉血栓形成。

大脑深静脉血栓形成 deep cerebral venous thrombosis,DCVT

大脑深静脉系统包括大脑内静脉及其分支、Rosenthal 基底静脉、Galen 静脉和直窦。DCVT 可以单独发生,也可以合并其他窦静脉闭塞,常导致基底节和丘脑对称性

的静脉充血 / 梗死。是一种潜在的危及生命的疾病,合并死亡率 / 致残率约为 25%。

海绵窦血栓性静脉炎 cavernous sinus thrombophlebitis,CST

海绵窦内血栓形成合并感染时称为海绵窦血栓性静脉炎。因海绵窦由大量的小梁状静脉腔组成,这些腔与眼眶、面部和颈部的静脉沟通,无瓣膜结构,所以感染容易通过这些静脉播散到海绵窦。通常是鼻窦炎或其他面中部感染的并发症。

空 Δ 征 empty delta sign

增强扫描后,上矢状窦内因有血栓形成而呈充盈缺损,而围绕血栓周围的硬膜强化。

条索征 cord sign

皮质静脉血栓形成时,皮质静脉于非增强计算机断层扫描(NECT)上呈条索样高密度。

硬膜静脉窦征 dural venous sinus sign

硬膜静脉窦血栓形成时,于非增强计算机断层扫描(NECT)上呈沿硬膜静脉窦走行的高密度。

肥大窦征 fat sinus sign

急性血栓形成的静脉窦通常表现为中度增大。

眼眶脏脂肪征 dirty orbit fat

海绵窦血栓形成时,眼上静脉曲张,因继发水肿和静脉充血,眼眶内脂肪显得很"脏"。

6. 脑血管病变

对称四动脉征 symmetric four-artery sign

是一种罕见的血管变异,即有双主动脉弓,每个弓都产生一个腹侧的颈动脉和一个背侧的锁骨下动脉,即对称四动脉征。

锁骨下动脉盗血 subclavian steal

锁骨下动脉或头臂干在近椎动脉开口处严重狭窄或闭塞,受影响的椎动脉从对侧椎动脉招募血液(即"盗血"),通过基底动脉(BA)交界处,沿椎动脉(VA)逆向流向锁骨下动脉(SCA),供应狭窄 / 闭塞远端肩部和手臂。

串联病变 tandem lesions

远端血管和近端血管都有狭窄,如左侧颈内动脉分叉处狭窄,远端的左侧大脑中动脉也狭窄,这就是串联病变。

动脉驻波 arterial standing waves

由心动周期中正常逆流造成的振动引起,呈短暂"串珠样"改变。

细线征 string sign

颈动脉血栓形成时,受累管腔高度狭窄,导致顺行血流非常缓慢、对比剂通过延迟。在 DSA 或彩色多普勒上,显示为一股顺流的"细线"。"细线征"也称为颈动脉假闭塞或预闭塞,代表血管狭窄 > 95%,这些患者在短期内发生率中的风险较高。

串珠样表现 string of beads appearance

(1)见于肌纤维发育不良 1 型(内膜纤维增生),受累血管呈一种不规则的串珠样外观,其收缩和扩张的交替区域宽于正常管腔。

(2)可逆性收缩综合征(RCVS),在 CTA、MRA 或 DSA 上显示多个血管区域的多灶、节段性动脉狭窄,呈"串珠状"表现,即可见多灶性变窄区,中间穿插正常节段。

憩室样突起 diverticulum-like outpouchings

见于肌纤维发育不良 3 型(外膜纤维增生)中,动脉一侧有不对称的憩室样突起。

美容院卒中 beauty parlor stroke

美容院颈部按摩导致颈动脉夹层,从而引起卒中的现象。

干杯卒中 bottoms-up stroke

干杯仰头饮酒导致颈动脉夹层,从而引起卒中的现象。

常春藤征 ivy sign

脑沟高信号,提示软脑膜血管血流缓慢,蛛网膜增厚,可能与脑血管储备减少有关。

毛刷征 brush sign

磁化率加权成像(SWI)上明显显示出深部髓质静脉,呈毛刷征象,多见于烟雾病。

瓶颈征 bottle neck sign

见于烟雾病,DSA、CTA 和 MRA 显示前循环病变,同时伴有明显的颈内动脉床突上段狭窄。

2.2.3 脑创伤

1. 概述

加速性损伤 accelerated injury

相对静止的头部突然遭受外力打击,头部沿外力作用方向呈加速运动而造成的损伤,称加速性损伤,如钝器击伤。

着力伤 coup injury

加速性头损伤造成的损伤主要发生在着力部位,即着力伤。

减速性损伤 deceleration injury

运动着的头部突然撞于静止的物体所引起的损伤,称为减速性损伤,如坠落或跌倒时头部着地。

对冲伤 contrecoup injury

减速性头损伤所致的损伤不仅发生于着力部位,也常发生于着力部位的对侧,即对冲伤。

挥鞭伤 whiplash injury

外力作用于躯干,引起躯干突然加速运动时,头颅由于惯性,其运动落后于躯干,于是在颅颈之间发生强烈的过伸或过屈,或先过伸后又回跳性地过屈,犹如挥鞭样动作,造成颅颈交界处延髓与脊髓连接部的损伤,即挥鞭伤。

创伤性窒息 traumatic asphyxia

胸部突然遭受挤压时,胸腔压力升高,经上腔静脉逆行传递,使该静脉所属的上胸、肩颈、头面皮肤和黏膜及脑组织发生弥散点状出血,称为创伤性窒息。

2. 原发性中枢神经系统脑创伤

颅骨骨折 fracture of skull

颅骨骨折分为3种类型:①线性骨折;②凹陷骨折;③粉碎性骨折。颅骨骨折可无症状,或引起严重的血管、脑神经及脑组织损伤。骨折可撕裂硬膜与蛛网膜,引起颅内积气及脑脊液漏。

脑挫伤 contusion of brain

脑表面的损伤,累及灰质和紧邻的皮质下白质。脑回撞击骨头或大脑镰、小脑幕所致,常毗邻不规则的骨性突起或硬膜褶皱处,额叶前下部和颞叶前下部最常见。表现为水肿背景下的斑片状出血,晚期可见软化灶伴脑萎缩。

脑裂伤 lacerations of brain

严重脑创伤撕裂软脑膜并撕裂分离脑实质,发生于儿童和青少年时,与儿童虐待密切相关。

弥漫性轴索损伤 diffuse axonal injury

由不同区域脑组织受加速/减速和旋转力的惯性作用所致。表现为皮髓质交界处、胼胝体、深部灰质和脑干的斑点状病变。

皮质下损伤 subcortical injury,SCI

常由于剪切力破坏了穿通和/或脉络膜血管,导致深部的弥漫性轴索损伤病变,包括脑干、基底节、丘脑和第三脑室周围区域,FLAIR 序列最敏感,表现为高信号病灶。

脑室出血　intraventricular hemorrhage

常由于室管膜下静脉断裂导致脑室系统的出血,可见血 - 液平面。

弥漫性血管损伤　diffuse vascular injury,DVI

指弥漫性轴索损伤时,穿通血管撕裂导致微出血灶。

滑动型脑挫伤　gliding contusion

头部受到外力作用时,皮质通过蛛网膜颗粒固定在硬脑膜上,而皮质下的组织比皮质更容易滑动而造成的脑挫伤。

继发性中脑出血　midbrain Duret hemorrhage

脑桥深穿支的牵拉 / 撕裂导致的出血,常因脑疝所致。

白色小脑征　white cerebellum sign

创伤性脑水肿时,为保证幕下灌注,幕上灌注下降。

反转征　reversal sign

脑死亡时,小脑密度≥大脑半球。

颅内积气　pneumocephalus

颅内存在气体影,常由外伤或手术导致。可存在于硬膜外、硬膜下、蛛网膜下腔、脑实质、脑动脉或静脉内。

张力性颅内积气　tension pneumocephalus

是指颅内气体的集合,压力较大对大脑造成占位效应,导致神经系统恶化。

富士山征　Mount Fuji sign

硬膜下积气使额叶受压剥离,两额叶之间间隙增宽,形似富士山。

脑回嵴　gyral crest

脑叶浅表靠近顶部的位置。

硬膜外血肿　epidural hematoma

血液积聚于颅板内侧与硬脑膜外层之间的腔隙内。多为冲击点伤,常为单侧,多发生在幕上,常并发颅骨骨折,大部分因动脉撕裂引起(通常为脑膜中动脉),血肿体积迅速增大,静脉性血液聚集缓慢。CT表现为颅内脑实质外双凸形或梭形或透镜样高密度影,边界锐利、清楚。一般不超越颅缝,其下脑组织、蛛网膜下腔受压、移位。血肿密度变化及 MRI 信号

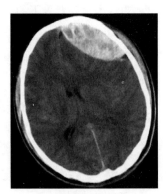

硬膜外血肿

与期龄有关。急性期罕有强化,慢性期硬脑膜周边出现强化。

急性硬膜下血肿 acute subdural hematoma

硬膜下腔急性出血性的血液积聚。最常由外伤引起,桥静脉撕裂所致,幕上脑凸面最常见。CT 表现为颅内脑实质外弥散分布的新月形高密度影。可跨越颅缝,但不跨越硬脑膜附着处,可沿大脑镰、小脑幕、前颅窝和中颅窝底部蔓延,皮质静脉向内移位。血肿密度变化及 MRI 信号与期龄有关。

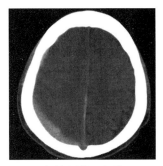

急性硬膜下血肿

亚急性硬膜下血肿 subacute subdural hematoma

硬膜下腔内亚急性(3d 至 3 周)血液积聚。CT 呈颅内脑实质外新月形等密度至低密度影,在受累半球表面弥漫性分布。可跨越颅缝,但不跨越硬脑膜附着处,可沿大脑镰和小脑幕蔓延,皮质血管和蛛网膜下腔受压、移位,灰白质分界向中间移位。血肿密度变化及 MRI 信号与期龄有关。硬脑膜和包膜可见强化。

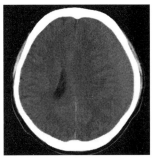

亚急性硬膜下血肿

慢性硬膜下血肿 chronic subdural hematoma

血液在硬膜下腔内慢性(>3 周)积聚。CT 呈新月形、多分隔的、颅内脑实质外积液,并有强化的被膜包绕,在受累半球弥散分布。可跨越颅缝,但不跨越硬脑膜附着处,可沿大脑镰和小脑幕扩散,其下脑皮质、皮质血管和蛛网膜下腔受压、移位。血肿密度变化及 MRI 信号与期龄有关。

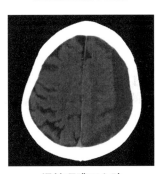

慢性硬膜下血肿

外伤性蛛网膜下腔出血 traumatic subarachnoid hemorrhage

发生于软脑膜与蛛网膜之间,常由蛛网膜下腔血管撕裂所致。CT 可见脑沟、脑池高密度影。MRI 呈高 T_1WI,等 T_2WI,高 FLAIR 信号影。

低密度漩涡征 low-density swirl sign

血肿内,活动性 / 快速出血伴未回缩的低密度血凝块,称"低密度漩涡征"。其他"漩涡征"见 7.2.6 及 8.2.1 项下。

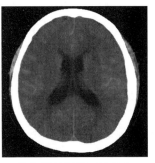

外伤性蛛网膜下腔出血

沙漏脑　hourglass brain

双侧硬脑膜外血肿,形似沙漏,称"沙漏脑"。

逗号征　comma sign

硬脑膜外血肿合并硬脑膜下血肿,常位于颞顶或颞顶枕,称逗号征。

圆点征　dots sign

硬脑膜下血肿可见脑沟移位 / 受压的轮廓,形成脑脊液密度 / 信号的"圆点",称圆点征。

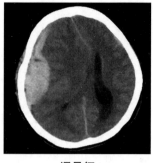

逗号征

3. 继发性中枢神经系统脑创伤和后遗症

脑疝　herniation

颅内病变所致的颅内压增高达到一定程度时,可使一部分脑组织移位,通过一些孔隙,被挤压至压力较低的部位,即为脑疝。

大脑镰下疝　subfalcine herniation

【又称】扣带回疝

最常见的脑疝,扣带回和大脑前动脉的胼胝体周围支经大脑镰的游离下缘从一侧疝到另一侧,同侧脑室受压,对侧脑室的脉络丛继续产生脑脊液而致脑室扩大。

小脑幕切迹下疝　descending transtentorial herniation

【又称】颞叶钩回疝,天幕裂孔疝

当幕上一侧占位病变不断增长引起颅内压增高时,半球底部近中线结构如颞叶的钩回、海马等移位较明显,疝入脚间池,称小脑幕切迹疝,使患侧的动眼神经、脑干、后交通动脉及大脑后动脉受到挤压和牵拉。

小脑幕切迹上疝　ascending transtentorial herniation

【又称】上行性小脑幕切迹疝

因后颅窝占位向上推挤小脑经过小脑幕向上疝出。

中心疝　central herniation

【又称】双侧下行性小脑幕切迹疝

见于严重的幕上占位效应,双侧颞叶疝入小脑幕切迹,中脑向下移位,中脑和脑桥之间的角度变小,第三脑室前下部向后移位至鞍背后面。

枕大孔疝　transforamen magna herniation

【又称】小脑扁桃体下疝

颅内压增高时,小脑扁桃体经枕骨大孔疝出到颈椎管内,称枕骨大孔疝或小脑扁桃体疝。多发生于颅后窝占位病变,也见于小脑幕下疝晚期。

颞叶疝切迹　kernohan notch

幕上的占位导致对侧大脑脚受压于小脑幕缘,可导致同侧偏瘫(假性定位体征)。

蝶骨翼疝　transalar herniation

颞叶越过蝶骨大翼向上移位,或额叶越过蝶骨大翼向后移位。

硬脑膜外疝　transdural herniation

多出现于严重高颅压时,脑组织通过破裂的硬脑膜向外挤出进入硬脑膜外间隙;如果有颅骨骨折或颅骨裂孔,脑组织可能会向外挤出到头皮下,形成颅骨外疝(transcranial herniation),又称"脑蘑菇"。

脑死亡　brain death

完全的、不可逆的脑功能终止,表现为弥漫性脑水肿及灰白质交界消失,脑回肿胀,脑室 / 脑池受压,CT/MR 上无血管内增强。

创伤后脑缺血　post-traumatic cerebral ischemia

因创伤性脑损伤导致血流动力学改变,可能是局灶的、区域的或广泛的灌注改变。DWI 序列最为敏感,表现为扩散受限。

2.2.4 感染与免疫

1. 颅内感染

双环征　double rim sign

约 75% 的脑脓肿病例中,在包膜形成早期,T_2WI 表现为典型的"双环"信号,外环呈低信号,内环呈轻度高信号,围绕高信号的坏死核心。

波特头皮肿胀　Pott puffy tumor

额部头皮的波动性肿胀,认为是额骨骨髓炎伴有骨膜下脓肿的一个特殊征象。大多发生于未经治疗的额窦炎。如果鼻窦后壁骨质破坏,可形成硬膜外脓肿。超过 1/3 的额部硬膜外脓肿患者出现"波特"头皮肿胀。

轨道征　tunnel sign

脑裂头蚴病最常见的影像征象。表现为几厘米长的中空管道改变("隧道"),由寄生虫钻缝样生长造成。"隧道"周围是反应性炎性肉芽肿组织的强化边缘。

亮椎间盘征　bright disc sign

HIV/AIDS 骨髓变化包括颈椎和颅骨的黄骨髓逆转化,在 T_1WI 未压脂图像上,受累椎间盘相对于正常

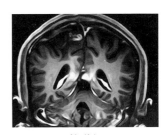

轨道征

椎间盘,表现为低信号(the "bright disc" sign)。

偏心靶征　eccentric target sign

在弓形虫病中,可见到典型的"偏心靶征"。在 T_1WI 增强图像中,表现为周围环形强化带包绕偏心强化壁结节;强化壁结节代表向心性增厚血管团,而环形强化带是由坏死脓腔周围的炎性反应区引起。

白靶征　white target sign

见于脑囊虫;在 T_2WI 上,白色高信号内见到点状低信号。

黑靶征　black target sign

见于脑囊虫;在 T_1WI 上,黑色低信号内见到点状高信号。

刀切征　black target sign

病灶与豆状核之间界限清楚,凸面向外,如刀切样,可见于病毒性脑炎。

TORCH 感染　TORCH infections

引起先天性颅内感染的病原体通常为一组病原微生物,由经胎盘传播,统称为 TORCH 感染,包括弓形虫(toxoplasmosis)、风疹病毒(rubella virus)、巨细胞病毒(cytomegalovirus,CMV)和疱疹病毒(herpes virus)。

脑膜炎　meningitis

软脑膜、蛛网膜和脑脊液的急性或慢性炎性浸润。包括急性化脓性(细菌性)、淋巴细胞性(病毒性)、慢性(结核或肉芽肿性)脑膜炎。

脑脓肿　brain abscess

脑实质的局灶性化脓性感染,常为细菌所致,真菌或寄生虫少见。分为 4 个病理阶段:脑炎期早期、脑炎期晚期、包膜期早期、包膜期晚期。

脑室炎　ventriculitis

脑膜炎、脑脓肿破裂或脑室置管相关的脑室室管膜感染。

颅内积脓　intracranial empyema

脓液在硬膜下或硬膜外间隙聚集,或硬膜下与硬膜外间隙均有,硬膜下更多见。

脑囊虫病　neurocysticercosis,NCC

因猪肉绦虫感染引起的颅内寄生虫感染。病理分为 4 期:包囊期、胶样包囊期、颗粒样结节期、结节钙化期。

进行性多灶性白质脑病　progressive multifocal leukoencephalopathy,PML

由乳头多瘤空泡病毒感染少突胶质细胞,引起免疫力低下患者的脱髓鞘病变。影像表现为 T_2WI 高信号、多灶性、脱髓鞘斑块病灶,通常为双侧,但不对称,累及皮质下白质,延伸至深部脑白质,晚期可累及皮质。

2. 非感染性炎症、自身免疫性脱髓鞘疾病

同心圆征　Balo's concentric sign

见于同心圆硬化病。通常被认为是多发性硬化的一种非典型或变异型,表现为一种离散的、同心层状的白质病变。在 T_2WI 上可以看到两个或多个不同信号强度的交替带,并且可以看到同心环"漩涡"样改变。

点线征　dot-dash sign

【又称】直角脱髓鞘征

多发性硬化斑块形态通常为三角形,在矢状位 FLAIR 或 T_2WI 图像上基底部与侧脑室相邻;在矢状位 FLAIR 图像上,呈长轴与室管膜垂直的线性高信号。

Dawson 手指征　Dawson fingers sign

在 T_2WI/FLAIR 上显示侧脑室旁白质内多发条状或指状高信号灶,垂直于侧脑室边缘,为多发性硬化较特异性表现。

开环征　the open ring sign

见于具有活动性的脱髓鞘。是一种特殊的强化方式,指静脉注射对比剂后,病灶中心不强化,边缘呈现出非闭合性的环形强化(类似"马蹄形"),开环指向邻近皮质。

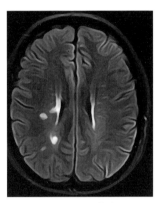

Dawson 手指征

夜间埃菲尔铁塔征　Eiffel by night sign

见于肥厚性硬脑膜炎。在冠状位 T_2WI 增强上,部分可呈周围强化的模式,表现为中央低信号(中央纤维化增厚的大脑镰和小脑幕)伴外周强化(活动性炎症区域)。

多发性硬化　mutiple sclerosis,MS

以中枢神经系统原发性髓鞘脱失为主要病理特征的自身免疫性疾病。临床以病变部位和时间的多发性为特点,病程中常有缓解复发的神经系统损害症状。最常侵犯的部位是脑室周围白质、视神经、脊髓、脑干传导束和小脑白质等处。其病因和发病机制尚不清楚,目前认为与自身免疫反应、遗传因素和环境因素有关。

视神经脊髓炎　optic neuromyelitis

特发性严重的脱髓鞘病变,最常累及视神经和脊髓。

急性播散性脑脊髓炎　acute disseminated encephalomyelitis，ADEM

【又称】**疫苗接种后脑脊髓炎**　postvaccinal encephalomyelitis，**感染后脑脊髓炎**　postinfectious encephalomyelitis

因病毒感染或疫苗接种（如狂犬病疫苗或牛痘）所致机体产生针对中枢神经系统碱性蛋白特异性序列的细胞免疫应答，导致血管周围神经免疫性应答，并引起脑和脊髓弥散性炎症。

Sucac 综合征　Susac syndrome

大脑、视网膜和耳蜗的微血管病变，表现为脑病、双侧听力下降和视网膜分支动脉阻塞的临床三联征。影像表现为胼胝体 T_2WI 高信号病灶。

2.2.5　器官与先天性畸形

1. 后颅窝畸形

小脑扁桃体下疝畸形　chiari malformation

【又称】Arnold-Chiari 畸形

为先天性后脑畸形，表现为小脑扁桃体及下蚓部疝入椎管内，脑桥与延髓扭曲延长，部分延髓下移。

胼胝体发育不全　agenesis/dysgenesis corpus callosum，ACC

包括胼胝体缺如和胼胝体部分缺如，胼胝体和海马联合纤维部分或完全缺失，病变可为先天遗传，亦可因胚胎在 12~20 周受代谢、机械等因素影响所致。是少见的先天畸形。

颅内脂肪瘤　intracranial lipoma，ICL

成熟的非肿瘤性脂肪组织肿块，中枢神经系统脂肪瘤是先天畸形，不是真正的肿瘤，脂肪瘤在中枢神经系统中的变异有血管脂肪瘤、冬眠瘤、骨脂肪瘤。

Dandy-Walker 综合征　Dandy-Walker syndrome，DWS

【又称】**先天性第四脑室中孔和侧孔闭锁**

为先天性脑发育畸形，常见于婴儿和儿童，有家族史。它是由于小脑发育畸形和第四脑室中、侧孔闭锁，引起第四脑室囊性扩大和继发梗阻性脑积水。

菱脑融合　rhombencephalosynapsis，RES

小脑半球先天性连续（没有分裂），常伴齿状核和小脑上脚融合，完全或次全小脑蚓发育不全，可为部分性，仅影响小脑半球的下部，被 Patel 和 Barkovich 归类为"局灶性小脑发育不良"。

臼齿畸形　molar tooth malformation，MTM

【又称】Joubert 综合征相关疾病　Joubert syndrome related disorders，JSRD
以小脑蚓部形态异常，小脑上脚交叉，中央脑桥束和皮质脊髓束缺如为特征的后脑异常。

2. 有短凸起或裂的疾病

前脑无裂畸形　holoprosencephaly，HPE
不能勾勒出正常的前脑中线结构，半球和基底节分裂缺失 / 不完全。

前脑无裂畸形变异型
包括孤立的中间上颌骨中门齿（solitary median maxillary central incisor，SMMCI）及半球中央变异型的前脑无裂畸形（middle interhemispheric variant of holoprosencephaly，MIH）。SMMCI 是常染色体隐性遗传的前脑无裂畸形的几个缩微形式之一；MIH 是以背部端脑融合为特征的前脑无裂畸形变异型。

端脑融合畸形　syntelencephaly
以大脑半球中部没有分离为特征的前脑无裂畸形变异型。

视隔发育不良　septooptic dysplasia，SOD
视神经发育不全（optic nerve hypoplasia，ONH）、透明隔缺如、下丘脑 - 垂体功能不全为特征的异质性疾病。

3. 皮质发育畸形

先天性肌营养不良　congenital muscular dystrophy，CMD
一组具有异质性的常染色体隐性遗传性肌病，出生时就表现为肌张力低。

灰质异位症　grey matter heterotopia
是神经母细胞在胚胎发育过程中未能移至皮质表面。病灶小，可无症状或有癫痫发作。病灶大则常有癫痫、精神呆滞和脑发育异常。可并发其他小脑发育异常。

多小脑回畸形　polymicrogyria，PMG
在晚期神经元迁移和皮质形成阶段出现异常所导致的畸形，神经元达到皮质但分布异常，形成多个小波浪样脑回，结果是皮质含多个小的脑沟，在大体病理和影像上常表现为融合状态。

无脑回畸形　lissencephaly
由于神经元迁移中断引起的皮质形成异常，导致了 4 层皮质增厚和脑表面光滑。

脑穿通畸形　porencephaly
大脑实质内的裂隙从皮质表面延伸至脑室（软脑膜到室管膜），由发育不全的灰质衬在里面。

半侧巨脑畸形　hemimegalencephaly，HME

部分 / 全部大脑半球错构瘤样过度生长，细胞组织结构、神经元迁移缺陷。

4. 家族性肿瘤 / 神经皮肤综合征

神经纤维瘤病　neurofibromatosis，NF

分为Ⅰ、Ⅱ两型，两者发生的病变部位和性质有所不同，其中Ⅰ型又称 von Recklinghausen 病，即周围型神经纤维瘤病，占 90%。

希佩尔 - 林道病　von Hippel-Lindau disease，VHD

表现为血管母细胞瘤、透明细胞肾癌、囊腺瘤、嗜铬细胞瘤的常染色体显性遗传综合征。见 8.2.1 项下。

结节性硬化症　tuberous sclerosis complex，TSC

【又称】Bourneville 综合征

是常染色体显性遗传的神经皮肤综合征，以发生在人体的任何器官的错构瘤或结节为特征。

Sturge-Weber 综合征　Sturge-Weber syndrome

【又称】脑颜面血管瘤病，脑颜面三叉神经区血管瘤病，软脑膜血管瘤

是先天性神经皮肤血管发育异常，影像特点为进行性静脉闭塞和慢性静脉性缺血的后遗表现。脑膜血管瘤病：罕见，皮质错构瘤 / 柔脑膜畸形。

基底细胞痣综合征　basal cell nevus syndrome，BCNS

【又称】痣样基底细胞癌综合征　nevoid basal cell carcinoma syndrome，NBCCS；Gorlin 综合征；Gorlin-Goltz 综合征

以多发性基底细胞上皮瘤 / 基底细胞癌、掌跖凹陷、牙源性角化囊肿、硬脑膜钙化、髓母细胞瘤为特征的遗传性肿瘤综合征。

脑颅皮肤脂肪瘤病　encephalocraniocutaneous lipomatosis，ECCL

【又称】Haberland 综合征，Fishman 综合征

是罕见的先天性神经皮肤综合征，以同侧头发、眼、脑异常为特征。

Lhermitte-Duclos 病　Lhermitte-Duclos disease，LDD

是多发性错构瘤综合征的神经系统表现，为良性小脑病变，但究竟是脑肿瘤、发育异常或错构瘤仍不明确。

神经皮肤黑变病　neurocutaneous melanosis，NCM

先天性斑痣性错构瘤病，特征性表现为多发或巨大皮肤黑色素痣及中枢神经系统良性和恶性黑色素病灶。

Aicardi 综合征　Aicardi syndrome，AIC

经典三联征包括胼胝体发育不良、儿童痉挛、脉络膜视网膜色素缺失，若合并其他重要特征，则更复杂。

Li-Fraumeni 综合征　Li-Fraumeni syndrome，LFS

乳腺癌、肉瘤及儿童恶性肿瘤，包括脑肿瘤，高度易患的遗传性癌综合征。

蛛网膜囊肿　arachnoid cyst

指脑脊液在蛛网膜内局限性聚集而形成囊肿，可以是先天性或后天性的，先天性少见。

脑膜膨出和脑膜脑膨出　meningocele and meningoencephalocele

是颅内结构经过颅骨缺损处疝出颅外的一种先天性发育异常。发病率约占新生儿 1/1 000，原因不明，可能与胚胎时期神经管发育不良，中胚叶发育停滞，使颅骨、脑膜形成缺陷有关。可伴有颅脑其他发育异常。

先天性脑积水　hydrocephalus

原因不明，可能由于胚胎时期颈内动脉发育不良，使大脑前、中动脉供血的幕上半球发育异常，而形成一个大囊。也可能与母体感染、放射线损伤或缺氧有关。

2.2.6　遗传代谢与白质病变

曲棍球杆征　hockey stick sign

双侧丘脑枕及背内侧丘脑受累，T_2WI、FLAIR 或 DWI 上呈高信号，常见于变异型克-雅病（Creutzfeldt-Jakob disease，vCJD），还见于良性颅内压增高症（BIH）、猫抓热（cat-scratch disease）、Alpers 病、副肿瘤性边缘叶脑炎、麸质过敏征和急性病毒性脑炎（乙脑）、Wernicke 脑病、感染后脑炎、播散性脑脊髓炎等多种疾病中。

飘带征　cortical ribboning sign

【又称】皮层花边征

FLAIR 高信号或 DWI 扩散受限（颞叶-顶叶-枕叶），见于散发型克-雅病（Creutzfeldt-Jakob disease，sCJD）。

大熊猫脸征　face of giant panda sign

T_2WI 上红核呈对称性的低信号，为大熊猫的眼，红核周围的内侧丘系、大脑脚上部、红核脊髓束及皮质脑干束神经纤维受累表现为 T_2WI 高信号，构成大熊猫脸上半部白色的轮廓；而双侧上丘、中脑导水管周围灰质神经核团正常的 T_2WI 低信号及中脑导水管的 T_2WI 高信号构成了大熊猫脸的下半部。常见于 Wilson 病（肝豆状核变性），也可见于 Leigh 病。

虎眼征　eye of the tiger sign

T_2WI、FLAIR 上苍白球异常高信号,周围是边界清楚的低信号影,形成虎眼征。常见于泛酸激酶相关的神经变性(pantothenate kinase-associated neurodegeneration,PKAN)。

丘脑枕征　pulvinar sign

丘脑枕部 T_2WI/FLAIR 高信号改变,不累及丘脑背内侧,注意与“曲棍球杆征”鉴别。临床意义大致同“曲棍球杆征”。若“丘脑枕征”于 T_1WI 呈高信号,则高度提示 Fabry 病。

回旋镖征　boomerang sign

胼胝体压部异常信号呈回旋镖样。T_1WI 呈低信号,T_2WI/FLAIR 呈高信号,DWI 扩散受限,无强化,则高度提示病毒相关的胼胝体细胞毒性损伤。

三叉戟征　trident sign

【又称】蝙蝠翼征　bat wing sign

脑桥异常信号,呈三叉戟状或蝙蝠翼征,常见于渗透性髓鞘溶解综合征(osmotic demyelination syndrome,ODS)。

十字面包征　hot cross bun sign

多见于 MSA-C 型(multiple system atrophy,MSA),T_2WI 上呈十字型的高信号影。形成机制可能是脑桥核及其发出的通过小脑中脚到达小脑的纤维(桥横纤维)变性,而由齿状核发出构成小脑上脚的纤维和锥体束未受损害。脑桥横行纤维和小脑中脚的变性和神经胶质增生使其含水量增加,形成 MRI 的 T_2WI 上脑桥的十字形高信号影。

壳核裂隙征　hyperintense putaminal rim sign

多见于多系统萎缩 MSA-P 型(multiple system atrophy,MSA),于 T_2WI 上壳核缩小且呈低信号,壳核外侧边缘呈线状 T_2WI 高信号。壳核信号的改变可能是该区域广泛的神经元缺失、反应性小胶质和星形胶质增生及铁沉积。壳核背外缘出现的 T_2WI 线状高信号,其形成很可能是由于萎缩的壳核与外囊间的组织间隙增宽。

企鹅征 / 蜂鸟征　penguin sign/hummingbird sign

多见于进行性核上性麻痹(progressive supranuclear palsy,PSP)。矢状位示中脑萎缩,顶盖凹陷。

运动带征　motor band sign

见于肌萎缩侧索硬化患者,SWI 显示两个中央前回均出现明显的低信号影。

穿通征 transmantle sign

见于局灶性皮质发育不良 II b 型（focal cortical dysplasias，FCD），局部皮质增厚，灰白质分界不清，白质内见向侧脑室延伸的漏斗状异常 T_2WI/FLAIR 高信号影。

磨牙征 molar tooth sign

多见于 Joubert 综合征。小脑上脚增厚，围绕伸长的四脑室，于轴位图像上形成磨牙征。

豆状核叉征 lentiform fork sign

多见于尿毒症性脑病，轴位 T_2WI 和 FLAIR 显示双侧豆状核肿胀和高信号，在内囊、外囊和丘脑下部终板 T_2WI 像高信号。叉的上臂外侧对应水肿的外囊，叉的"干"是由水肿的外部和内侧囊融合而成。中间臂一分为二，将豆状核划分为三个部分（壳核、苍白球外侧、苍白球内侧）。

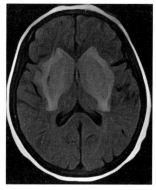

豆状核叉征

四点式脑干征 four-dot brainstem sign

多见于新生儿枫糖尿症（maple syrup urine disease，MSUD；又称槭糖尿病、支链酮酸尿症）。

（感谢首都医科大学附属北京天坛医院、首都医科大学附属北京友谊医院提供部分影像资料）

推荐阅读资料

［1］ OSBORN A G. Osborn's brain. 2nd ed. New York: Elsevier, 2017.
［2］ 高培毅. 脑肿瘤 MRI 诊断进阶. 北京：人民军医出版社，2014.
［3］ 王振宇，徐文坚. 人体断面与影像解剖学. 3 版. 北京：人民卫生出版社，2010.
［4］ 于恩华，李静平. 人体解剖学. 2 版. 北京：北京大学医学出版社，2008.

3 头颈部

3.1 影像解剖及基本病变用语

3.1.1 颅底

前颅底 anterior skull base

以额骨嵴、额窦后壁为前界，蝶骨小翼和鞍结节为后界，包括盲孔、筛孔和视神经管。

中颅底　middle skull base
前界是蝶骨大翼、小翼,后界是颞骨岩部,其内通行眶上裂、圆孔、卵圆孔、棘孔和破裂孔。

后颅底　posterior skull base
前界是颞骨岩部和枕骨斜坡,后界是枕骨和颞骨乳突部,包括枕骨大孔、舌下神经管和颈静脉孔等。

筛孔　foramina ethmoidale
筛骨筛板上的小孔。内有嗅神经通过。

蝶鞍　sella turcica
见 2.2.1 项下。

海绵窦　cavernous sinus
海绵窦为一对重要的硬脑膜窦,位于蝶窦和垂体两侧,窦内有许多结缔组织小梁,将窦腔分隔成为许多互相交通的小腔隙,形似海绵状。前达眶上裂内侧部,后至颞骨岩部的尖端。

圆孔　foramen rotundum
蝶骨大翼前内侧有沟通颅中窝与翼腭窝的圆形孔洞。有三叉神经第二支上颌神经、圆孔动脉通过。

翼管　pterygoid canal
蝶骨翼突内侧板根部,开口于翼腭窝和颅底破裂孔前缘的管状结构。管内有翼管神经和血管通过。

卵圆孔　foramen ovale
位于圆孔的后外侧,沟通颅中窝与颅底下方的卵圆形孔洞。有三叉神经第三支下颌神经、副脑膜中动脉通过。

棘孔　foramen spinosum
卵圆孔后外侧孔。有脑膜中动脉、下颌神经脑膜支通过。

破裂孔　foramen lacerum
枕骨基底部两侧与蝶骨体及颞骨岩部尖端之间形成的不规则孔。活体此孔由纤维软骨封闭,内有颈内动脉和导静脉通过。

颈动脉管　carotid canal
颈动脉管是颈内动脉进入颅腔的管道。颞骨岩部下面中央有颈动脉管外口,向前内通颈动脉管,先垂直上行,继而折向前内,开口于岩尖。

舌下神经管 hypoglossal canal

由枕骨大孔前外侧缘通向枕髁前外上方的管道。有舌下神经通过。

梅克尔腔 Meckel cavity

梅克尔（Meckel）腔为由颅后窝向颅中窝后内侧部分突入的硬脑膜陷凹,前方和上方与海绵窦后部静脉间隙、外侧与颅中窝内侧壁硬脑膜、内侧与颈内动脉和脑神经Ⅳ、后下方与颞骨岩部尖相毗邻,三叉神经节位于梅克尔腔内。

颈静脉孔 jugular foramen

见 2.1.1 项下。

乙状窦 sigmoid sinus

位于乙状沟内的静脉窦。为横窦的延续,向前内于颈静脉孔处续为颈内静脉。

枕骨大孔 foramen magnum

枕骨前下部卵圆形或梨形的大孔,沟通颅腔与椎管,脑和脊髓在此处相续。以枕骨大孔为中心,枕骨可分为四个部分:后为鳞部,前为基底部,两侧为侧部。

翼腭窝 pterygopalatine fossa

颞下窝内侧,上颌骨体、蝶骨翼突和腭骨之间的狭窄间隙。窝内容物有颌内动脉、上颌神经及翼腭神经节。此窝向外侧经翼上颌裂通颞下窝,向前经眶下裂通眶,向内侧经蝶腭孔通鼻腔;向后经圆孔通颅中窝,经翼管通破裂孔,向下经腭大管通口腔。

颞下窝 infratemporal fossa

位于上颌骨体和颧骨后方的不规则间隙,容纳咀嚼肌和血管神经等,向上通颞窝。

3.1.2 眼部

眶上壁 superior orbital wall

即眶顶,前方大部分为额骨眶板构成,后方小部分为蝶骨小翼构成,与颅前窝相邻。

眶内侧壁 medial orbital wall

薄而狭长,由前到后依次为上颌骨额突、泪骨、筛骨眶板及蝶骨体侧部构成。筛骨眶板构成眶内侧壁的大部分,骨质薄弱,外伤时易导致骨折。

眶外侧壁 lateral orbital wall

由颧骨眶面构成其前部 1/3,蝶骨大翼构成其后部 2/3,较坚固。

眶下壁 inferior orbital wall

即眶底,前方大部分由上颌骨眶面构成,前外部为颧骨眶面,后部为颧骨眶突构成。

眶上裂　superior orbital fissure

位于眶尖区外上方、眶外侧壁与上壁交界处的后分,由蝶骨大翼及小翼围成的裂隙。沟通眶腔及颅中窝。

眶下裂　inferior orbital fissure

位于眶外侧壁与下壁交界处的后分,居眶尖区外下方。在后下方与翼腭窝相交通,在前下方与颞下窝相交通,向后借圆孔通颅中窝。

视神经管　optic canal

蝶骨小翼两根之间的圆形孔道,两端分别为眶口及颅口。有视神经、眼动脉通过。

视神经　optic nerve

第二对脑神经,为感觉性神经,传导视觉冲动。由视网膜节细胞的轴突在视神经盘处汇聚后穿经巩膜而成。视神经在眶内行向后内,穿视神经管入颅窝,连于视交叉,再经视束连于间脑。

眼睑　eyelid

覆盖于眼球前方,由皮肤、眼轮匝肌、睑板、结膜等构成的复合组织结构。有保护眼球的功能。

眼球　eyeball

位于眼眶内的球形器官。由眼球壁和眼球内容物组成。

眼球壁　eyeball wall

分为三层,外膜为纤维膜,中膜为葡萄膜,内膜为视网膜。

晶状体　lens

位于虹膜与玻璃体之间的双凸透镜样结构,具有屈光作用。晶状体内蛋白质含量高,正常 CT 值为 120~140Hu。

玻璃体　vitreous body

为无色透明的胶状物质,位于晶状体后面、眼球后部 4/5 的腔内。具有屈光和支撑视网膜的作用。

外直肌　lateral rectus muscle

位于眶外侧壁与眼球之间的肌束,沿眶外侧壁行进。收缩时可使瞳孔转向外侧,由展神经支配。

内直肌　medial rectus muscle

位于眶内侧壁与眼球之间的肌束。收缩可使瞳孔转向内侧,由动眼神经支配。

下直肌 inferior rectus muscle

位于眼球与眶底之间的肌束,沿眶下壁前行。收缩时可使瞳孔转向下内方,由动眼神经支配。

上直肌 superior rectus muscle

位于上睑提肌下方、眼球上方的肌束。收缩时可使瞳孔转向上内方,由动眼神经支配。

上斜肌 superior oblique muscle

位于上直肌和内直肌之间的肌肉。肌纤维以细腱通过附于眶内侧壁前上方的滑车折向后外,止于眼球中纬线的后外方。收缩可使瞳孔转向下外方,由滑车神经支配。

下斜肌 inferior oblique muscle

起自眶下壁内侧近前缘处,斜向后外上方止于眼球下面中纬线后外方的肌束。收缩时可使瞳孔转向上外方,由动眼神经支配。

上睑提肌 levator palpebrae superioris muscle

位于上直肌的上方,起自视神经管前上方的骨面,止于上睑的肌束。作用为提上睑和开大睑裂,由动眼神经支配。

肌锥内间隙 space inside the muscle cone

位于四条直肌及其肌间膜围成的肌圆锥内。其中有眶脂肪及神经、血管组织。此间隙的病变使眼球向正前方突出,眼球转动一般不受限,但视力易受影响。

肌锥外间隙 space outside the muscle cone

位于眶骨膜与肌圆锥之间,前界为眶隔。此间隙病变的特点为眼球突出、复视,且眼球运动可能受限。

骨膜下间隙 subperiosteal space

附着于眶腔内面眶壁的眶骨膜与眶壁之间的间隙。在某些疾病时,血液或脓液可自眶壁将眶骨膜顶起。

泪腺 lacrimal gland

位于眼眶外上方泪腺窝内、呈扁椭圆形的腺体。分为眶部和睑部,可分泌泪液。

泪腺窝 lacrimal fossa

额骨眶面前外侧部接颧骨,此处有一浅窝,容纳泪腺。

泪囊 lacrimal sac

位于泪骨泪囊窝内的一膜性囊。与泪小管相通,其上端为盲端,下端移行于鼻泪管。

泪囊窝　lacrimal sac fossa

位于眶内侧壁前下方,容纳泪囊。由上颌骨额突的泪前嵴和泪后嵴所构成的骨性凹陷。

鼻泪管　nasolacrimal duct

连通鼻腔和泪囊窝的膜性管道。上部包埋在眶壁骨质中,下部位于鼻腔外侧壁黏膜深面,开口于下鼻道外侧壁的前部。

眼上静脉　superior ophthalmic vein

由眶上静脉和内眦静脉的交通支汇合而成。向后外方行于上直肌和视神经之间,沿途接收筛前静脉、筛后静脉、眼肌静脉等,穿过眶上裂进入海绵窦。

3.1.3　耳部

颞骨鳞部　squamous part of temporal bone

位于颞骨的前上部,形似鱼鳞。前接蝶骨大翼,上为顶骨,后连颞骨乳突部,内连颞骨岩部。分内、外两面,上、前、下三缘。以骨性外耳道为参照点,颞骨鳞部位于外耳道上方。

颞骨岩部　petrous part of temporal bone

位于颅底蝶骨和枕骨之间,向上和前内侧倾斜,是颞骨呈三棱锥形的部分。分为一底、一尖、三面即前面、后面和下面;三缘即上缘、后缘和前缘。尖向前内,底向后外。内有内耳迷路。

颞骨乳突　mastoid portion of temporal bone

位于颞骨的后下方。其上方与鳞部以颞线为界,前下与鼓部融合形成鼓乳裂,内侧与岩部相连。可分为内、外两面,上、后两缘。

颞骨鼓部　tympanic portion of temporal bone

位于下颌窝之后,鳞部之下,岩部之外,乳突部之前,为弯曲的"U"形骨片,构成骨性外耳道壁的前壁、下壁及部分后壁。

乳突气房　mastoid air cell

或称乳突小房,为颞骨乳突部内的许多含气小腔隙,大小不等,形态不一,互相贯通,腔内覆盖黏膜,并与鼓窦和鼓室的黏膜相连续。故中耳炎症可经鼓窦侵犯乳突小房而引起乳突炎。

颞骨茎突　styloid process of temporal bone

颞骨下面向前下方突出的细而长的骨性突起。几毫米至 2.5cm 不等,过长可引起茎突综合征。

茎乳孔 stylomastoid foramen

茎突和乳突之间的孔。为面神经管外口,有面神经乳突段和茎乳动脉通过。

耳郭 auricle

位于头部两侧的贝壳样突出物,大部以弹性软骨为支架,覆以皮肤。与外耳道构成外耳。

外耳道 external acoustic meatus

从外耳门至鼓膜的管道。由外侧占 1/3 的软骨部和内侧占 2/3 的骨性部构成。

鼓室 tympanic cavity

是中耳最主要的部分,由颞骨岩部、鳞部、鼓部和鼓膜围成。向前借助咽鼓管与鼻咽部相通,向后借助鼓窦入口与鼓窦及乳突气房相通,内侧借鼓岬、前庭窗和蜗窗与内耳相邻,外侧借鼓膜与外耳道相隔。内有听小骨、肌、肌腱、韧带、血管和神经等。

鼓窦 tympanic antrum

位于鼓室后上方的含气空腔。前方与鼓室相邻,后下方与乳突相邻,是鼓室和乳突气房相互交通的枢纽,部位十分重要,而且经常通过这里进行耳科手术。

鼓膜 tympanic membrane

外耳道与鼓室之间的椭圆形半透明的薄膜,位于外耳道底,作为外耳与中耳的分界。与外耳道底呈 45°~50° 的倾斜角。

鼓膜嵴 ridge of tympanic membrane

【又称】鼓膜盾板

外耳道上壁的内侧骨唇为鼓膜嵴,是鼓膜的附着处,在鼓膜嵴下方可见斜形的鼓膜。在盾板与锤骨颈的间隙是后天原发性胆脂瘤的好发部位。

听小骨 auditory ossicles

鼓室内的 3 个小骨,包括镫骨、砧骨和锤骨,借韧带形成听骨链,传导声波振动。

耳蜗 cochlea

内耳骨迷路的组成部分,是传导并感受声波的结构。耳蜗位于前庭前方,为一骨管,围绕蜗轴盘旋两周半,形似蜗牛壳。

前庭 vestibule

骨迷路的中间部分。前与耳蜗相通,后与骨半规管相通。

前庭窗　fenestra vestibuli

【又称】卵圆窗　oval window

鼓室内侧壁上的卵圆形开口。位于岬的后上方,与内耳骨迷路的前庭相通,镫骨底以弹性纤维连接于窗的周缘而将其封闭。此窗对声波的震动传导有重要意义。

半规管　semicircular canal

是维持姿势和平衡有关的内耳感受装置。由上、后和外三个相互垂直的环状管,即上半规管、后半规管和外侧半规管组成,连接内耳与前庭。

内耳道　internal acoustic meatus

【又称】内听道

起自颅后窝的内耳门,穿过颞骨岩部,止于内耳道底的管道。有面神经、前庭蜗神经及迷路血管通过。

前庭导水管　vestibular aqueduct

位于内耳门后外侧的一骨性管道。起自前庭,开口于颞骨岩部后面。容纳内淋巴囊、内淋巴管和一对小动、静脉。

面神经管　facial canal

位于颞骨岩部内有面神经等结构通过管道。自内耳道底水平向外走行,继而垂直下降,经茎乳孔出颅。

3.1.4　鼻腔鼻窦

鼻骨　nasal bone

位于鼻背的成对的小骨。鼻骨上接额骨,下接鼻软骨,外侧接上颌骨额突,内侧接对侧鼻骨。

鼻腔　nasal cavity

由骨与软骨作支架的腔隙。内覆皮肤与黏膜,被鼻中隔分为左、右两腔。前方借鼻孔开口于颜面,通外界,后方借鼻后孔与咽相通。可分为鼻前庭与固有鼻腔。

鼻前庭　nasal vestibule

鼻腔前下部的扩大部,位于鼻尖与鼻翼内面。前壁为鼻尖,后下壁为上颌骨,内侧壁为鼻中隔前下部,外侧壁为鼻翼。

鼻甲　turbinate

鼻腔外侧壁的骨性解剖结构。为固有鼻腔外侧壁上的 3 个隆起,分别称上、中、下鼻甲,3 个鼻甲下方分别称上、中、下鼻道。

钩突　uncinate process

中鼻道外侧壁上的两个隆起,前下部呈弧形嵴状隆起,位于上颌窦开口的后方。水肿时易堵塞上颌窦口,使上颌窦引流不畅,出现上颌窦炎。

鼻中隔　nasal septum

由筛骨垂直板、犁骨和鼻中隔软骨为支架,覆以黏膜而成的结构。分为骨部、软骨部及膜部。构成固有鼻腔内侧壁。

鼻后孔　posterior nare

为鼻腔后方的开口,向后通鼻咽腔。左右各一,近似卵圆形或四边形,由骨和黏膜构成。

额窦　frontal sinus

位于眼眶和筛窦的前上方,额骨眉弓后方的内外侧骨板之间的窦腔。多左右各一,开口于中鼻道。

筛窦　ethmoid sinus

位于鼻腔外侧壁上部与两眶之间筛骨迷路内,由气化程度不同的含气小房构成。

上颌窦　maxillary sinus

鼻旁窦中最大者,位于上颌骨体内,近似三角形的空腔。以鼻腔外侧壁为基底,顶向颧骨突,有上、下、前、后外侧及内侧壁。

蝶窦　sphenoid sinus

蝶骨体内部不规则的空腔,深居中颅底之下。由蝶窦中隔分为左、右两腔。

蝶筛隐窝　sphenoethmoidal recess

位于上鼻甲后上方与蝶骨体之间的凹陷。是蝶窦的开口处。

3.1.5　口腔、颌面部

上颌骨　maxilla

成对的含气骨,与下颌骨共同构成颜面的大部。并参与构成口腔上壁、鼻腔外侧壁及眶下壁。

下颌骨　mandible

居面部下方的一块呈马蹄形的骨。为面颅骨中最大者。与左、右颞骨构成颞下颌关节,分为一体及左、右两支。

颞下颌关节　temporomandibular joint

由下颌骨的下颌头和颞骨下颌窝及关节结节形成的关节。

颧骨　cheekbone

位于面中部前面,眼眶的外下方,近似菱形的成对骨,形成面颊部的骨性突起。颧骨共有4个突起,分别为额蝶突、颌突、颞突和眶突。颧骨的颞突向后接颞骨的颧突,构成颧弓。

颊间隙　buccal space

上颌骨齿槽外缘颊肌表面构成其内侧缘,颈深筋膜浅层和面部表情肌构成其前外缘,咬肌、下颌骨、翼内外肌及腮腺构成其后侧缘。此间隙不是完全被筋膜覆盖,是显性或隐性感染的途径。

牙槽突　alveolar process

为上颌骨和下颌骨包绕牙根周围的突起部分,两侧牙槽突在中线相接,形成牙槽骨弓。牙槽突有内外骨板,均为骨密质,内外骨板间夹以骨松质。

3.1.6　咽喉部、颈部间隙

鼻咽　nasopharynx

指咽的上部,位于鼻腔后方,上达颅底,下至腭帆游离缘平面续口咽,向前经鼻后孔通鼻腔的部位。

咽鼓管　eustachian tube

连通鼻咽部与鼓室的管道。由鼓室端的骨性部和咽端的软骨部组成,咽鼓管使鼓膜两侧气压保持平衡。

咽隐窝　pharyngeal recess

咽鼓管圆枕后方与咽后壁之间的纵行深窝。咽鼓管圆枕是咽鼓管咽口的前、上、后方的弧形隆起。

咽旁间隙　parapharyngeal space

位于咽腔侧方的咽上缩肌与翼内肌和腮腺深叶之间的间隙。前为翼下颌韧带、下颌下腺上缘;后为椎前筋膜。由茎突及附着其上的各肌将该间隙分为前后两部,前部称咽旁前间隙,后部为咽旁后间隙。

咽后间隙　retropharyngeal space

咽周间隙的一部分。位于颊咽筋膜咽部与椎前筋膜之间。

口咽　oropharynx

位于腭帆游离缘与会厌上缘平面之间的部位。上续鼻咽,下通喉咽,向前经咽峡通口腔。

舌骨　hyoid bone

位于颈前部呈蹄铁形的骨。以韧带与颞骨的茎突相连,可分为体、大角及小角。

舌根　tongue base

舌分为舌体和舌根两部分,二者在舌背以“V”形界沟为界,舌根占舌的后 1/3,后方与会厌,两侧与咽壁相连。

软腭 soft palate

腭(口腔的上腔)的后 1/3,主要由腭腱膜、腭肌、腭腺、血管、神经和黏膜构成。附着于硬腭后缘,向后下方延伸,软腭后缘游离,两侧方为舌腭弓及咽腭弓。

腭垂 uvula

【又称】悬雍垂

是口腔软腭后缘正中游离的小圆锥体,两侧有腭扁桃体。

腭扁桃体 palatine tonsil

【又称】扁桃体

位于口咽部侧壁,腭舌弓和腭咽弓之间的扁桃体窝内的淋巴上皮器官。此扁桃体易发生炎症,亦可致扁桃体肥大与化脓。

硬腭 hard palate

腭(口腔的上腔)的前 2/3,由上颌骨腭突和腭骨水平板构成。表面覆以黏膜。

会厌 epiglottis

舌根后方帽舌状的结构。由会厌软骨作基础,被以黏膜而成,其后方是喉的入口。会厌受喉神经支配,它是喉的活瓣,吞咽时关闭,阻止食物进入气管或支气管。

会厌谷 epiglottic valleculae

会厌与舌根间的腔隙,为舌会厌正中襞两侧的深窝。

喉咽 laryngopharynx

咽的最下部。上自会厌上缘平面,下至第 6 颈椎体下缘平面与食管相续。

梨状隐窝 piriform sinus

喉咽前壁上部喉口的两侧为梨状隐窝,常为异物滞留之处。为下咽癌的好发部位。

杓状会厌襞 aryepiglottic fold

连接杓状软骨尖与会厌软骨侧缘的黏膜皱襞。是喉黏膜与咽黏膜的移行处,构成喉口的两侧缘。

喉室 laryngeal ventricle

由喉中间腔侧壁向外突出的隐窝。开口于前庭襞和声襞之间。内衬有喉黏膜,外面有甲杓肌覆盖。

喉前庭 laryngeal vestibule

声带上方的喉腔称为喉前庭。上界为喉口、下界为两侧的前庭襞及其间的前庭裂,上宽下窄呈漏斗形的喉腔部位。

声带　vocal cord

位于喉腔中部,伸展于喉头前部的甲状软骨与后部的两块勺状软骨之间的带状肌肉组织,由声带肌、声带韧带和黏膜三部分组成,左右对称。是重要的发音结构。

声门裂　rima vocalis

位于两侧声襞、杓状软骨底内侧缘和声带突之间,呈三角形,前窄后宽。声门裂是喉腔最狭窄的部分。

室带　ventricular band

【又称】假声带

左右各一,位于声带上方并与声带平行,由室韧带、肌纤维及黏膜组成,呈淡红色。

声门区　glottic portion

包括声带及声门裂。

声门上区　supraglottic portion

位于声带上缘之上,其上口通喉咽部,呈三角形称喉入口。声门上区前壁为会厌软骨,两旁为杓状会厌襞,后为杓状软骨。

声门下区　infraglottic portion

声带下缘至环状软骨下缘以上的喉腔,上部较扁窄,向下逐渐扩大为圆锥形并移行至气管。

环后区　posterior region of cricoid cartilage

属于喉咽或称下咽,从杓状软骨水平以下至环状软骨下缘水平,为咽食管交界处。

环状软骨　cricoid cartilage

喉部唯一完整的软骨环。位于甲状软骨下方,较甲状软骨小,但厚而且坚实,由环状软骨板和环状软骨弓构成。

甲状软骨　thyroid cartilage

位于环状软骨与会厌软骨之间,构成喉前壁和侧壁大部的软骨。分为左、右两板,形似盾牌,为最大的喉软骨。两板在前正中线相遇成前角,成年男性此角明显向前凸隆称为喉结,女性不明显。

杓状软骨　arytenoid cartilage

位于环状软骨板上方后中线两侧的成对软骨。构成喉后壁的上部,近似三面锥体形。底朝下与环状软骨构成环杓关节。

腮腺 parotid gland

最大的唾液腺。呈不规则楔形,大部分位于外耳道的前下方、下颌支与胸锁乳突肌之间的下颌后窝内,开口于颊黏膜。由下颌后静脉 - 胸锁乳突肌内侧连线分为腮腺浅叶、深叶。

腮腺间隙 parotid space

位于腮腺鞘内,该间隙为腮腺及通行于腺体内的血管、神经及淋巴结所充满。腮腺间隙的内侧面未封闭,直接通咽旁间隙和翼颌间隙。

颌下腺 submandibular gland

唾液腺之一。位于下颌体下缘及二腹肌前、后腹所围成的颌下三角内,呈扁椭圆形,以下颌舌骨肌后缘为界分为较大的浅部和较小的深部。其导管由浅部的深面发出,开口于舌下阜。

颌下间隙 submandibular space

位于颌下三角内。上界为覆盖下颌舌骨肌深面的筋膜;下界为颈深筋浅层;前界为二腹肌前腹;后界为二腹肌后腹。主要含有下颌下腺、颌下淋巴结、面前静脉及面动脉。此间隙通过下颌舌骨肌后缘与舌下间隙相通,并与翼颌间隙、咽旁间隙相通。

甲状腺 thyroid gland

人体最大的内分泌腺体。位于颈前部,甲状软骨下紧贴在第三、四气管软骨环前面。由两侧叶和峡部组成,呈 "H" 形。具有合成、储存和分泌甲状腺激素的功能。

胸锁乳突肌 sternocleidomastoid muscle

在颈部两侧,起自胸骨柄前面和锁骨的胸骨端,斜向后上方止于颞骨乳突的肌肉。由副神经支配,一侧收缩,使头向同侧屈,并转向对侧。两侧收缩使头后伸。

椎前间隙 prevertebral space

位于脊柱颈部和椎前筋膜之间的间隙。

3.2 常见疾病及征象用语

3.2.1 颅底

颅底凹陷 basilar invagination

颈椎椎体高度处于异常高位而形成的发育异常,通常是齿状突高位。病变在平片、正中矢状位 CT 重建和 MRI 表现为齿状突肩部高于 Chamberlain 线超过5mm,超过 McGregor 线 7mm,Wachenheim 斜坡基线可正常或异常,斜坡 - 椎管角减小,颈延髓交界受压,常伴有枕骨髁发育不良。

扁平颅底　platybasia

指颅底平坦。在影像上可见基底角增大,大于 150°。

颅底脑膜[脑]膨出　skull base meningoencephalocele

颅腔内容物通过颅骨及硬脑膜的缺损向外膨出。CT 可见颅底骨质缺损,多位于中线处,边界清晰,有时可见硬化边缘。突向颅外的软组织呈圆形或椭圆形,其基底可宽可窄,疝囊内可含脑膜、脑脊液和脑组织,MRI 平扫以 T_1WI 低信号、T_2WI 高信号的脑脊液信号为主,内可伴有少量等 T_1、T_2 脑组织信号影,有包膜,边缘清晰光滑,病变上方可通过颅底骨质缺损处与颅内蛛网膜下腔相通,增强后无强化。

朗格汉斯细胞组织细胞增生症　Langerhans cell histiocytosis, LCH

儿童、青少年发病。包括三种病变:嗜酸性肉芽肿,单骨多见,CT 示圆形、类圆形穿凿样、不以跨缝生长的骨质破坏,边界清晰,一般无硬化及骨膜反应,MRI T_1WI 呈等低信号,T_2WI 呈高信号;韩 - 薛 - 柯病,通常累及多骨,CT 和 MRI 表现为地图状骨质缺损,颅骨内外板皆可受累,缺损边缘锐利,骨质破坏周围很少有硬化;勒 - 雪病,以肝、脾等内脏系统改变为主,CT 和 MRI 显示骨质破坏范围更广泛严重,常表现为多骨多发、大小不等的类圆形骨质缺损区,亦可呈广泛弥漫性虫蚀样骨质破坏,并且相互融合,边界不清。

脊索瘤　chordoma

表现为蝶枕骨交界区软骨结合部骨质破坏及不规则软组织肿块,大多见于斜坡中、上 2/3,常累及鞍区及鞍旁区,部分肿瘤内可见散在钙化,CT 为等高低混杂密度,MRI 呈 T_1WI 低信号、T_2WI 高信号,信号不均匀,增强后多呈中度至明显不均匀"蜂窝"状强化。矢状位脑桥腹侧呈"指压状"凹陷。

软骨肉瘤　chondrosarcoma

多位于颅底。CT 示软组织肿块并溶骨性骨质破坏,钙化常见。MRI 上信号不均,平扫 T_1WI 呈低或等信号,T_2WI 呈高信号,增强扫描不均匀强化。其他软骨肉瘤见 3.2.5 及 9.2 项下。

扁平肥厚型脑膜瘤　en plaque meningioma

好发于颅底,多数认为它起源于眶骨膜,生长比较缓慢,以中年女性发病为主,只发生于一侧多见。主要临床表现为眼球突出、视力下降、头痛、复视等。病灶多数位于眼眶蝶骨大翼区,造成局部骨质增厚,增厚的骨质边缘毛糙,部分脑膜瘤可对邻近的颅骨造成骨质破坏,并可有围绕蝶骨生长的扁平状软组织肿块,增强扫描后呈均匀明显强化。

转移瘤　metastasis

最常来源于乳腺癌,其次是肺癌和前列腺癌。可发生于颅底任何位置。增强 CT 病变强化,骨髓受累,硬膜可见增厚强化,骨受累可呈现溶骨性、渗透性和硬化表现。MRI 病变呈 T_1WI 低信号,T_2WI 高信号,硬膜和软脑膜受累相对皮质为 T_1WI 低信号、T_2WI 高信号,可单发、多发或弥漫性。增强扫描明显强化。

3.2.2 眼部

先天性小眼球 congenital microphthalmia

一种相对常见的眼部畸形,主要临床特征包括眼轴变小、高度远视和高晶状体 - 眼球容积比等。CT 及 MRI 示单纯性小眼球晶状体和玻璃体的密度信号表现同正常眼球;并发性小眼球玻璃体密度均匀或不均匀增高,信号与脑白质相比呈 T_1WI 和 T_2WI 低信号,小眼球玻璃体内可有钙化,可合并其他眼部畸形。

视网膜脱离 retinal detachment

临床表现为突然视力下降,眼前黑影遮挡,视野缺损并逐渐扩大。CT 上脱离的视网膜呈"新月形""双叶形"或"不规则形"等,视盘断面上呈典型的"V"型,密度稍高于玻璃体,如合并出血,则呈明显高密度;MRI 上位置、大小、形态与 CT 表现相似,脱离视网膜下液体中蛋白质与水的含量影响信号强度的高低。

脉络膜脱离 choroidal detachment

有眼外伤、内眼手术及炎症等病史,临床常表现为低眼压,视力影响小。影像表现为眼环局限性增厚,呈半球形隆起突向玻璃体;浆液性脉络膜脱离时,积液呈水样密度信号,出血性脉络膜脱离时,密度信号随时间而不断演变,MRI T_1WI、T_2WI 脱离的脉络膜呈中等信号。

脉络膜恶性黑色素瘤 malignant melanoma

是成年人最常见的眼球内原发恶性肿瘤,临床多以视力下降、视物不清就诊。CT 表现为密度均匀、边界清楚或略高密度的半球形或蘑菇形肿块。MRI 多有特征性表现,T_1WI 呈高信号,T_2WI 低信号。增强肿块一般呈明显均匀强化。

视网膜母细胞瘤 retinoblastoma

多发生于 3 岁以下儿童,典型表现为白瞳症。CT 为眼球内含有钙化的肿块,眼球体积可增大,当肿瘤侵犯球外时可沿视神经蔓延侵入颅内,表现为视神经增粗及眶内或颅内肿块。MRI 上肿块与正常玻璃体相比,T_1WI 呈稍高信号,T_2WI 呈不均匀低信号。

神经鞘瘤 schwannoma

可位于眼眶任何部位,以上方、后段、肌锥外间隙较多,通过眶上裂可与颅内沟通。CT 示多数肿瘤密度不均,可见结节状、斑片状低密度囊变坏死区,邻近结构受压推移,无侵蚀性骨质破坏。MRI T_1WI 与眼外肌相比呈等信号,T_2WI 上呈高、等、低混杂信号。增强后肿块不均匀强化。其他神经鞘瘤见 2.2.1、3.2.3、3.2.6、7.2.3 及

7.2.5 项下。

神经纤维瘤　neurofibroma

可有其他部位神经纤维瘤病的特征或神经纤维瘤病家族病。局限性神经纤维瘤示病变呈椭圆或不规则条状,前后方向与神经走行一致。弥漫型神经纤维瘤及丛状神经纤维瘤示眶内及眶周弥漫性、形态不规则、边界不清的软组织影,可累及眼睑及颞部,常见眶壁骨质缺失,多位于蝶骨大小翼,可见脑膜脑膨出。

眶内蜂窝织炎　intraorbital cellulitis

常见于小儿,急性起病,早期眼睑肿痛伴红斑,累及眶内造成突眼,眼肌麻痹。病变多位于眼眶内侧和与鼻窦相邻处,边缘模糊且不规则,严重时造成眶内结构不清;增强后眶内炎性病灶弥漫性强化,常不均匀。

炎性假瘤　inflammatory pseudotumor

一种病因不明的非特异性肉芽肿,影像学表现复杂,最常见的是眼肌炎型、泪腺炎型和弥漫眼眶炎型。CT 和 MRI 上表现为眼眶内一个或多个结构的异常改变,包括泪腺增大,睑部及眶部均受累;眼外肌增粗,肌腱附着点亦可见增厚;球筋膜囊增厚,边缘毛躁;视神经增粗,边缘毛糙,增强后边缘强化;眼眶内弥漫性异常密度、信号,各结构分界不清,眶壁骨质无明显受累。

皮样囊肿和表皮样囊肿　dermoid cyst and epidermoid cyst

CT 示病灶多位于眼眶外上缘,呈类圆形等、低密度影,边缘光整,内部可见脂肪密度影、点片状钙化灶,邻近骨质呈受压改变。MRI 上如果肿物内含有脂肪,T_1WI 及 T_2WI 呈高信号,脂肪含量较少,则 T_1WI 多为等、低信号,T_2WI 高信号,增强后病变不强化,边缘可见强化。

视神经炎　optic neuritis

年轻女性多见,临床表现有视力快速下降、视野缺损及患眼疼痛等。CT 示视神经增粗,但无明显肿块,增强后不同程度强化,可见视神经鞘强化而视神经不强化,呈"双轨征",MRI T_2WI 信号增高,增强扫描可见明显强化。若发现颅内存在多发脱髓鞘灶应考虑多发性硬化的可能。

视神经胶质瘤　optic glioma

多发于 10 岁以下的儿童,成人少见。CT 示视神经增粗扭曲,瘤体呈等低密度,形态不规整,内常见低密度囊变区,若病变累及管内段视神经可见视神经管增宽,边缘光滑。MRI T_1WI 多呈等低信号,T_2WI 呈略高信号。病变可呈轻度 - 明显强化。

视神经鞘脑膜瘤　optic nerve sheath meningiomas

临床表现主要为眼球突出及视力下降。CT 示沿视神经走行的条状或卵圆形肿块,边缘清晰,呈等或略高密度,密度均匀,肿块内部可见钙化灶。MRI T$_1$WI 呈等信号,T$_2$WI 呈等或略高信号。增强后肿块明显强化,中心视神经不强化,呈"双轨征"。

眼眶淋巴瘤 orbital lymphoma

主要属于非霍奇金淋巴瘤,可发生于结膜、泪腺或球后,一般先起源上述部位,然后向眶内侵犯,可包绕眼球及沿视神经塑形生长。CT 示视神经增粗,病变呈均匀等密度,邻近骨质可无明显破坏。MRI T$_1$WI 及 T$_2$WI 大多呈均匀等信号。增强后病变呈轻度至中度均匀强化。

海绵状血管瘤 cavernous hemangioma

常见于中年女性,临床表现为无痛性、渐进性眼球突出。病灶大多位于肌锥内,呈圆形或类圆形,边界清楚,CT 示多数密度均匀,少数可见钙化点或静脉石影。MRI T$_1$WI 多呈等或略低信号,T$_2$WI 呈高信号,有渐进性强化的特点。

横纹肌肉瘤 rhabdomyosarcoma

多见于 10 岁以下儿童,常有进行性突眼伴疼痛。CT 示眶内肿块,边界欠清,有分叶,同时伴有邻近骨质溶骨性破坏。MRI T$_1$WI 不均匀等、低信号,T$_2$WI 呈不均匀的高信号,增强后病变呈中等至明显强化,可伴有片状不强化的囊变、坏死区。其他横纹肌肉瘤见 3.2.3、3.2.4、5.2.1 及 6.2 项下。

格雷夫斯眼病 Graves ophthalmopathy

【又称】甲状腺相关性眼病 thyroid-associated ophthalmopathy

临床表现主要为无痛性突眼。影像学表现为双侧或单侧眼球突出,形态、密度信号正常,多发、对称的眼外肌增粗,以肌腹增粗为著,肌腱多不受累,也可只累及一个眼外肌,以下直肌、内直肌增粗最多见。其他常见的伴随征象包括眶内脂肪片状密度增高影、泪腺增大、视神经增粗等表现。

眼睑基底细胞癌 eyelid basal cell carcinoma

表现为眼睑局部不均匀增厚,表面凹凸不平,边界不清,易形成溃疡,呈火山口状外观。CT 上病变呈等密度,眶骨多无明显破坏改变,MRI T$_1$WI、T$_2$WI 呈等信号,增强后可见强化,病灶向后可累及眶内结构。

泪囊炎 dacryocystitis

急性泪囊炎呈急性发病,炎症体征明显;慢性泪囊炎反复发生,临床表现常为溢泪。CT 及 MRI 可见泪囊区不规则软组织影,边缘毛糙,慢性患者可伴邻近骨质增厚硬化。泪囊造影检查多见泪囊增大,泪道阻塞。

急性泪腺炎 acute dacryoadenitis

多为小儿及青壮年,急性起病,泪腺部肿胀、疼痛。影像学表现为泪腺增大,多为睑部受累,边缘不规则,周围脂肪间隙模糊。CT 上呈等密度,MRI T_1WI 呈等信号、T_2WI 呈略高信号,增强后可见病变明显强化。鼻窦、眶组织及周围骨壁一般不受累。

慢性泪腺炎　chronic dacryoadenitis

多为双侧发病,进展缓慢,可反复发生。影像学表现为泪腺弥漫增大,边缘模糊,伴有周围结构炎症,可向前越过眶缘,向后沿眼眶外侧壁及外直肌走行,眶壁骨质无受压及侵蚀性改变,CT 上病变泪腺呈等密度,MRI T_1WI、T_2WI 上呈等信号,增强后可见较明显强化。

泪腺多形性腺瘤　pleomorphic adenoma

【又称】泪腺良性混合瘤

泪腺上皮性肿瘤中最常见的一种。影像学表现为位于眼眶外上象限、泪腺窝区的肿块,CT 上多数密度均匀,较大者常有囊变或坏死,眶骨改变为受压性改变,多无骨质破坏。MRI T_1WI 呈等信号,T_2WI 呈等、高混杂信号,信号不均,增强后呈轻至中度强化。

泪腺腺样囊性癌　adenocystic carcinoma

泪腺最常见的恶性上皮性肿瘤。CT 示肿块多呈等或略高密度,少数有钙化,病变边缘不规则,增强后中到重度强化,部分强化不均匀,病变常沿眼眶外壁呈匍匐状向眶尖区、海绵窦方向生长,包绕并浸润邻近外直肌,邻近眶壁多伴有虫蚀样骨质破坏。MRI T_1WI 呈低或等信号,T_2WI 多呈高信号,多数信号不均。

眼部异物　eye foreign body

可分为眼球异物、眼球外眶内异物。CT 检查分辨率高,直接征象为眼部异物影,根据异物性质不同,密度不同,间接征象可有眼环增厚、晶体形态密度改变及脱位等。对于 CT 阴性异物,排除其铁磁性,可采用 MRI,植物性异物在 T_2WI 或质子密度像上显示低信号。

眼球破裂　eyeball rupture

有开放性眼外伤病史,临床可见眼球破裂,无光感。影像学检查提示眼球变形、眼环中断及增厚、前房加深、晶状体损伤、眼球内出血,可伴有眼眶骨折及其他颌面部损伤。

玻璃体积血　vitreous hemorrhage

有眼外伤病史,临床上可表现为飞蚊征,或者视力突然减退。CT 示玻璃体密度增高、不均匀;MRI 示玻璃体内信号随出血不同时期而改变。

眼眶骨折　orbital fractures

CT 是诊断骨折的首选方法,直接征象为眶壁骨质连续性中断、粉碎及骨折片移位改变;间接征象为周围软组织的改变,包括眼外肌增粗、移位及嵌顿、血肿形成或眶内容物脱出。MRI 对骨折继发的软组织改变较有优势。

眶内积气 intraorbital pneumatosis

大多有眼眶外伤史,极少由于眶内的产气杆菌感染引起。影像学表现为眶内可见明确的气体影。

骨膜下血肿 subperiosteal hematoma

有眼外伤史,临床症状根据出血量的多少而异。血肿呈梭形、扁平状肿块,边界清晰,新鲜血肿 CT 为高密度影,随时间延长密度可减低。MRI 可显示不同时期血肿的演变过程,其中亚急性期较为敏感,T_1WI 呈高信号,T_2WI 呈高或低信号。

3.2.3　耳部

外耳道闭锁 atresia of external acoustic meatus

包括骨性及膜性闭锁,CT 及 MR 图像上表现为没有外耳道。骨性闭锁为外耳道骨管未发育,膜性闭锁为外耳道骨管已发育,在鼓室外下方位于髁突与乳突之间可见软组织影充填。

听小骨畸形 auditory ossicles malformation

在中耳畸形中最多见,主要表现为听小骨融合固定、听小骨部分或完全未发育、听小骨位置异常,以及听小骨与鼓室壁发生粘连固定;其中以锤骨柄或砧骨长突发育不全、锤砧关节融合及砧镫关节离断最多见,镫骨畸形或缺如也较多见。

米歇尔畸形 Michel dysplasia

是内耳发育畸形中最严重的一种,表现为内耳完全未发育。HRCT 示颞骨岩部无耳蜗、前庭、半规管等内耳结构,被骨质取代。MRI T_2WI 示迷路区没有正常迷路淋巴液高信号影。

耳蜗未发育 cochlea aplasia

此型少见,仅占耳蜗发育畸形的 3%,为胚胎时期第 3 周末发育障碍所致。HRCT 示颞骨迷路区完全不见耳蜗结构,半规管和前庭形态可见。MRI T_2WI 示迷路区不见高信号耳蜗影,半规管和前庭高信号影可见。需与骨化性迷路炎鉴别,后者有浓密的正常大小的骨囊影。

共腔畸形 common cavity deformity

耳蜗和前庭融合成一腔,缺乏内部结构,为胚胎时期第 4 周时发育停止所致。CT 和 MRI 均可见颞骨岩部圆形或椭圆形囊状结构,囊内无结构,为液体密度或信号。有时中间有一骨性分隔将耳蜗和前庭分为相连的两个腔,耳蜗内无螺旋板结构。

耳蜗不完全分隔 I 型　incomplete partition type I

【又称】囊状耳蜗 - 前庭畸形

是胚胎第 5 周发育障碍所致。整个耳蜗为囊腔，内无蜗轴和骨嵴。影像学表现为耳蜗可以辨认，但只有 1 周或不足 1 周，常伴有囊状扩张的前庭。3D MRI 可显示耳蜗螺旋情况。

耳蜗不完全分隔 II 型　incomplete partition type II

【又称】Mondini 畸形

是最常见的耳蜗畸形，为胚胎发育第 7 周停止所致，患者表现为先天性感音神经聋，常为双侧，主要是低频听力损失。影像学表现为耳蜗基底圈可见，中间圈和顶圈融合成一个囊腔，蜗轴轻度或重度发育不全；可伴前庭导水管或前庭扩大、半规管发育不良或内耳道发育不良。

耳蜗发育不全　cochlea hypoplasia

为胚胎时期第 6 周发育障碍所致，约占耳蜗发育异常的 15%。MSCT 和 MRI 表现为耳蜗和前庭相互可区分，但耳蜗发育短小，内腔无扩大，螺旋少于 2 周，可表现为从内听道发出的不同大小的突起样结构（通常 1~3mm）。前庭常常扩大并伴有半规管畸形。

半规管畸形　semicircular canal dysplasia

外半规管畸形最常见。主要表现为半规管增宽、变短或缺如，前者在 HRCT 和 MRI T$_2$WI 的典型表现是与前庭相通的宽、短的囊腔，半规管骨岛变小或消失；后者常伴前庭畸形，可表现为前庭较小或扩大，部分或全部半规管缺如。

大前庭导水管综合征　large vestibular aqueduct syndrome

是最常见的内耳畸形，多在婴幼儿期出现渐进性和波动性的听力下降，一般多为双侧性感音性聋。HRCT 示前庭导水管开口呈喇叭口状扩张，中点直径总脚到内淋巴囊中点处 >1.5mm 或与总脚相通。MRI 表现为内淋巴管和内淋巴囊明显扩大，呈液体信号。

内听道发育畸形　malformation of the internal auditory canal

主要包括内听道缺如、狭窄或扩大。内听道缺如时，HRCT 可见颞骨岩尖内听道结构完全缺如，为骨质密度取代。MRI T$_2$WI 不见内听道脑脊液高信号影。内听道狭窄在 HRCT 或 MRI 上表现为内听道直径 <2mm，极度狭窄 <1mm 时，很可能伴有听神经发育畸形。内听道底发育异常时，可见骨性分隔异常，蜗神经孔扩大或狭窄、闭锁。

听神经发育畸形　aplasia and hypoplasia of the vestibulocochlear nerve

包括前庭蜗神经缺如和发育不良。蜗神经孔发育不良，HRCT 可见蜗神经孔狭窄或闭锁,狭窄为 ≤ 1.5mm。蜗神经孔闭锁,蜗神经孔区域未见蜗神经孔或呈骨性密度。当前庭蜗神经缺如,内耳水成像可见垂直内听道的斜矢状面显示内听道内蜗神经缺如,或仅有一条神经。蜗神经发育不良表现为蜗神经细小,小于同侧内耳道内面神经和 / 或对侧内听道内蜗神经。

颞骨骨折 fracture of temporal bone

见于头颞部外伤史。HRCT 示颞骨骨折线,分为纵形骨折和横形骨折,前者最多见。纵形骨折线与颞骨长轴岩锥平行,由外到内涉及颞骨鳞部、乳突、外耳道和中耳。横形骨折表现为前后走行的骨折线。常伴中耳乳突积液,并可伴听小骨脱位。

听小骨脱位 ossicular dislocation

HRCT 表现为正常的听小骨连续性中断,常见类型有①锤砧关节脱位锤砧关节间隙增宽、错位,锤骨向砧骨外下方移位。②砧镫关节脱位,砧镫关节间隙异常增厚或缩窄,镫骨上移和镫骨前庭中断镫骨移位突入前庭内。

脑脊液耳漏 cerebrospinal fluid otorrhea

常在头部外伤后发生。HRCT 可见外、中、内耳或颅底骨折线,或骨折破坏形成的骨质缺损区,鼓室内脑膜膨出及伴随的乳突积液等改变。MRI T_2WI 和水成像显示鼓室内脑膜膨出、颅腔脑脊液高信号影与耳内高信号影直接相连。

外耳道异物 foreign body in external auditory meatus

有异物史。HRCT 显示外耳道腔内软组织密度非金属性异物或高密度异物影,边界清晰,也可见多发斑点状高密度影含铅、汞药物或爆炸伤。异物往往形态规整、边缘光滑,与耳道壁软组织不相连,可与外耳道耵聍、肿物鉴别。

中耳异物 foreign body in middle ear

相对少见,多为外伤时异物穿透鼓膜到达中耳所致。临床常见鼓膜弥漫性充血,标志不清,鼓膜前下象限类圆形穿孔,鼓室内有物体存留。影像学表现为鼓室腔内软组织密度或高密度异物影,可伴有外中耳骨折、乳突积液。

急性中耳乳突炎 acute otitis media

一种中耳感染性疾病,最常见于儿童,多表现为突发的耳痛及耳闷胀感,有明显的听力下降,鼓室导抗图多呈 C 型,为传导性聋。HRCT 示中耳乳突腔内弥漫性低密度影,疾病早期气房间隔多完整,后期会出现气房减小、破坏,形成较大低密度腔。MRI T_2WI 示中耳乳突腔高信号影。

慢性中耳乳突炎 chronic otitis media

患者耳道流水、流脓,反复发作,病程较长,可伴有耳鸣、眩晕,听力检查呈传导性听力下降。HRCT 可见中耳乳突腔内低密度影,多伴有听骨链的吸收破坏、鼓室硬化表现。MRI T_2WI 示中耳乳突腔高信号影,增强扫描可以鉴别肉芽组织及积液。

骨化性迷路炎　labyrinthitis ossificans

CT 上观察到迷路腔内不同程度的骨质沉积,内外淋巴间隙逐渐狭窄、消失;MRI 表现为迷路内腔液性信号消失,增强后迷路区域可有强化。

耳硬化征　otosclerosis

缓慢进行性听力下降,电测听为传导性聋伴有卡哈切迹。CT 发现前庭窗前区、蜗窗区、耳蜗周围局限性骨质密度减低区,需考虑耳硬化症。

先天性胆脂瘤　congenital cholesteatoma

可发生于颞骨任意位置,最常见于岩尖处,典型者大多位于中鼓室前部。影像学表现为膨胀性骨质破坏腔伴腔内软组织肿块,边缘光滑,可累及中耳腔、内耳迷路。鼓膜通常完好,上鼓室外侧壁无破坏,可与后天性胆脂瘤鉴别。

后天性胆脂瘤　acquired cholesteatoma

可分为原发性和继发性。前者病变起源于鼓室内,鼓膜早期无穿孔;后者常继发于各种原因所致鼓膜穿孔后。CT 示中耳可见密度均匀的软组织结节或肿块,邻近溶骨性骨质破坏,有膨胀性改变,边缘有硬化,较光滑;病灶 MRI T_1WI 为等、低信号,T_2WI 为等、高信号,增强后无强化,可伴周围炎性组织的强化,DWI 上为特征性高信号。严重者可侵及颅内导致脑膜炎等颅内并发症。

外耳道胆脂瘤　external auditory canal cholesteatoma

典型影像征象为外耳道内软组织肿块伴外耳道扩大,CT 可见骨性段侵蚀性破坏,以下壁受侵蚀为主,边缘相对较光滑。当病灶较小时,鼓膜通常不受累;如果病灶较大,还可向内延伸至中耳、鼓室上隐窝和乳突。

胆固醇肉芽肿　cholesterol granuloma

常见于中耳乳突慢性疾病。颞骨胆固醇肉芽肿在 CT 上表现为边界清楚、边缘光滑的软组织密度灶,多为圆形或类圆形,伴周围膨胀性骨质破坏,骨质破坏程度较轻,可伴鼓室及乳突积液;MRI T_1WI、T_2WI 均为高信号,具有一定特征性,增强后无强化。

外耳道骨瘤　exostosis of external auditory canal

多发生于男性青壮年。CT 表现为单侧、单发的外耳道骨壁局部隆起的骨性或近似骨性密度结节,密度均匀,基底较窄,表面多为半圆形,较光滑,突入至外耳道腔内,好发部位为骨缝处或其外侧,随病灶生长可出现外耳道堵塞等相应临床症状。

外耳道乳头状瘤　papilloma of external auditory canal

好发于我国南方,青壮年多见。耳镜检查示外耳道内表面不规则、触之坚硬的棕褐色乳头状新生物。典型病例 CT 示外耳道内密度均匀,表面有多个小结节样突起的软组织病灶,一般不伴骨质破坏。

鼓室球体瘤 tympanic body tumor

女性多见,临床症状可有搏动性耳鸣、耳闷感、传导性聋、耳痛等。CT 表现为位于鼓室腔的下部、鼓岬表面的软组织结节或肿块,肿瘤可逐渐长大,侵犯周围结构出现相应症状。在 MR T_1WI 呈等或偏低信号影,T_2WI 大多呈高或略高信号影,增强后呈中等至明显强化。

颈静脉球体瘤 glomus jugulare tumor

女性多见,临床症状可有搏动性耳鸣、耳闷感、传导性聋、耳痛等。CT 表现为颈静脉孔区扩大伴相应皮质骨呈虫蚀状的侵蚀破坏,MRI T_1WI 呈等信号影,T_2WI 呈等高信号,信号欠均匀,增强后实质部分呈明显强化,可见特征的"胡椒盐征"。

听神经瘤 acoustic neuroma

临床表现为单侧耳鸣、听力下降、眩晕等。较小肿瘤 CT 上可无阳性发现,较大肿瘤影像学表现为以内耳门为中心的软组织肿块占位,同时长入内听道、桥小脑角区,伴邻近内听道骨壁喇叭状扩大,增强后实质部分明显强化,囊性部分无强化。MRI 可观察到脑干、小脑的受压推移,第四脑室受压变形或移位。

外耳道癌 external auditory canal carcinoma

典型症状有耳部剧烈疼痛、耳流脓及流血、听力下降等,影像检查显示外耳道内软组织占位灶,晚期肿瘤容易侵入鼓室和向深部组织扩展,并伴周围广泛虫蚀状骨质破坏,早期确诊需依赖病理检查。

中耳癌 middle ear carcinoma

长期慢性中耳炎患者突然出现耳血性分泌物、疼痛、面瘫等,耳镜示中耳或外耳道深部肉芽状新生物。影像上发现肿瘤具有向邻近组织浸润生长的特性,伴虫蚀样骨质破坏,增强后中等程度强化,容易侵及颈静脉孔区及沿耳咽鼓管侵犯扩散。

横纹肌肉瘤 rhabdomyosarcoma

好发于儿童及婴幼儿颞骨部少见的恶性肿瘤,临床表现包括外耳道脓血性分泌物伴息肉或肉芽、面瘫、耳痛、听力下降等。具有非特异性的软组织肿瘤表现,易广泛破坏颞骨、颅底骨质及向深部结构浸润生长,可发生咽后、颈部淋巴结转移。其他横纹肌肉瘤见 3.2.2、3.2.4、5.2.1 及 6.2 项下。

面神经鞘瘤 facial nerve schwannoma

临床上渐进性面神经麻痹症状。CT 检查面神经管膨胀性扩大、不规则骨质吸收破坏,MRI 显示面神经走行区分叶状肿块,较大时信号不均匀囊性变。其他神经鞘瘤见 2.2.1、3.2.2、3.2.6、7.2.3 及 7.2.5 项下。

第一鳃裂瘘管　first branchial cleft fistula

患者出生时即可发现在下颌角附近、耳郭后下方或乳突尖前下方的瘘管口,通常有少许分泌物,一旦引流不畅可形成囊肿,继发感染后可出现全身症状。瘘管引流较好时,影像显示较为困难,感染形成脓肿后在 CT 和 MRI 上可形成较典型的表现。

3.2.4　鼻腔鼻窦

鼻部骨折　fracture of nasal bone

包括鼻区骨折、鼻旁窦壁骨折。有外伤史,表现为邻近软组织肿胀,压痛明显,鼻出血等。CT 为显示骨折的首选方法,直接征象为骨质和 / 或骨小梁断裂,间接征象为邻近软组织肿胀。

脑脊液鼻漏　cerebrospinal fluid rhinorrhea

多为外伤后骨折片刺破邻近颅底脑膜,致蛛网膜下腔与邻近鼻腔或鼻窦交通所致,临床表现为鼻孔持续或间歇性流出清亮液体。CT 可显示颅底骨质连续性中断,MRI 示鼻腔、鼻窦内 T_1WI 低信号、T_2WI 高信号,颅内蛛网膜下腔与鼻腔、鼻窦交通。

化脓性鼻窦炎　purulent sinusitis

临床表现为持续性鼻塞、脓涕,头部胀痛等。CT 示鼻腔、鼻窦内含气减少,被软组织密度影填充,急性期鼻旁窦腔内可见气液平面,慢性者可伴有邻近窦壁增生、肥厚。MRI 表现鼻腔窦腔内 T_1WI 低信号、T_2WI 高信号,增强后内容物不强化,边缘可强化。

真菌性鼻窦炎　fungal sinusitis

CT 为首选检查,表现为窦腔内填充软组织密度影,伴有高密度钙化灶或磨玻璃样高密度影,窦壁骨质增生、肥厚,增强扫描无实质强化区。MRI T_1WI 呈等、低信号,T_2WI 呈混杂信号,增强扫描可见病灶边缘强化。

鼻息肉　nasal polyps

CT 示鼻腔、鼻旁窦内软组织影并膨胀性改变,密度中等、稍低,长期慢性病变可导致邻近鼻甲、窦壁骨质吸收变薄。MRI 上病灶以 T_1WI 低信号、T_2WI 高信号多见,增强扫描多无强化。

黏液囊肿　mucocele

由于窦口阻塞而导致窦腔膨胀性病变,多发生于筛窦和额窦。窦腔膨胀性改变,但轮廓保持完整,易突入眼眶、颅内等邻近组织。CT 平扫大多为低或等密度,少数由于黏液含量高而表现较高密度;MRI 一般为 T_1WI 低或等信号,少见高信号,T_2WI 高信号,增强后内容物不强化,囊壁可轻度强化。

黏膜下囊肿 mucos cyst

【又称】分泌性囊肿

多因黏液腺阻塞、腺体内分泌物潴留所致。发生于鼻窦内,以上颌窦多见。CT 多表现为窦腔内沿窦壁单一生长半圆形或圆形囊性密度影,边界清楚,窦腔骨壁一般无异常改变;MRI T_1WI 呈低或等信号,T_2WI 呈高信号,增强后内容物不强化。

鼻前庭囊肿 nasal vestibular cyst

【又称】鼻牙槽突囊肿

发生于鼻前庭的类圆形肿块,CT 多为囊性密度,边缘清楚,早期一般无骨质改变,逐渐长大可压迫上颌牙槽突而出现压迹,继发感染时病灶边缘模糊不清。MRI T_1WI 多呈低信号,T_2WI 呈高信号,内容物不强化,伴发感染时可强化。

内翻性乳头状瘤 inverted papilloma

CT 示单侧鼻腔软组织肿块影,常见位于鼻腔外侧壁近中鼻道区域,病灶边缘多呈不规则乳头状,可伴多发小气泡影,增强后不均匀轻到中度强化,邻近骨质多呈膨胀性受压吸收;MRI T_2WI 或增强 T_1WI 上病变内部结构呈较规则的"栅栏"状或卷曲"脑回"状征象。

鼻腔血管瘤 nasal hemangioma

临床主要表现为反复鼻出血。CT 示鼻腔软组织肿块,密度可不均,边界较清楚,有时可见高密度钙化或静脉石影;MRI T_1WI 多为等信号,T_2WI 多为等高信号,增强后肿块明显强化,海绵状血管瘤有渐进性强化的特点。

鳞状细胞癌 squamous cell carcinoma

鼻腔鼻窦最常见的恶性肿瘤,多见于鼻腔、上颌窦及筛窦,可侵犯两个或以上窦腔。影像学表现为形态不规则的肿块,浸润性生长,边界不清楚,密度信号不均匀,常见液化坏死灶,增强后可见不均匀强化,CT 示骨壁多呈侵蚀性吸收破坏。

腺癌 adenocarcinoma

中年以上男性多见,发病部位以筛窦为著,其次是鼻腔,常侵犯上颌窦、眼眶。病灶呈浸润性生长,形态不规则,边界不清楚,密度信号欠均匀或不均匀,增强后中度到明显强化,可伴低密度信号未强化区,窦壁可以受压扩大,骨壁常见吸收破坏。

腺样囊性癌 adenoid cystic carcinoma

中年以上多见,女性略多。原发于上颌窦为著,其次位于鼻腔和筛窦,病变最大特点为沿神经分支及骨性管道、孔裂浸润性生长。影像学表现为窦腔内不规则软组织团块影，伴多发囊性变，窦腔扩大，增强后不均匀强化，CT 示骨质吸收稀疏或呈虫蚀样骨破坏。

恶性黑色素瘤　malignant melanoma

以中老年多见，鼻腔内可见黑色、黑褐色或淡红色新生物。影像学表现为病灶呈结节状团块，形态不规则，边界欠清楚，骨质的侵犯以浸润性吸收为主。MRI 具有一定特征性，典型病灶 T_1WI 呈高信号，T_2WI 呈低信号，增强后中等或明显强化，可伴低密度和 / 或信号液化坏死。

鼻腔鼻窦淋巴瘤　lymphoma in nasal cavity and paranasal sinus

90% 以上为非霍奇金淋巴瘤，原发于鼻腔的绝大多数为 T/NK 细胞型及 T 细胞型，B 细胞型多发于鼻窦，病灶以弥漫性生长为主，边界不清，易侵犯周围结构。CT 病灶呈等密度，T/NK 细胞型密度常欠均匀，可出现液化坏死，邻近骨质可呈虫蚀样或虚线样吸收破坏，或见鼻中隔、硬腭穿孔、鼻甲脱落。MRI T_1WI 呈稍低、等信号，T_2WI 呈等、稍高信号，增强扫描轻至中度强化。

嗅神经母细胞瘤　olfactory neuroblastoma

11~20 岁和 50~60 岁是两个发病高峰。病灶位于一侧鼻腔顶嗅区和筛窦，形态不规则，边界欠清楚，常向上突破筛骨筛板，侵入前颅窝内。CT 呈等密度，多数肿块密度较均匀，可伴液化坏死、高密度钙化灶或骨化影，增强后中等到明显强化，强化不均匀。MRI T_1WI 稍低、等信号，T_2WI 稍高信号，出现液化坏死时可见斑片状更高信号影。

横纹肌肉瘤　rhabdomyosarcoma

儿童和青少年较常见的软组织恶性肿瘤。病灶多起源于鼻腔上中部和筛窦，形态不规则，边界不清楚，易侵犯眼眶和颅内。CT 以等密度为主，较大肿块常见低密度液化坏死区，若肿块内出血则见斑片状高密度区，骨质广泛侵蚀性吸收破坏。MRI T_1WI 呈稍低、等信号，T_2WI 呈等、稍高信号。增强后不均匀强化，散在低密度低信号区。可发生咽后、颈部淋巴结转移。其他横纹肌肉瘤见 3.2.2、3.2.3、5.2.1 及 6.2 项下。

3.2.5　口腔、颌面部

化脓性颌骨骨髓炎　suppurative osteomyelitis of jaws

有病源牙、外伤或感染病史。急性颌骨骨髓炎在 2 周后，X 线平片可出现骨质异常，主要有颌骨内骨质破坏、死骨形成、骨质增生硬化、骨膜反应等。CT 表现为颌骨增粗，虫蚀状骨质破坏及死骨，骨皮质增厚，骨膜增生及周围软组织肿胀，增强扫描软组织强化。对于早期骨髓改变 MRI 显示最佳，表现为骨髓水肿，T_1WI 呈低信号、T_2WI 呈稍高信号。

放射性颌骨坏死　osteoradionecrosis of jaws

病变区域有放射治疗史。X 线和 CT 显示颌骨骨小梁增粗、散在斑点状骨质破坏或广泛骨质破坏,死骨形成及软组织肿胀。核素显像能更好显示骨坏死的病理状态。

根端囊肿　radicular cyst

最常见的牙源性囊肿。CT 示牙槽骨根尖或根侧部单一的类圆形或卵圆形膨胀性囊性密度区,边缘清晰,囊肿边缘可见致密的骨性包壳,内部可见牙组织残根突入其中。MRI T_1WI 可见囊肿呈低、等信号,T_2WI 呈高信号,高信号的囊中可见低信号的牙根,增强后一般不强化。

含牙囊肿　dentigerous cyst

好发于下颌第三磨牙和上颌前牙,易累及上颌窦。CT 常表现为单房卵圆形膨胀性生长的囊性病变,局部颌骨骨皮质膨大变薄,囊肿内含牙齿,周围见骨质受压硬化边缘,囊肿邻近常有缺牙。MRI T_1WI 可见囊肿呈低、等信号,T_2WI 呈高信号,增强后囊肿不强化,各序列中可见低信号的牙齿。

牙源性角化囊肿　odontogenic keratocyst

好发于下颌第三磨牙区及下颌升支区,单囊多见,有明显沿颌骨长轴发展的特点,即囊肿较大而颌骨膨胀不明显。CT 示颌骨内膨胀性生长的单囊或多囊、边缘光滑整齐的圆形或卵圆形囊性低密度肿物,骨皮质受压变薄,周围骨质增生硬化。MRI T_1WI 可见囊肿呈低、等信号,T_2WI 高信号,信号不均匀。

成釉细胞瘤　ameloblastoma

【又称】造釉细胞瘤

最常见的牙源性肿瘤。颌骨内,尤其是下颌骨磨牙、升支区可见囊状骨质破坏,肿瘤较大时颌骨膨胀明显,单房者可有切迹改变,多房者呈大小不同或蜂窝状多房,病灶边缘清楚,可伴局部骨质缺损及骨质硬化,常见牙根吸收。CT 示肿瘤内常呈低密度囊状区,也可呈等、低混杂密度。MRI T_1WI 呈低信号、T_2WI 呈高信号。增强扫描肿瘤实性成分呈中度或明显强化。

骨化性纤维瘤　ossifying fibroma

可发生于上、下颌骨,但以下颌骨多见。CT 示颌骨内圆形或椭圆形影,低密度或高低混杂密度,边缘清楚,局部骨质膨胀,皮质变薄,邻牙可有移位。病变在 MRI T_1WI 呈低信号,T_2WI 呈等或稍高信号,其内骨化和钙化影在 T_1WI 和 T_2WI 均呈低信号。

骨纤维异常增殖症　fibrous dysplasia

【又称】骨纤维结构不良

颅面骨以下颌骨、颞骨和枕骨好发,病灶范围较广泛,主要为板障膨大、增宽,外板增厚和囊状改变,磨玻璃样或明显骨硬化。CT 表现为骨质膨胀,呈磨玻璃样密度或与囊样低密度混合存在,与周围正常结构分界不清,常伴有骨骼畸形。MRI T_1WI 多为低信号,T_2WI 因含骨小梁、囊变及出血等成分不同,可呈高信号、低信号,增强扫描明显强化。

颌骨骨肉瘤　osteosarcoma of jaws

多发生于下颌骨体。影像学表现可分为成骨型、溶骨型及混合型。CT 示颌骨肿瘤部位骨质破坏,通常表现为高低混杂密度、边界不清的团块影,密质骨破坏,骨皮质缺损,肿瘤穿出形成软组织肿块,其内也可有团块状、日光放射状、针状瘤骨,可有层状骨膜反应及 Codman 三角,增强后实质部分可有明显强化。多数肿瘤 MRI T_1WI 呈不均匀低信号,T_2WI 呈不均匀高信号,骨质破坏及瘤骨呈低信号。

软骨肉瘤　chondrosarcoma

影像学表现为颌骨内骨质破坏区,其内见肿瘤软骨组织钙化灶,伴有软组织肿块或骨膜反应。CT 示颌骨髓腔内高低混杂密度灶,周围形成分叶状、结节状或圆形软组织肿块,轮廓清楚,内部常见斑点状、棉絮状、弧形钙化影。MRI T_1WI 可见低、等信号,T_2WI 高低混杂信号,部分可见低信号分隔,增强后呈不均匀强化。其他软骨肉瘤见 3.2.1 及 9.2 项下。

颞下颌关节紊乱病　temporomandibular disorder

临床表现为关节区或关节周围肌肉疼痛,开口度、开口型异常。该病包括咀嚼肌疾病、关节结构紊乱疾病、关节炎性疾病滑膜炎和 / 或关节囊炎和骨关节病。影像检查可见髁状突运动异常、关节结构紊乱,关节造影可显示关节盘穿孔、移位和破坏。

颊癌　buccal mucosa carcinoma

好发于磨牙区附近的颊黏膜。影像学表现为颊间隙内肿块,与颊肌分界不清,颊沟内脂肪组织为软组织取代,累及颌骨者表现为不规则骨质破坏,病变可侵犯咀嚼肌间隙、颞下窝。MRI T_1WI 呈低信号,T_2WI 呈高信号,增强扫描显示轻中度强化,囊变或坏死区无强化。

3.2.6　咽喉部、颈部间隙

鼻咽腺样体增生　nasopharyngeal adenoidal hypertrophy

多见于小儿。CT 示鼻咽顶后壁软组织对称性增厚,边界清楚,呈等密度,密度均匀,颅底骨质未见吸收破坏。T₁WI呈等信号,T₂WI呈稍高信号。增强后轻度强化,黏膜线完整。

鼻咽纤维血管瘤 nasopharyngeal angiofibromas

多发生于10~25岁男性,常有鼻腔反复出血史。CT示鼻咽 - 后鼻孔区或蝶腭孔区的不规则形软组织肿块,边界清楚,密度均匀,增强后明显强化。MRI T₁WI呈等信号,T₂WI呈等或稍高信号,信号均匀,可见点条状血管流空影;增强后实质部分明显强化,血管流空影不强化。

鼻咽癌 nasopharyngeal carcinoma

最常发生于咽隐窝,其次是顶壁、侧壁,可向前侵犯鼻腔,向两侧侵犯咽旁间隙,向后侵犯咽后间隙、椎前肌,向下侵犯口咽,向上侵犯斜坡及颅底骨质。CT示鼻咽部软组织不规则增厚或形成肿块,边界欠清,咽隐窝消失,常并发咽后、颈部淋巴结肿大及颅底骨质破坏。MRI T₁WI呈低、等信号,T₂WI呈较高信号。增强后不均匀强化。

口咽癌 oropharyngeal carcinoma

约90%是鳞状细胞癌,以单侧发病为主,好发于腭扁桃体区。影像学表现呈口咽部类圆形或不规则肿块,液化、坏死常见,病灶具有侵袭性生长的特性,边缘多不清楚,并有颈部早期淋巴结转移。CT多为等或稍低密度,其内见液化坏死更低密度区。MRI T₁WI中等、稍低信号,T₂WI大部分呈高信号,信号不均,增强后实质部分明显不均匀强化。

下咽癌 hypopharyngeal carcinoma

【又称】喉咽癌

95%以上是鳞状细胞癌,多发生在梨状窝,其次为咽后壁和环后区。CT示下咽部肿物影,肿物多呈等或混杂密度,形态不规则,边界清楚或模糊,破坏周围骨及软组织结构,常伴颈部肿大淋巴结。MRI T₁WI呈等信号,T₂WI呈不均匀高信号,增强后病灶不均匀强化。

咽部淋巴瘤 pharyngeal lymphoma

病灶位于咽淋巴环,以扁桃体最常见,其次为鼻咽部。影像学表现为突向咽腔或周围弥漫生长的软组织肿物,CT呈等密度,MRI T₁WI呈等或稍低信号,T₂WI呈高信号,密度或信号均匀,多无钙化、囊变或坏死,增强后多中、轻度强化,一般无咽旁间隙侵犯及颅底骨质破坏。

扁桃体增生肥大 tonsil hypertrophy

腭扁桃体增生肥大表现为口咽两侧扁桃体肿大,密度或信号均匀,咽腔变窄,咽内壁变窄,咽内壁光整。腺样体肥大咽扁桃体表现为鼻咽顶后壁软组织增厚突入鼻咽腔,使之狭窄,周围肌肉间隙清晰,无骨质破坏。

扁桃体脓肿　tonsillar abscess

炎症期,扁桃体肿胀增大,密度信号欠均,边界不清;脓肿形成期,扁桃体肿大,并见中心低密度,MRI T_1WI 呈低信号,T_2WI 呈高信号,增强扫描边缘环形强化,与周围组织分界欠清,可蔓延至咽旁黏膜间隙、咀嚼肌间隙及颌下间隙。常见颈部淋巴结反应性增生。

咽囊囊肿　nasopharyngeal cyst

位于鼻咽中线区的良性病变。CT 示边缘规则的囊性病变,若囊肿内蛋白含量高,可表现为软组织结节样,感染后囊肿壁厚,囊肿内密度增高,与周围肌肉密度相近。MRI 上由于囊肿内蛋白含量不一,T_1WI 呈低至高信号,T_2WI 呈高信号,增强扫描一般无强化,感染后囊壁可强化。

咽部异物　pharyngeal foreign body

是耳鼻咽喉科常见的急症,患者有异物误咽史。食管钡棉检查见钡棉钩挂,若食管壁被刺破,可见钡剂进入咽旁软组织内。CT 可显示不透 X 线或半透 X 线的异物位置、大小、形态及数量,对于不透 X 线的异物不能显示,但可显示异物周围肉芽肿反应。

茎突综合征　styloid process syndrome

【又称】茎突过长症,症状性过长茎突

典型症状为咽痛、咽部异物感等。影像学表现为茎突长度过长 >3cm,方位异常,茎突增粗,韧带骨化。

急性会厌炎　acute epiglottitis

【又称】急性声门上喉炎

以声门上区会厌病变为主的急性炎症,可危及生命。影像学显示会厌、杓状会厌襞和杓状软骨肿胀,颈部侧位片上肿胀的会厌形如拇指,故称"拇指征",后两者构成喉前庭的侧后壁,使喉室明显狭窄,引起上气道阻塞。约 25% 的病例可扩展到假声带和声门下腔。

喉乳头状瘤　papilloma of larynx

喉部最常见的良性上皮性肿瘤。影像学表现为发生于室带、声带或声门下区的软组织密度或信号肿物,多发者可相互融合,周围组织呈受压改变,喉旁间隙存在,喉软骨无破坏,增强扫描见肿物不同程度强化。

喉部血管瘤　hemangioma of larynx

CT 示附着于声带、声门下区或喉其他部位的肿物,表面光滑,基底部境界可不清,多凸向喉腔或气道,内可见钙化。MRI T_1WI 呈等、稍低或混杂信号,T_2WI 多呈明显高信号。增强扫描病灶明显强化。

声门上型喉癌 supraglottic carcinoma

好发位置依次为会厌、室带、喉室、杓状会厌襞。CT可见病变区软组织不规则增厚形成肿物,局部会厌前间隙低密度脂肪影消失。MRI T_1WI 呈等或稍低信号,T_2WI 呈稍高信号,增强扫描不均匀强化。常见颈部肿大淋巴结。

声门型喉癌 glottic carcinoma

是喉癌最常见的类型,好发于声带的前中段,较少发现淋巴转移。CT示声带不规则增厚,内可见结节影,向前可侵犯前联合,向后可侵犯杓状软骨,向深部可达喉旁间隙。MRI T_1WI 多呈等信号,T_2WI 多呈不均匀稍高信号,增强可见病灶不均匀强化。

声门下型喉癌 subglottic carcinoma

位于声带游离缘至环状软骨之间,原发性较少,多数为声门型及声门上型向下侵犯所致。CT示气管与环状软骨间异常软组织增生,周围黏膜厚度 >1mm 即可视为异常。MRI可显示声门下区黏膜浸润增厚和结节影。

跨声门型喉癌 transglottic carcinoma

为喉癌晚期表现,肿瘤多累及整个喉腔,常伴周围软组织广泛浸润及颈部淋巴结转移。CT和MRI示声门上及声门下区连续的软组织肿块影,轮廓不整,会厌前间隙及喉旁间隙常受侵,喉腔变窄。肿块可通过环甲膜、环甲间隙,甚至破坏喉软骨直接蔓延至喉外。

反应性淋巴结增生 reactive lymphadenopathy

表现为颈部多发淋巴结肿大,常为单侧,较少发生在双侧。以颈部 IB 区最为常见,Ⅱ～Ⅳ区也可出现。CT示边界清楚、光滑的长椭圆形肿大淋巴结,与周围组织分界清楚,密度均匀,较少出现液化低密度区,长径较长,短径可大于或小于1cm,长短径比值较大。MRI T_1WI 呈等信号,T_2WI 呈高信号,在 DWI 上扩散中重度受限,增强扫描可见轻中度均匀强化,部分可见淋巴结门结构。

颈部淋巴结转移 cervical lymph node metastasis

中老年患者多见,常有原发肿瘤病史,表现为单侧或双侧结节及肿物。边缘不规则强化伴中央坏死为鳞癌转移淋巴结特征性表现,尤以喉癌及下咽癌多见。鼻咽癌淋巴结转移好发于咽后组及颈静脉链组,多边缘规则。甲状腺癌转移部位为颈静脉链周围、气管食管沟、甲状腺周围及上纵隔,淋巴结颗粒状钙化、囊性变、壁内明显强化的乳头状结节为乳头状癌转移的特征性改变。

颈部淋巴瘤 cervical lymphoma

常为双侧颈部、多区域淋巴结同时受累,尤其以颈内静脉链上中下组受累多见。受累淋巴结边界清楚,常为各个孤立,融合少见。受累淋巴结密度信号均匀,强化程度近似于肌肉,坏死囊变少见。

淋巴管瘤　lymphangioma

淋巴管瘤发病部位以颈部最多,尤其是后颈。CT 示单房或多房的薄壁囊性肿物,水样密度,如有出血则密度可增高,边界清楚,也可以楔入肌肉之间,如合并感染,囊壁增厚和强化,周围脂肪结构内可有炎性浸润。MRI T_1WI 呈低信号,有囊内出血或囊液脂肪含量高者呈高信号,偶见液 - 液平面,T_2WI 呈高信号。增强扫描病变无强化。其他淋巴管瘤见 5.2.1、7.2.3 及 7.2.4 项下。

颈部神经鞘瘤　cervical schwannoma

位于颈动脉间隙的病灶多位于间隙的后、内侧,将颈动脉向前或外方推移,茎突前移,迷走神经肿瘤可以使颈动、静脉分离。椎旁间隙肿瘤可呈“哑铃状”跨椎管内外生长,可有邻近脊椎的骨质破坏或椎间孔扩大。CT 示肿物边界清,密度可不均匀,MRI T_1WI 呈等或稍低信号,T_2WI 呈斑驳样高低混杂信号,增强扫描呈明显不均匀强化。其他神经鞘瘤见 2.2.1、3.2.2、3.2.3、7.2.3 及 7.2.5 项下。

颈动脉体瘤　carotid body tumor

可有搏动感及血管性杂音。病灶位于颈总动脉分叉处,使颈总动脉分叉增宽。肿瘤血供丰富,增强 CT 扫描呈明显强化,与颈动脉相仿。MRI T_1WI 呈低、等信号,T_2WI 等、高信号,肿瘤内可见流空的肿瘤血管,为典型的“胡椒盐征”。

鳃裂囊肿　branchial cleft cyst

由未完全退化的鳃裂组织发育而成,第一鳃裂囊肿位于耳后或腮腺周围,第二鳃裂囊肿位于颈动脉鞘外侧、胸锁乳突肌前缘。影像学表现为圆形或椭圆形囊性病灶,边缘清楚,增强扫描无强化或边缘强化,合并感染时密度或信号不均,增强扫描囊壁增厚强化。

急性腮腺炎　acute parotitis

常单侧发病,起病急,腮腺区局部疼痛肿胀。CT 示腮腺弥漫性肿大,轮廓模糊,邻近颈深筋膜增厚,早期腺体密度稍增高,后期水肿则密度减低,形成脓肿时可见低密度坏死液化区。MRI T_1WI 呈低信号,T_2WI 呈高信号,周围结构呈较弥漫的 T_1WI 低信号、T_2WI 高信号充血水肿信号。增强扫描腮腺弥漫性强化。

慢性腮腺炎　chronic parotitis

双侧发病多见。CT 可表现为不同类型:双侧或单侧腮腺弥漫性肿大,密度均匀或不均匀;单侧腮腺内局限性密度增高,增强后边界较清晰;腮腺体积缩小,腺体变形,密度增高,见斑点状高密度结石影。MRI 因纤维增生和脂肪浸润程度不一,表现为混杂信号,腮腺导管扩张表现为圆点、条状 T_1WI 低信号、T_2WI 高信号。增强扫描病灶一般呈轻中度强化。

腮腺多形性腺瘤 pleomorphic adenoma

【又称】腮腺混合瘤

多见于中年女性,临床表现为腮腺无痛性肿块,生长缓慢。CT 表现为腮腺区边缘清楚的圆形或类圆形肿块,密度均匀或不均匀,可合并囊变、钙化,增强后强化明显。MRI T_1WI 呈低信号,T_2WI 信号增高且广泛信号不均匀,常见周边 T_2WI 低信号包膜影。

腮腺腺淋巴瘤 parotid adenolymphoma

【又称】Warthins 瘤

中老年男性多见,多位于腮腺后下极,可双侧发病或多灶性。CT 示肿瘤呈类圆形或椭圆形,实性或囊实性,边缘清楚,无钙化;增强扫描动脉期明显强化,静脉期强化减退,可见贴边血管征或贴边血管浅分叶征。MRI T_1WI 呈等或稍低信号,T_2WI 上信号多变,一般 T_2WI 低信号常提示此病。

腮腺黏液表皮样癌 parotid mucoepidermoid carcinoma

最常见的腮腺恶性肿瘤。影像学表现缺乏特异性,高分化型呈良性特征,可囊变,边缘可有出血;低分化型易囊变、出血及周围淋巴结转移,与周围正常腮腺组织分界不清,呈浸润性生长。MRI T_1WI 呈低、等信号,T_2WI 呈等、稍高信号,增强扫描可见不同程度强化。

甲状舌管囊肿 thyroglossal duct cyst

【又称】舌甲囊肿

好发于 10 岁以下儿童,是最常见的先天性颈部肿物。颈前舌骨上下出现囊性肿物,圆形或类圆形,大小不等。CT 呈低密度,偶见分隔。MRI 呈 T_1WI 低信号、T_2WI 高信号。增强扫描不强化。

甲状腺腺瘤 thyroid adenoma

甲状腺最常见的良性肿瘤,好发于 30 岁以上妇女,常为单发。CT 表现多为边缘规则的结节或肿物,密度均匀或不均匀,较大者可有囊变,双期增强扫描动脉期病灶明显强化,静脉期密度减低。MRI T_1WI 信号不一,与正常甲状腺比较呈中低信号,出血部分高信号;T_2WI 呈高信号,可见低信号晕环。

甲状腺乳头状癌 papillary thyroid carcinoma

最常见的甲状腺恶性肿瘤,女性多见,预后好,但淋巴结转移率高。CT 示甲状腺内不规则混杂低密度灶,呈浸润性生长,边缘模糊不清;肿瘤可囊性变,囊壁见明显强化的乳头状结节为乳头状癌的特征性表现;微小砂砾状钙化为恶性病变定性诊断的指征。MRI T_1WI 肿瘤呈中等或低信号,T_2WI 信号明显增高,均质或不均质。可出现颈部或纵隔淋巴结转移。

视神经双轨征　optic nerve tram-track sign

主要见视神经鞘脑膜瘤。轨道样强化代表了视神经鞘脑膜瘤中沿视神经蔓延的脑膜瘤组织,中央无强化区为正常视神经。该征象有助于与视神经胶质瘤相鉴别。

卷曲脑回征　convoluted cerebriform pattern

主要见于鼻腔鼻窦内翻性乳头状瘤。该征在 T_2WI 序列和增强 T_1WI 序列可见,T_2WI 表现为脑回状高信号的间质水肿,间杂相对低信号的肿瘤上皮组织;增强 T_1WI 肿瘤上皮组织较明显强化,间质强化不明显,内部结构呈脑回样改变。

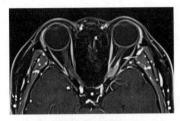
视神经双轨征

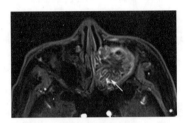
卷曲脑回征

拇指征　thumb sign

急性会厌炎时,颈部侧位 X 线片显示肿胀的会厌形如拇指状。

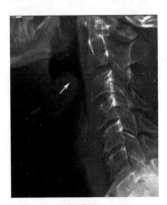
拇指征

4 呼吸系统

4.1 影像解剖及基本病变用语

4.1.1 影像解剖用语

1. 胸廓

锁骨上皮肤褶皱影　skin reflection over the clavicle

锁骨上皮肤与皮下组织的中等密度投影,与锁骨上缘平行,3~5mm 厚。

胸锁乳突肌影　sternocleidomastoid shadow

两侧胸锁乳突肌投影,一端连于胸锁关节延向外上方的条状软组织密度影,与两侧肺尖影重叠。当颈部偏斜一侧时两侧可不对称。

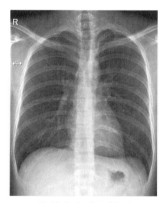 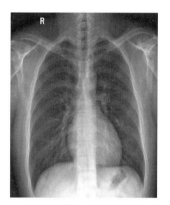

锁骨上皮肤褶皱影　　　　　　胸锁乳突肌影

女性乳房影　breast shadow

两肺底密度增高的半圆形阴影,外下界清晰并与腋部软组织影连续,两侧乳房发育不等则两侧乳房影大小密度可略有不同。

男性胸大肌影　pectoralis major shadow

重叠于两侧肺中野外带,显示为均匀的片状阴影。外缘境界清楚锐利,向上延及腋窝。肌肉发达男性较为明显,少数人可不对称。

乳头影　nipple shadow

两下肺野边缘清晰的小圆形高密度影,形态类似于结节性病灶,大多两侧对称,男性乳头影多为肺中野较小圆形高密度影。

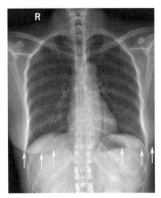

女性乳房影

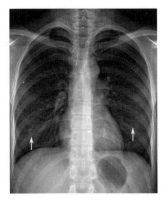

乳头影

肋软骨钙化影　calcification of costicartilage

肋骨前端与胸骨之间间断或连续的片状、条状、颗粒状或块状致密影。25~30 岁第一肋软骨开始钙化,后自下而上依次钙化,第二肋最后钙化。

颈肋　cervical rib

较为常见的肋骨先天变异,颈肋为胸廓入口处第七颈椎旁半环形致密影,与第一肋平行,两侧对称或不对称,多为双侧性,少数亦可为单侧。

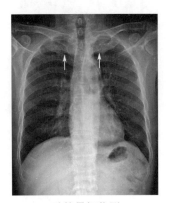

肋软骨钙化影

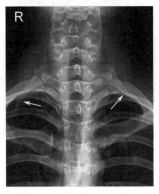

颈肋

叉状肋　cross rib

叉状肋为肋骨前缘呈 “Y” 字形分叉,好发于右侧第三、四肋,前端两叉长短不一,较短时可仅为肋骨局部突起,较长时可分叉后重新联合为环状,类似 “空洞” 影。

肋骨融合　fusion rib

肋骨融合为肋骨局限性增宽,两肋骨间骨质相接。多发生于肋骨后段近脊柱旁,以第五、六肋多见。

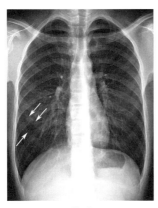
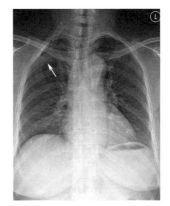

叉状肋　　　　　　　　　　　　　肋骨融合

2. 肺

肺野　lung field

胸部平片上两侧肺脏表现出的透亮低密度区域。两侧肺野以第二及第四前肋为界分为上、中、下三野,以横膈三等分点作胸壁弧形平行线分为内、中、外三带(如图星号所示右侧白底区域)。

肺纹理　lung markings

自肺门向外放射状分布的树枝状阴影。主要由肺动脉及肺静脉投影组成,支气管、淋巴管及少量间质组织投影也参与其形成。正常下肺野纹理较上肺野多而粗,右下肺野肺纹理较左下肺野多而粗。

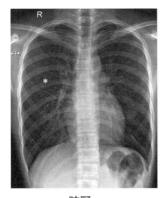
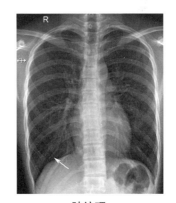

肺野　　　　　　　　　　　　　　肺纹理

肺门影　hilar shadow

肺门影是两侧肺动脉、肺静脉、支气管及淋巴组织的投影,主要为肺动脉及肺静脉主要分支的投影。胸部正位片上,肺门位于两肺中野、内带,左侧较右侧高 1~2cm。

肺门角　hilar shadow

胸部正位片上肺门上下两部分投影的交界角,为右肺门上部(右上肺静脉干、上肺动脉及下肺动脉干后回归支影)及下部(右下肺动脉干影)外缘相接形成,在右侧透亮的中间支气管衬托下显示清晰。

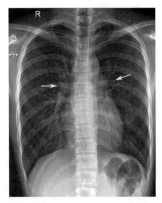　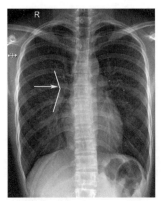

肺门影　　　　　　　　　　　　　　　　肺门角

肺裂　pulmonary fissure

肺内将各个肺叶分隔开的胸膜,其与 CT 扫描层面平行或层厚较厚时,叶间裂所在区域因为肺泡聚集及终末细支气管、肺动静脉纤细呈均匀低密度透亮影,即表现为无肺纹理区域,又称之为乏血管带。当其与扫描层面接近垂直或层厚较薄时表现为高密度线状影(如图所示,白箭为斜裂,白箭头为水平裂)。

斜裂　oblique fissure

两肺内将上肺叶与下肺叶分隔开的叶间胸膜。

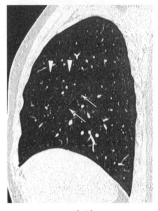　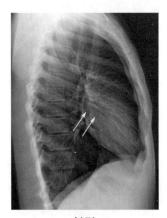

肺裂　　　　　　　　　　　　　　　　　斜裂

水平裂　horizontal fissure

右肺内将上肺叶与中下肺叶分隔开的叶间胸膜影。

肺叶　pulmonary lobe

由叶间胸膜分割而成,右肺被斜裂及水平裂分为上、中、下三个肺叶,左肺被斜裂分为上、下两个肺叶。

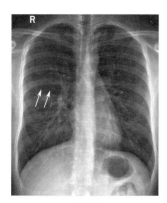

水平裂

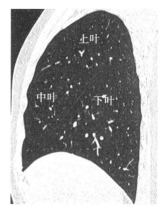

肺叶

副叶　accessory lobe of lung

右副裂深入肺叶内分隔而成的肺叶。常见的有:奇叶,奇静脉位置异常与周围胸膜返折连接形成副奇裂,将右肺上叶内侧部分肺组织分隔成奇叶;下副叶,又称心后叶,下副裂自横膈内侧部向内上斜行达肺门,将内基底段分隔为独立肺叶,右侧多见。

奇叶　azygos lobe of lung

奇静脉位置异常与周围胸膜返折形成副奇裂,将右肺上叶内侧部分肺组织分隔成奇叶(如图所示白箭为副奇裂,白星所示区域为奇叶)。

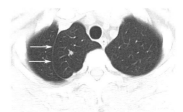

奇叶

肺段　pulmonary segment

肺叶内依据同名支气管主要分支分部进行的功能区域划分,为尖端朝向肺门,底部朝向肺外周的锥形区域。每个肺叶由 2~5 个肺段组成。

次级肺小叶　secondary pulmonary lobule

【又称】**肺小叶**

是由结缔组织小叶间隔包绕的肺最小独立单元,由一个细支气管或 3~5 个终末细支气管连同其各级分支及分支末端的肺泡构成。其由小叶核心(管径 1mm 的细支气管及肺动脉)、小叶实质(肺泡组织)和小叶间隔(结缔组织)构成。病变时可显示其结构,呈底朝胸壁、尖端指向肺门的不规则多边形或截头锥体形(白箭所示区域,右图为次级肺小叶细节放大)。

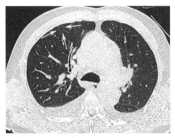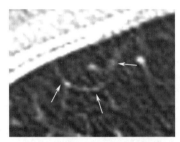

次级肺小叶

初级肺小叶　primary pulmonary lobule

【又称】**肺腺泡**

由呼吸性细支气管及其所属的肺泡管、肺泡囊、肺泡和血管、淋巴管、神经、结缔组织构成,为次级肺小叶的亚单位(主要为其实质部分)。其结构在高分辨率 CT 上多不能完整显示。

中轴间质　axial interstium

【又称】**轴心间质**

即包绕所有气道、血管(主支气管到呼吸性细支气管及其伴随的肺动静脉分支)的结缔组织。这些结缔组织,可从肺门部沿支气管分支到小叶内支气管周围,甚至连向肺泡导管及肺泡囊。

外围间质　peripheral interstium

外围间质分布在肺脏表面,与脏层胸膜有关,其伸入肺内构成小叶间隔。正常高分辨 CT 偶可分辨,病变时常导致小叶间隔增厚而易于显示,其与脏层胸膜相连,故多伴发脏层胸膜增厚。

间隔间质　septal interstium

【又称】**肺泡间质**

位于肺泡间隔,由肺泡壁内含有的毛细血管、胶原纤维及弹力纤维等结构组成,高分辨 CT 无法显示。

小叶间隔　interlobular septum

是指肺小叶周围及中央的纤维结缔组织,内含肺小静脉及小淋巴管。正常小叶间隔表现为胸膜下的均匀线状高密度影,与胸膜垂直;肺中央部的小叶间隔较薄,一般不可见(如图白箭所示)。

小叶核心 lobular core

是由小叶肺动脉及细支气管构成,直径约1mm。高分辨率CT图像上断面呈小结节影(如图箭头所示)。

小叶实质 intralobular parenchyma

小叶实质是由肺小叶的肺泡组织构成,正常为含气透亮影(如图白星所示区域)。

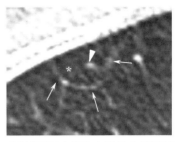

小叶间隔(白箭)、小叶核心(箭头)及小叶实质(星号)

3. 胸膜、纵隔及横膈

胸膜 pleura

为衬覆在胸壁内面和肺表面的薄层浆膜,衬于胸壁内面的胸膜为壁层胸膜,包绕于肺表面者为脏层胸膜。

胸膜腔 pleural cavity

脏、壁层胸膜密切接触,其间为一潜在密闭的腔隙,即胸膜腔。左右各一,互不相通,腔内没有气体,仅有少量浆液,可减少呼吸时的摩擦,腔内呈负压,有利于肺的扩张,有利于静脉血与淋巴液回流。

肋膈角 costophrenic angle

指胸部X线片中,横膈膜上方两侧于靠近胸廓边缘处与肋骨内缘围成的锐角形的区域,称之为肋膈角。肋膈角变钝的原因有胸腔积液、胸膜变厚、肿瘤、肺炎等。图中白色虚线包绕的区域即双侧肋膈角。

心膈角 cardiophrenic angle

心膈角位于胸腔基底部,纵隔两侧,由心脏、膈肌和胸壁围成。在正常人群中,心膈角通常为脂肪组织填充,但在影像学上亦可以表现为无脂肪。常规胸部正位片上,纵隔将心膈角分为左、右两部分;在侧位片上,心膈角分为前、后两部分。

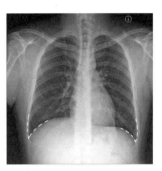

双侧肋膈角
(白色虚线包绕的区域)

心胸比例 cardiothoracic ratio

胸片上心脏最大横径(左、右心缘至中线的最大距离之和)与右膈顶水平胸廓内径之比,为评估心脏增大的常用指标。平均正常值为 0.44 ± 0.03,0.5 为正常值的上限。

心胸比例 =(a+b)/c。其中,a 为右心缘至体中线的最大距离,b 为左心缘至体中线的最大距离,c 为胸廓横径。

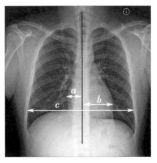

心胸比例

纵隔　mediastinum

两侧纵隔胸膜之间的全部器官、结构和结缔组织的总称。纵隔的前界为胸骨，后界为脊柱胸段，两侧界为纵隔胸膜，上界为胸廓入口，下界为横膈。纵隔分区有四分法、九分法。

纵隔分区　mediastinum division

前纵隔位于胸骨后，气管、升主动脉、心脏之前。食管前壁是中后纵隔的分界。胸骨柄下缘至第四胸椎体下缘连线与第四前肋端至第八胸椎下缘的连线将纵隔分为上、中、下纵隔。

血管前间隙　anterior vascular space

位于胸骨与左右头臂静脉之间的间隙，为非筋膜间隙，内含舌骨下肌群、胸腺(小儿)或胸腺遗迹、脂肪、淋巴结。上通上纵隔，下通下纵隔，向后通腔静脉后气管前间隙。此间隙正常CT图像上不应看到淋巴结。

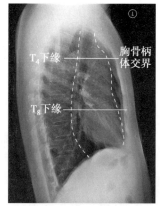

纵隔分区

气管前腔静脉后间隙　pretracheal retrocaval space

由气管、上腔静脉和主动脉弓及其三大分支围成的一个三角形间隙。CT 检查纵隔，此间隙甚为重要，因其可引流左、右肺和纵隔器官的淋巴结，向前与血管前间隙相交通。

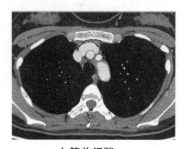

血管前间隙

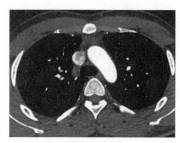

气管前腔静脉后间隙

主 - 肺动脉窗　aortopulmonary window

于气管分叉层面 CT 图像上，气管右前方为升主动脉，气管左后方、椎体左缘为降主动脉，升、降主动脉之间的间隙称为主 - 肺动脉窗。正常情况下，主 - 肺动脉窗内为脂肪组织及散在的小淋巴结。

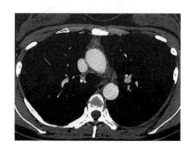

主 - 肺动脉窗

横膈　diaphragm

是向上膨隆的薄的横纹肌,中心为腱质部分,周围为肌质部分,横膈封闭胸廓下口,成为胸腔的底和腹腔的顶。

波浪膈　wave-like diaphragm

由于膈肌附着于不同的肋骨前端,有时在深吸气时膈肌受肋骨的牵引所致横膈呈波浪状表现,为膈肌的正常变异。

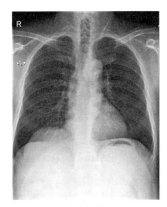

波浪膈

膈肌食管裂孔　esophageal hiatus

食管裂孔位于膈肌上,位置大约平第十胸椎。为食管和迷走神经由胸腔进入腹腔的下行通道。

膈肌主动脉裂孔　aortic hiatus

位于第十二胸椎椎体之前,略偏左侧,由左右膈脚内侧缘互相汇合并与第十二胸椎椎体前面构成,内含降主动脉和右侧胸导管。

腔静脉裂孔　vena caval hiatus

腔静脉裂孔在中心腱的后部,食管裂孔的右前方,平第八胸椎平面,有下腔静脉、右膈神经的腹腔支通过。

膈孔　diaphragmatic hiatus

为膈肌的较薄弱部位,由疏松的结缔组织构成,也是膈疝的好发部位。两个在前称前下肋胸骨间隙(Morgagni 孔);两个在后外称胸腹裂孔(Bochdalek 孔)。

4.1.2　基本病变用语

1. 肺部病变

透亮影　lucency shadow

指肺内对 X 线不产生衰减的区域,并非特定的术语,不能提示异常表现的病理本质和大小。见于肺大疱、肺囊肿、肺气囊等。

肺气肿　pulmonary emphysema

指肺组织内气体过度膨胀的状态,可分为局限性阻塞性肺气肿和弥漫性阻塞性肺气肿。常见于支气管异物、肿瘤或慢性支气管炎等。

肺大疱　pulmonary bulla

由于肺泡过度膨胀和随之产生的肺泡壁毛细血管受压引起的血液供应障碍或并存的感染,使肺泡壁破裂而融合成肺大疱。

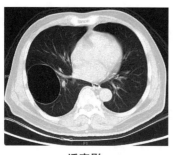

透亮影

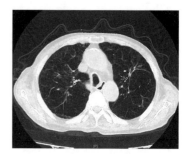

肺气肿

肺气囊　pneumatocele

肺实质内的薄壁囊腔,为肺内腔隙病理性扩大,囊壁为肺泡壁。常见于葡萄球菌肺炎或创伤后形成。

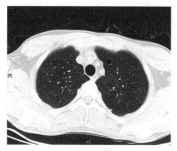

肺大疱

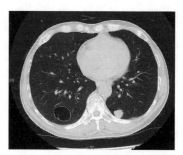

肺气囊

肺不张　atelectasis

指由于支气管异物、炎症或肿瘤引起的全肺或部分肺膨胀不良。按累及范围可分为一侧性肺不张(左图)、肺叶不张(中图)、肺段不张(右图)、小叶不张。

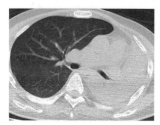

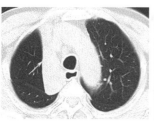

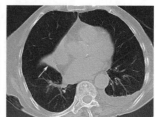

肺不张

肺实变　lung consolidation

X 线表现为大片状均匀的致密阴影,形态与肺叶的轮廓相符合。见于各种肺炎、结核、肺水肿、肺出血或肿瘤等。

空气支气管征　air bronchogram

【又称】支气管气像

由于病变肺组织与含气的支气管相衬托,其内可见透亮的支气管影,称为空气支气管征。常见于大叶性肺炎实变期、淋巴瘤、细支气管肺泡癌等。

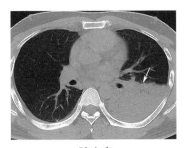
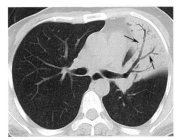

肺实变　　　　　　　　　　　　　空气支气管征

空洞　cavity

肺内病变组织发生坏死后经引流支气管排出并吸入气体后形成。见于结核、肺脓肿、肺癌、真菌病及韦氏肉芽肿等。

厚壁空洞　thick-walled void

洞壁厚度超过 3mm。可见于肺脓肿、肺结核及周围型肺癌。

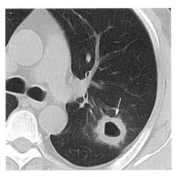
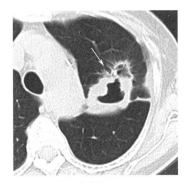

空洞　　　　　　　　　　　　　　厚壁空洞

薄壁空洞　thin-walled void

洞壁厚度在 3mm 以下,呈圆形、椭圆形或不规则的环形。多见于肺结核、肺脓肿,肺转移瘤也可呈薄壁空洞。

虫蚀样空洞　cavity with worm-eaten appearance

【又称】无壁空洞　no-walled cavity

为大片坏死组织内形成的空洞,洞壁为坏死组织,在大片密度增高影内可见多发性边缘不规则虫蚀状透亮区,见于干酪性肺炎。

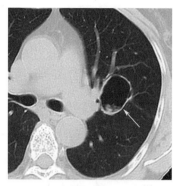

薄壁空洞

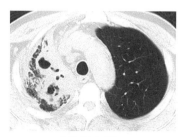

虫蚀样空洞

空腔　air-containing space

是肺内生理腔隙的病理性扩大,如肺大疱、肺囊肿及肺气囊等都属于空腔。

结节　nodule

影像学表现为直径≤3cm 的局灶性、类圆形、密度增高的肺部阴影,可为孤立性或多发性。常见于肺癌、肺良性肿瘤或炎性增殖灶。

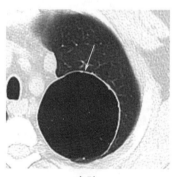

空腔

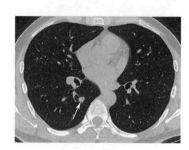

结节

小结节　small nodule

一般将直径在 5~10mm 的边缘清楚或模糊的圆形或类圆形高密度影,称为小结节。常见于肺内慢性炎性结节或早期肺癌。

微小结节　micronodule

指肺内直径小于 5mm 的小圆形密度增高影。常见于炎性增殖灶、粟粒型肺结核或微小转移灶等。

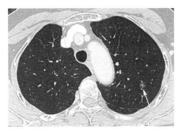
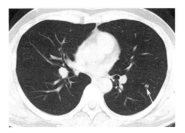

小结节

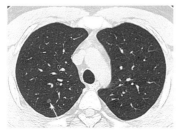
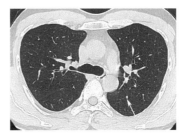

微小结节

实性结节 solid nodule

为肺内圆形或类圆形的密度增高影,病变密度足以掩盖其中走行的血管和支气管影。常见于炎性增殖灶或肺癌等。

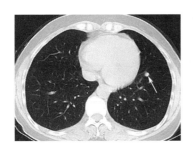
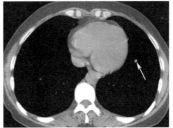

实性结节

亚实性结节 subsolid nodule,SSN

所有含磨玻璃密度的肺结节均称为亚实性肺结节。亚实性肺结节中包括纯磨玻璃结节(pGGN)和混合磨玻璃结节(mGGN),后者也称部分实性结节。常见于微浸润腺癌、浸润性腺癌或肺泡炎症等。

磨玻璃结节 ground-glass nodule,GGN

指 CT 上表现为边界清楚或不清楚的肺内密度增高影,但结节密度又不足以掩盖其中走行的血管和支气管影。常见于肺泡壁炎症或增厚,也可见于肺原位腺癌。

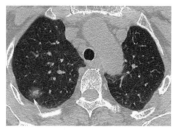
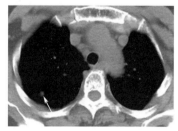

亚实性结节

纯磨玻璃结节　pure ground-glass nodule，pGGN

只含有磨玻璃成分而不含有实性成分的结节，称为纯磨玻璃结节。常见于肺泡壁炎症、不典型腺瘤样增生或原位腺癌。

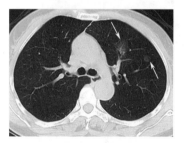
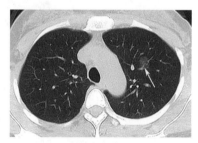

磨玻璃结节　　　　　　　　　　　　纯磨玻璃结节

混合磨玻璃结节　mixed ground-glass nodule，mGGN

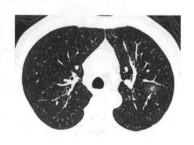

磨玻璃结节中出现实性成分，称为混合磨玻璃结节。多见于微浸润腺癌（MIA）或浸润性腺癌（IAC），病理机制为肿瘤细胞局部多层堆积或伴局部浸润、肺泡壁萎陷及肿瘤刺激局部纤维成分增生。mGGN 也可见于良性病变，病理机制为病灶内有大量增生的纤维成分或肺泡腔内充满炎性渗出。

混合磨玻璃结节

肺部肿块　pulmonary mass

一般为直径在 3cm 以上的类圆形肺部阴影。良性肿块多见于结核球、错构瘤等，恶性者多见于肺癌、转移瘤等。

2. 胸膜病变

胸腔积液　pleural effusion

任何原因导致胸膜腔内液体产生增多或吸收减少，即可产生胸腔积液。平片上少量胸腔积液仅表现为肋膈角变钝，中等以上的积液表现为外高内低的弧形高密度影掩盖部分肺野,大量时可将纵隔推向健侧;CT 和 MRI 对少量积液更为敏感。

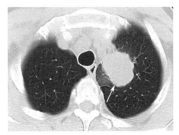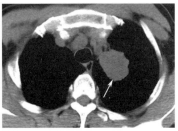

肿块

游离性胸腔积液　free effusion

具有一定流动性,不包括局限在胸腔某一部位的积液。平片上少量积液通常表现为肋膈角变钝或外高内低的弧形渗液曲线,其上缘通常低于第四前肋水平;中等积液渗液曲线位于第二至四前肋水平之间;大量积液的渗液曲线上缘超过第二前肋水平。

肋膈角变钝　blunting costophrenic angle

肋膈角变钝的主要原因是胸腔积液的存在。其他可能原因还包括慢性胸膜炎引起的肋胸膜增厚,横膈、肺部与肝脏病变等。

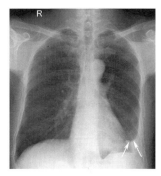

游离性胸腔积液

局限性胸腔积液　localized effusion

局限于胸腔某一部位的胸腔积液,可分为包裹性胸腔积液、叶间积液和肺底积液三种。

包裹性积液　encapsulated effusion

指胸膜的脏层、壁层粘连,使胸腔积液局限于胸腔某一部分。表现为自胸壁突向肺野,边界清晰的半月形致密阴影,只有在 X 线与病变呈切线位时该征象才能显示。

叶间积液　interlobar effusion

指积液局限于叶间胸膜。正侧位胸片上表现为密度均匀的梭形致密阴影。

包裹性积液

肺下积液　infrapulmonary effusion

指积液局限于肺底与横膈之间。X 线表现与横膈抬高类似。

气胸　pneumothorax

是指气体进入胸膜腔,造成积气状态,称为气胸。其原因可能为肺部疾病、胸壁穿通伤、胸部手术和胸腔穿刺等。按照致病原因可分为创伤性气胸、自发性气胸和人工气胸;另外还可分为闭合性气胸、开放性气胸和张力性气胸。

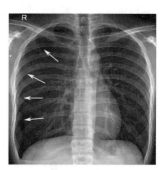

气胸

液气胸　hydropneumothorax

指胸膜腔内同时有气体和液体进入,常见原因包括胸部外伤或手术、支气管胸膜瘘等。X 线与 CT 表现为气液平面横贯患侧胸腔,内侧为受压萎陷的肺组织。

张力性气胸　tension pneumothorax

【又称】高压性气胸　pressure pneumothorax

指较大的肺大疱破裂或较大、较深的肺裂伤或支气管破裂,裂口与胸膜腔相通,且形成单向活瓣,致胸膜腔内压力不断升高,压迫肺使之逐渐萎陷,并将纵隔推向健侧,挤压健侧肺,产生呼吸和循环功能的严重障碍。

3. 纵隔病变

纵隔气肿　mediastinal emphysema

影像上表现为线状、条状与心缘平行的透亮影,条状的透亮气体影可以勾勒出心脏大血管轮廓,纵隔气肿可平行于上胸部的脊柱,并延伸到颈部和食管、气管周围间隙中。多为肺气肿破裂或纵隔含气脏器穿孔所致。

纵隔增宽　widened mediastinum

指纵隔内任何组织或器官病变而形成,X 线片上表现为纵隔肿块影向两侧突出。通常需要结合临床和病史,通过 CT、MRI 等检查以进一步明确纵隔增宽的原因。

纵隔移位　mediastinal displacement

指纵隔内脏器向一侧胸腔偏移,通常为胸部或纵隔疾病(炎症、胸腔积液、气胸、肺不张或肿瘤等)并发的影像学征象,而非一种单独的疾病。

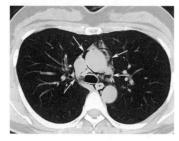

纵隔气肿

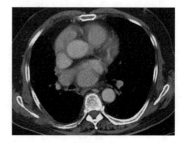

纵隔移位

4.2 常见疾病及征象用语

4.2.1 气管、支气管疾病

轨道征 train line sign

当扩张的支气管走行与 CT 平面平行时表现为轨道状,称为轨道征。常见于支气管扩张、慢性支气管炎等。

印戒征 signet-ring sign

当扩张的支气管走行与 CT 平面垂直时表现为厚壁的圆形透亮影,此时扩张的支气管与伴行的肺动脉共同表现为印戒状,称为印戒征。常见于支气管扩张。

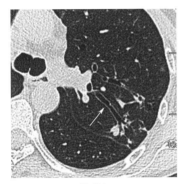

轨道征

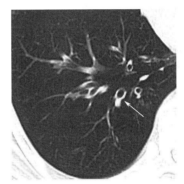

印戒征

指状征 finger sign

【又称】指套征

扩张的支气管内为黏液所充盈时,表现为与血管伴行而粗于血管的柱状或结节状高密度影,类似指状。常见于过敏性肺支气管曲霉病、先天性支气管闭锁、囊性纤维化等。

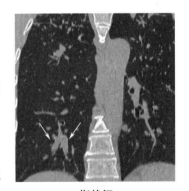

指状征

串珠状 beaded

支气管管径呈粗细不均的囊状改变,管壁不规则,呈串珠状。见于静脉曲张状支气管扩张。

葡萄串状 grape cluster-like

支气管远端呈囊状膨大,成簇的囊状扩张,形成葡萄串状。见于囊状支气管扩张。

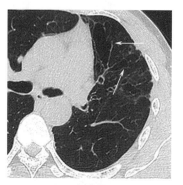

串珠状

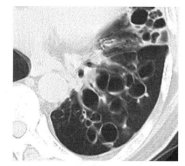

葡萄串状

刀鞘状　saber-sheath

长期肺气肿胸腔内压力增高,气管两侧壁受挤压,气管可呈刀鞘状。常见于慢性阻塞性肺疾病(chronic obstructive pulmonary disease,COPD)的患者。

肺动脉高压征　pulmonary artery hypertension sign

【又称】残根征

肺血管纹理近肺门处增粗(右下肺动脉横径超过 15mm),而外围分支减少,为肺动脉高压征,亦称残根征。

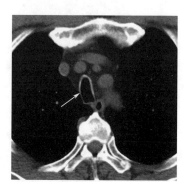

刀鞘状

马赛克征　mosaic sign

肺密度增高区和密度减低区夹杂相间呈不规则的补丁状或地图状。常见于缩窄性细支气管炎、过敏性肺炎、肺囊性纤维化、肺动脉高压、慢性肺栓塞等情况。

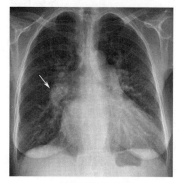

肺动脉高压征

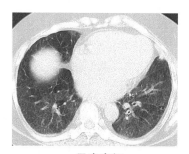

马赛克征

先天性支气管囊肿 congenital bronchial cysts

由胚胎发育障碍引起的先天性疾病,为呼吸系统最常见的先天性病变。囊肿可位于肺内或纵隔,发生于肺内者又称肺囊肿。CT肺窗表现为类圆形高密度影或透亮影,边界清楚;有时囊内可见气液平。囊肿合并感染后囊壁增厚,周围可见斑片状浸润影。

支气管扩张 bronchiectasis

是指支气管内径的异常增宽,为较常见的一种慢性支气管疾病,可为先天性,但多为后天性。CT可见支气管壁增厚,管腔增宽,扩张的支气管直径大于伴行的同级肺动脉直径,形成"轨道征"或"印戒征"。扩张的支气管腔内合并黏液栓时,形成类似"指状征"改变。

慢性支气管炎 chronic bronchitis

是指支气管黏膜及其周围组织的慢性非特异炎症,为一种多病因的呼吸道常见病。X线或CT主要表现为肺纹理增粗、紊乱、扭曲及变形。支气管壁增厚时形成轨道征表现。合并肺气肿时,肺透亮度增高,肺纹理稀疏,气管呈刀鞘样改变。出现肺动脉高压时,肺门部呈残根状表现。

肺隔离症 pulmonary sequestration

【又称】支气管肺隔离症

为胚胎时期一部分肺组织与正常肺分离而单独发育而成,可分为肺叶内型和肺叶外型。CT主要为肺下叶脊柱旁软组织肿块影,其内可见囊性结构,边界较清楚,CT增强检查可显示来自体循环的供养动脉。

肺动静脉瘘 pulmonary arterio-venous fistula

【又称】肺动静脉畸形 pulmonary arterio-venous malformation

是肺部的动脉和静脉直接相通而引起的血流短路,多为先天性,少数可由于胸部创伤累及肺血管而形成。典型CT表现为圆形或轻度分叶的致密影,密度均匀,边界清楚。CT增强可见供血动脉及引流静脉影。

4.2.2 肺部炎症与感染

腺泡样形态 acinous pattern

单个正常的肺腺泡是不可见的,当腺泡积聚了病理物质后,在X线胸片和薄层CT上可表现为分界不清的结节样。常见于各种炎症、出血和水肿。

扇形影 fan-shaped shadow

较典型的X线表现为自肺门附近向肺野外围伸展的大片扇形影,其外缘逐渐变淡而消失。常见于支原体肺炎。

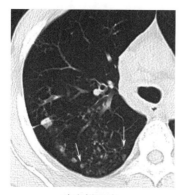

腺泡样形态

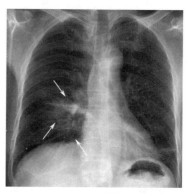

扇形影

网状影 reticular shadow

指数不清的小线样影堆积在一起,形成一种类似网状表现。见于多种弥漫性肺病变,包括间质性病变、感染性疾病、恶性肿瘤。

磨玻璃样密度影 ground-glass opacity,GGO

肺内密度增高的模糊影,不掩盖肺纹理。反映微小间质增厚或气腔病变,病理改变为肺泡腔内渗液、肺泡壁肿胀或肺泡间隔的炎症。常见于肺水肿、肺泡炎和特发性间质性肺炎等。

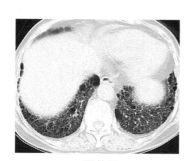

网状影

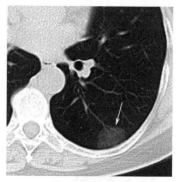

磨玻璃样密度影

碎石路征 crazy-paving pattern

【又称】铺路石征

CT 图像上磨玻璃样密度影内如果出现较为广泛的网状影则形成所谓的碎石路征。见于肺孢子虫病、黏液性支气管肺泡癌、肺泡蛋白沉着症、外源性类脂性肺炎、成人呼吸窘迫综合征及肺出血综合征。

桃尖征　peach-tip sign

【又称】尖角征

由于肿块边缘邻近胸膜出现炎性反应,胸膜增厚粘连,于肿块边缘可见类似胸膜幕状粘连的尖角状表现,这种尖角状表现与肿块合起来酷似一个桃子的尖,称为"桃尖征"。常见于肺炎性肌纤维母细胞瘤。

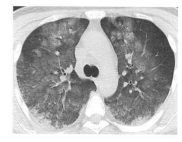

碎石路征

晕轮征　halo sign

【又称】晕征

胸部 CT 上围绕结节或肿块周围的略低于肿块密度而又高于肺实质密度的环形磨玻璃影。见于侵袭性曲霉病、肉芽肿性血管炎、结节病、淀粉样变性。

原发综合征　primary complex

肺部原发灶、局部淋巴管炎和所属淋巴结炎三者合称为原发综合征。见于原发性肺结核。

哑铃状　dumb-bell

原发综合征典型的 X 线表现为原发病灶、淋巴管炎与肿大的肺门淋巴结连接在一起,形成哑铃状。

粟粒状　military

肺内许多大小一致的小结节样致密阴影,直径均在 1~2mm,多呈圆形、椭圆形,边界清晰。粟粒状阴影密集时可遮盖肺纹理。见于肺结核、肺转移瘤、尘肺等患者。

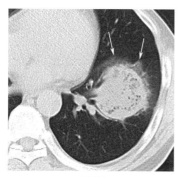

晕轮征

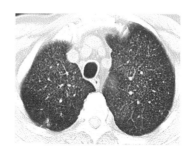

粟粒状

三均匀　triple homogeneity

指病灶分布均匀、大小均匀和密度均匀。见于急性血行播散型肺结核(左图);

病灶大小不一,密度不一,分布不一则称为"三不均匀",见于亚急性血行播散型肺结核(右图)。

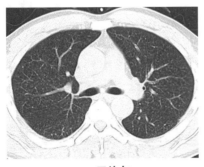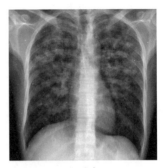

三均匀　　　　　　　　　　　　　　三不均匀

树芽征　tree-in-bud sign

小叶中心细支气管被黏液、脓液或液体等填充并扩张,形成类似春天里挂满枝芽的树。见于感染、先天性疾病、特发性疾病(闭塞性细支气管炎、弥漫性泛细支气管炎)、异物吸入、免疫性疾病、结缔组织病及血管性疾病(尤其是肿瘤性微小栓塞)。

结核球　tuberculoma

【又称】结核瘤

为一种干酪性病变被纤维组织所包围而成的球形病灶,也可因空洞的引流支气管阻塞,其内为干酪物质所填充而成,呈圆形或椭圆形。

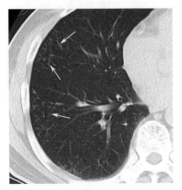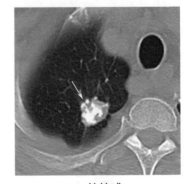

树芽征　　　　　　　　　　　　　　结核球

卫星灶　satellite lesions

结核球邻近的肺野可见散在的增殖性或纤维性病灶,称为卫星病灶。

干酪性肺炎　caseous pneumonia

大量结核分枝杆菌经支气管侵入肺组织而迅速引起的干酪样坏死性肺炎,表现为肺段或肺叶实变,轮廓较模糊,与大叶性肺炎相似,以上叶多见。

垂柳状　weeping willow-like

空洞为主型继发性肺结核由于广泛的纤维收缩,常使同侧肺门上提,肺纹理垂直向下呈垂柳状。

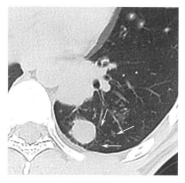

卫星灶

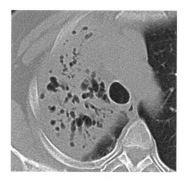

干酪性肺炎

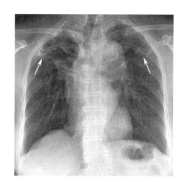

垂柳状

曲菌球　aspergilloma

表现为位于肺部空洞或空腔内的圆形或类圆形高密度影,其大小多为3~4cm,密度较均匀,边缘较光整,部分可见钙化。曲菌球可随体位的改变而移动。

空气半月征　air-crescent sign

由于曲菌球不侵及空洞(腔)壁,体积又小于空洞(腔)的内腔,在曲菌球与空洞(腔)壁之间有时可见新月形空隙,称为空气半月征。常见于侵袭性曲霉病。

反晕征　reversed halo sign

病灶中心呈磨玻璃样密度影,周围表现为环状

曲菌球

或新月形高密度条带。见于机化性肺炎、卡氏肺孢子虫病、肉芽肿性血管炎、类脂性肺炎、淋巴瘤样肉芽肿、贴壁型肺腺癌。

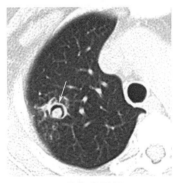

空气半月征

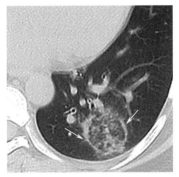

反晕征

水上浮莲征　water lily appearance

包虫囊肿破裂的典型 X 线征象,当内外囊完全分离时,内囊陷落浮于液平面,致气液面凹凸不平,称为水上浮莲征。见于肺包虫病。

大叶性肺炎　lobar pneumonia

为细菌引起的急性肺部炎症,主要致病菌为肺炎链球菌。多见于青壮年。典型实变期 CT 征象主要为实变的病变呈大叶性或肺段性分布,边缘被胸膜所局限且平直,实变的肺叶体积通常无变化;病变内部可见空气支气管征。

支气管肺炎　bronchopneumonia

【又称】小叶性肺炎　lobular pneumonia

病原体可为细菌性,亦可为病毒性,以细菌性较为常见。多见于婴幼儿、老年人及极度衰弱的患者。影像表现为两中下肺的内中带、沿支气管分布的多发斑片影,通常合并阻塞性肺气肿或小叶不张。

支原体肺炎　mycoplasmal pneumonia

是由支原体引起的以间质改变为主的肺炎。影像上早期表现为肺纹理增多及网状影。典型表现为自肺门附近向肺野外围伸展的大片扇形影,其外缘逐渐变淡而消失。实变病灶密度多较淡,其内可显示走行的肺纹理。

间质性肺炎　interstitial pneumonia

指肺间质的炎症,病因有感染性与非感染性之分。CT 主要表现为两侧肺野弥漫性分布的网状影,以下肺野明显。高分辨率 CT 可见小叶间隔及叶间胸膜增厚。两肺有时可见多发弥漫分布的小片状或结节状影。可合并小叶肺气肿或肺不张征象。

严重急性呼吸综合征　severe acute respiration syndrome,SARS

【又称】传染性非典型肺炎

是由 SARS 冠状病毒引起,主要通过近距离空气飞沫和密切接触传播的一种急性呼吸道传染病。影像上表现为肺野外带的小片状磨玻璃样密度影,早期单发多见,迅速发展为多叶或双侧肺叶的弥漫性磨玻璃样密度影或实变影与磨玻璃样密度影。

新型冠状病毒肺炎 novel coronavirus pneumonia,NCP

是一种由 2019 年新型冠状病毒(2019-novel coronavirus,2019-nCoV)引起的肺部炎症,主要经呼吸道飞沫或接触传播,人群普遍易感。临床症状主要表现为发热、干咳、乏力等。临床分型包括轻型、普通型、重型和危重型。轻型影像学可表现正常;普通型表现为胸膜下或支气管血管束周围磨玻璃影或斑片影,其间可见增粗的血管影,或表现为细网格状,呈“铺路石征”;重型和危重型则表现为两肺多发磨玻璃、实变、结节等多种性质病变共存,以肺中外带和胸膜下、肺底分布为主,可有纤维化病灶存在,胸腔积液少见,无明显淋巴结肿大。

肺炎性假瘤 pulmonary inflammatory pseudotumor

本质为增生性炎症,由多种细胞组成并有纤维化,增生的组织形成一个肿瘤性团块,称为肺炎性假瘤。影像上显示其主要位于肺表浅部位,直径多在 5cm 以下,轮廓光滑,周围血管纹理受压移位,肿块胸膜缘可见尖角状粘连,增强扫描有不同程度的强化。

肺炎性肌纤维母细胞瘤 inflammatory myofibroblastic tumor,IMT

由分化的肌纤维母细胞性梭形细胞组成,常伴大量浆细胞和 / 或淋巴细胞的一种间叶性肿瘤。CT 主要表现为肺周边部位单发的肿块影,纵隔窗和肺窗肿块大小差别不大,边缘清晰或见粗长的毛刺及棘状突起,增强扫描强化较明显。

肺脓肿 lung abscess

是多种化脓性细菌所引起的破坏性疾病。早期肺实质呈化脓性肺炎,继之发生液化坏死形成脓肿。CT 表现为大片状高密度影,病灶液化坏死区呈低密度,形成肺空洞,增强后脓肿壁可见明显环形强化。脓肿内可见气液平。

肺孢子菌肺炎 pneumocystis carini pneumonia,PCP

【又称】卡氏肺囊虫肺炎

是艾滋病患者最重要的机会感染之一,约 85% 的晚期艾滋病患者合并 PCP。CT 表现为广泛或局限性的磨玻璃样密度影,可伴有小叶间隔增厚及网状影。有时可出现囊性病变、自发性气胸及肺实变影。

肺结核 pulmonary tuberculosis

是由结核分枝杆菌在肺内所引起的一种常见的慢性传染性疾病。根据其不同分类,各自具有不同的影像学特点。总体上包括渗出性病变、增殖性病变和变质性病变,此三种病变常存在于同一病灶内,而以其中某一种为主。

原发性肺结核 primary pulmonary tuberculosis

机体初次感染结核菌所引起的肺结核病称为原发性肺结核。常见于儿童。可分为原发综合征和胸内淋巴结结核。典型的原发综合征影像表现为哑铃状。

血行播散型肺结核 hematogenous disseminated pulmonary tuberculosis

为结核分枝杆菌进入血液循环所致。影像上主要表现为两肺弥漫分布的粟粒大小的结节状密度增高影,两肺野可呈磨玻璃样改变。

急性血行播散型肺结核 acute hematogenous dissminated pulmonary tuberculosis

是由于大量结核分枝杆菌一次或短时间内数次侵入血液循环所引起,多见于儿童及原发性肺结核阶段。影像表现为双肺内弥漫性分布的粟粒大小的结节样密度增高影,其特点为病变大小、密度、分布"三均匀"。

亚急性血行播散型肺结核 subacute hematogenous disseminated pulmonary tuberculosis

是由于较少量的结核分枝杆菌在较长时间内多次侵入血液循环所致。影像表现为病灶大小、密度、分布"三不均匀"。少数情况下结节病灶融合,产生干酪样坏死,形成空洞。

继发性肺结核 secondary pulmonary tuberculosis

是肺结核中最常见的类型。大多见于成人。多为已静止的原发病灶的重新活动。病变趋向局限于肺的局部,多在肺尖、锁骨下区及下叶背段。肺门淋巴结不大。影像表现与其病变性质密切相关。

结核性胸膜炎 tuberculosis pleuritis

为邻近胸膜的肺内结核灶直接蔓延所致,或是弥散至胸膜的结核菌体蛋白引起的过敏反应。临床上分为干性及渗出性。前者影像检查阳性征象少。后者主要为游离性或包裹性胸腔积液、肺底积液、叶间积液等。

非结核分枝杆菌肺病 nontuberculosis mycobacterium pulmonary disease,NTM-PD

由结核分枝杆菌和麻风分枝杆菌以外的非结核分枝杆菌引起的肺部疾病。典型的 NTM 病变好发部位和形态与肺结核相似。非典型 NTM 主要有小叶中央型结节及树芽征,磨玻璃影、气腔实变、薄壁空洞和支气管扩张等。

肺曲菌病 pulmonary aspergillosis

为肺部最常见的真菌病,主要致病菌为烟曲菌。在慢性病患者免疫功能低下时,曲菌入侵肺部而发生肺曲菌病。CT 通常表现为薄壁空洞或空腔内的孤立球形灶,边缘光滑锐利,内部可见空气半月征。病变早期,病灶周围可见晕征,为周围出血所致。

肺隐球菌病　pulmonary cryptococcosis

是由于新型隐球菌感染所引起,呈亚急性或慢性感染。除产生肺部病变之外,常侵犯脑和胸膜。CT表现为两肺单发或多发的斑片、结节及空洞影。

变态反应性支气管肺曲菌病　allergic bronchopulmonary aspergillosis,ABPA

是由烟曲菌引起的气道高反应性疾病。非特异性的影像表现为反复性、移行性的肺浸润影,从磨玻璃样到实变影,以及痰栓引起的肺不张等。较特异性的影像表现为以上叶为主的中心性支气管扩张。

肺棘球蚴病　pulmonary hydatid disease

【又称】肺包虫病

多发生于牧区,为患者食入犬绦虫卵污染的食物引起感染,犬绦虫蚴寄生肺内所致。CT表现为囊性病变,边缘光滑,增强扫描无强化。囊肿破裂后可见水上浮莲征。

隐源性机化性肺炎　cryptogenic organizing pneumonia,COP

病因不明,是特发性间质性肺炎的一种亚型。以细支气管、肺泡管、肺泡腔内肉芽组织形成为病理特征。CT表现为单侧或双侧胸膜下或支气管束周围实变影,多位于下肺;或伴有多发磨玻璃样密度及结节影。

4.2.3　原因不明肺疾病及尘肺

蜂窝肺　honeycomb lung

【又称】囊性肺

指肺组织被破坏并发生纤维化,内含大量厚壁的囊状气腔,为多种肺疾病的终末期表现,肺腺泡结构全部丧失。囊腔直径从几毫米到几厘米不等,壁厚薄不一,内衬化生的支气管上皮。影像学表现主要为"蜂窝征"。

蜂窝征　honeycomb sign

指CT上病变由多个密集的泡状、囊状低密度腔聚集在一起,宛如蜂窝状或蜂巢样。通常衬以细支气管上皮,并有致密的纤维组织所构成的厚壁。见于多种肺部疾病,如特发性肺间质纤维化。

胸膜下线　subpleural line

【又称】胸膜下弧线状影

为胸膜0.5cm以内的与胸壁内面弧度一致的弧线状影,长5~10cm,边缘较清楚或略模糊,多见于两下肺后外部。常见于肺间质纤维化和间质性肺炎等。

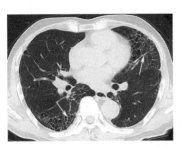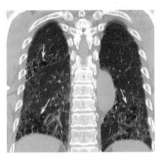

蜂窝肺

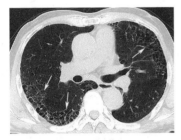

蜂窝征

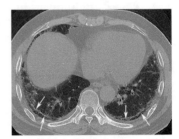

胸膜下线

网格状影　reticular shadow

是无数的不透 X 线的小线样影聚集在一起，总体上产生了一种类似网状的表现。为增厚的小叶周围间质、支气管血管周围间质或小叶间隔。典型的网格状影分布于肺外带，主要位于肺底。常见于间质性肺疾病。

小叶间隔增厚　interlobular septal thickening

表现为胸膜下的线状影，长 1~2cm，多垂直于胸膜面，以两肺下叶多见，若在肺的中心部位则呈多边形结构。小叶间隔增厚见于间质性肺水肿、纤维化或肿瘤细胞浸润，不同的病理过程小叶间隔增厚表现不同，可为光滑性、结节性及不规则性增厚。

支气管血管束增粗　bronchovascular bundle thickening

支气管血管束增粗是由于小叶动脉和终末细支气管周围间质充血水肿、管壁增厚和纤维组织增生所致。早期边缘模糊，走行基本自然，随纤维结缔组织增生，支气管壁明显增厚，肺小动、静脉断面呈结节状增粗，常与网状并存。常见于结节病或癌性淋巴管炎。

界面征　interface sign

充气的肺实质与支气管、血管、胸膜之间出现不规则界面，提示肺间质增厚。常见于肺间质性病变及肿瘤性病变。

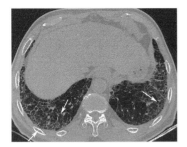
网格状影

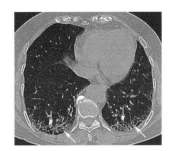
小叶间隔增厚

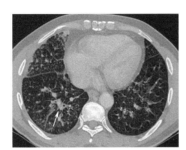

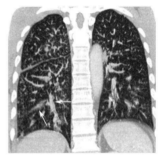

支气管血管束增粗

马赛克灌注　mosaic perfusion

由于小气道疾病或肺血管性疾病引起相邻肺局部血流灌注上的差别而出现的弥漫性密度不均区域,形似马赛克图,因而称之为"马赛克灌注"。CT上常表现为磨玻璃灶(如图白箭所示)与正常肺组织(如图箭头所示)黑白相间而成。

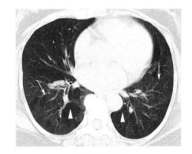
马赛克灌注

矽结节　silicotic nodule

是由吞噬矽尘的巨噬细胞聚集形成的细胞性结节,随病程进展,结节内成纤维细胞增生,形成纤维结节,相邻的结节融合成大的结节灶。典型的矽结节表现为直径约3mm,轮廓清楚,致密孤立的结节影。

胸膜斑　pleural plaque

是发生在壁层胸膜的纤维化,为光滑或结节状增厚改变,常见于双侧,以两胸下半部较为明显。胸膜斑常见于膈肌、后侧胸壁及侧胸壁,可发生钙化,以在膈面多见。胸膜斑的出现对石棉肺的诊断有重要意义。

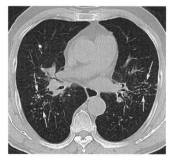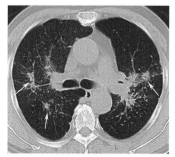

矽结节

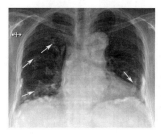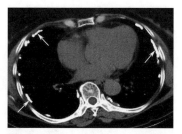

胸膜斑

间质性肺疾病　interstitial lung disease,ILD

是由多种原因引起的以肺间质弥漫性渗出、浸润和纤维化为主要改变的一组临床综合征。主要影像学表现为肺纹理增强、网状及小结节状影、肺气肿,且多呈对称性,以下肺野明显。

特发性肺间质纤维化　idiopathic pulmonary fibrosis,IPF

原因不明的弥漫性纤维性肺泡炎,为肺泡壁损害引起的非感染性炎性反应。近年来认为免疫性疾病可能与遗传有关。影像学表现无特异性,但病变的分布主要在两肺下部的外围区,可出现不对称性、弥漫性网状、条索状及结节状影。

结节病　sarcoidosis

为原因不明的多系统肉芽肿性疾病,一般为良性经过,可累及淋巴结、肺、胸膜、皮肤、骨骼、眼、脾、肝、腮腺及扁桃体等器官。典型的影像学表现为两侧肺门淋巴结对称性肿大,常伴纵隔淋巴结肿大。肺内病变主要分布于上中肺野、胸膜下区。

韦格纳肉芽肿病　Wegner granulomatosis,WG

【又称】韦氏肉芽肿

是一种特殊类型的坏死性肉芽肿和血管炎,主要累及呼吸道、肾脏和皮肤等脏器和组织。主要影像学表现为两肺多方结节状或球形影,主要分布于中下肺野,其内易形成空洞,病灶可增大或相互融合。CT 见结节边缘有针刺状突起,增强检查可见供养血管进入结节内。

肺淋巴管肌瘤病 lymphangioleiomyomatosis,LAM

是一种原因不明的弥漫性肺部疾病,主要病理改变为肺间质、支气管、血管和淋巴管内出现未成熟的平滑肌异常增生。

尘肺 pneumonoconiosis

长期吸入一定浓度生产粉尘而引起的以肺组织纤维化为主的疾病。影像学表现以肺间质纤维化和混合矽结节形成为主,肺纹理呈条索状或网织状,肺内可有广泛的局灶性肺气肿。

矽肺 silicosis

由于长期吸入一定浓度的含有游离二氧化硅粉尘引起的肺部弥漫性纤维化的尘肺。是尘肺中最常见且危害最大的一种。典型的影像学表现为肺纹理明显增粗,矽结节及其融合,肺门淋巴结的蛋壳状钙化及其胸膜增厚粘连。

4.2.4 肺肿瘤

分叶征 lobulated sign

结节或肿块向各个方向生长速度不一,或受周围结构阻挡,轮廓可呈多个弧形凸起,弧形相间为凹入的切迹,形成分叶状。分叶征常为周围型肺癌最常见的征象。分叶征形成的病理机制为:①肿瘤边缘各部分肿瘤组织的分化程度不一,生长速度不同;②小叶间隔纤维性增生限制肿瘤生长。分叶征也可见于肺炎性假瘤、肺结核、隐球菌、尘肺等良性肺部疾病。

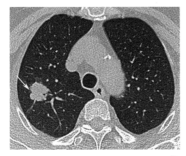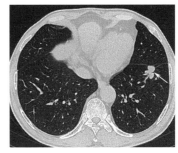

分叶征

毛刺征 spicule sign

在胸部 CT 肺窗上自瘤灶边缘向周围肺实质伸展的、不与胸膜相连的放射状无分支的细短线影称之为毛刺征。≥ 5mm 为长毛刺,<5mm 为短毛刺。多见于周围型肺癌,短毛刺更有意义,但并不特异。毛刺征形成的病理机制:①肿瘤向邻近

支气管或局部淋巴管浸润;②肿瘤的促结缔组织生成反应的纤维带。

棘突征　spinous sign

介于分叶与毛刺之间的较粗而钝的结构,在结节边缘呈尖角状突起,状如三角形,底边朝向病灶,尖端指向肺内。多见于周围型肺癌。棘突征的形成机制与分叶征的机制相似。病理基础是肿瘤自身生长速度不均等,肿瘤生长遇到的阻力不同,小叶间隔纤维性增生限制肿瘤生长。

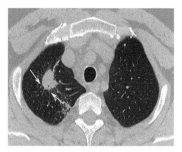

毛刺征

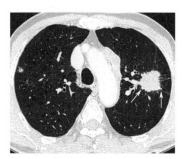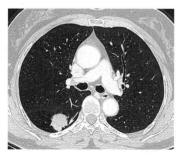

棘突征

空泡征　vacuole sign

CT表现为肺结节内连续数个层面上的直径1~3mm的小泡状或轨道状空气样低密度影。病理基础为肿瘤内残存的肺泡或小支气管。多见于周围型肺癌。

血管集束征　vessel convergence sign

指肺内病变周围可见一支或多支血管结构受病灶的牵拉向病灶方向集中,或通过病灶或在病灶边缘截断的表现,其中的血管可有或无不规则的增粗扭曲,受累的血管可为肺动脉或肺静脉。

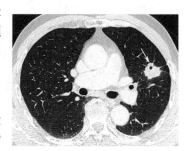

空泡征

病理基础是瘤体内部瘢痕纤维收缩,通过外周肺支架系统将邻近的小血管向瘤体方向牵拉所致。多见于周围型肺癌。

胸膜凹陷征　pleural indentation sign

是肿瘤与胸膜之间的线形或三角形影像,在胸膜陷入的部位可形成明显的凹陷。胸膜凹陷形成的主要病理基础是肺内病灶纤维组织增生、瘢痕形成及结缔组织间隔增厚,局部胸膜无增厚、粘连。多见于周围型肺癌。

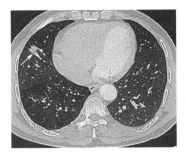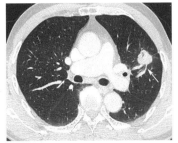

血管集束征

反"S"征

右肺上叶肺不张时,肺叶体积缩小并向上移位,水平裂随之上移,呈凹面向下,其与肺门肿块向下隆起的下缘相连,故形成反置的或横置的"S"状,称为反"S"征或者横"S"征。常见于右肺上叶的中央型肺癌。

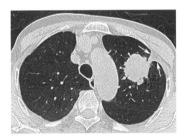

胸膜凹陷征

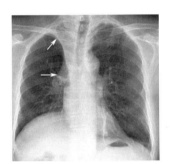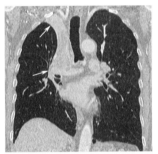

反"S"征

细支气管气像　air bronchogram

在肺实变的大片高密度影内可见含气支气管分支影,即细支气管气像。多见于周围型肺癌。机制为肿瘤细胞以伏壁式生长为主,经肺泡孔向周围肺泡扩散或经淋巴管、小气管或直接浸润相邻肺小叶,但支气管仍保持畅通,形成"细支气管气像"。

CT 血管造影征　CT angiogram sign

CT 增强检查时,在肺叶及肺段实变中出现血

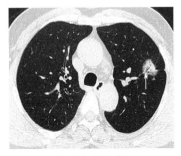

细支气管气像

管强化的影像。当癌细胞沿肺泡壁和细支气管壁伏壁生长蔓延,分泌大量黏液充满肺泡腔而在相当长的时间内不破坏肺的网架结构,这种病理变化过程的特殊性是形成该征象的重要基础。多见于弥漫型肺癌或淋巴瘤。

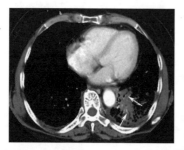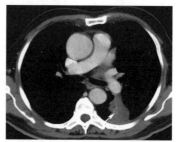

CT 血管造影征

爆米花样钙化　popcorn calcification

爆米花样钙化征指病灶内钙化呈"爆米花样"改变,常见于肺错构瘤。

中央型肺癌　central lung cancer,CLC

发生于肺段或肺段以上支气管的肺癌,主要为鳞状上皮癌、小细胞癌、大细胞癌及类癌,少数为腺癌。其生长方式主要有管内型、管壁型、管外型,这些生长方式可以单独或同时存在。典型的影像学表现为肺门肿块,常可伴有阻塞性肺炎、阻塞性肺不张等。

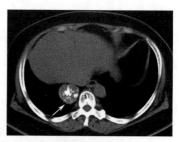

爆米花样钙化

周围型肺癌　peripheral lung cancer,PLC

发生于肺段以下支气管的肺癌,可见于各种组织学类型,主要为支气管肺泡癌和腺癌,也为鳞状上皮癌、小细胞癌、大细胞癌及类癌。典型的影像学表现为分叶征、毛刺征、胸膜凹陷征、血管集束征和棘突征等。

弥漫型肺癌　diffuse lung cancer,DLC

肿瘤在肺内弥漫性分布,一般为细支气管肺泡癌。其中,多发结节型为癌组织沿着淋巴管蔓延,形成小结节或粟粒状病灶,影像表现为多发粟粒大小的结节病灶;肺炎型则为瘤组织沿肺泡壁蔓延,形成肺泡实变如肺炎样,影像表现为一叶或多叶肺实变。

不典型腺瘤样增生　atypical adenomatous hyperplasia,AAH

局限性(<5mm)增殖灶,由排列在肺泡壁和呼吸性细支气管壁上的 Ⅱ 型肺泡上皮细胞和 / 或 Clara 细胞轻 - 中度不典型增生引起。典型的 CT 表现为肺内类圆形的纯磨玻璃结节影。

原位腺癌 adenocarcinoma in situ, AIS

局限性（≤ 3cm）腺癌，肿瘤细胞沿肺泡壁呈伏壁式生长，无间质、血管或胸膜浸润。典型的 CT 表现为肺内纯磨玻璃结节影。

微浸润腺癌 microinvasive adenocarcinoma, MIA

局灶性（≤ 3cm）腺癌，镜下肿瘤细胞主要以伏壁方式生长，并且肿瘤内任一浸润灶的最大直径≤ 5mm。典型的 CT 表现为肺内混合磨玻璃结节影，也可表现为纯磨玻璃结节影。

浸润性腺癌 invasive adenocarcinoma, IAC

沿肺泡壁伏壁生长的肿瘤组织，当肿瘤内至少一个浸润灶最大径 >5mm，则诊断为伏壁生长为主的浸润性腺癌，其他生长方式的亚型为：腺泡生长为主型、乳头生长为主型、微乳头生长为主型、实性生长为主伴黏液型。影像学上常表现为肺内不规则的实性结节或肿块影，也可表现为混合磨玻璃结节或肿块影。

错构瘤 hamartoma

指包含肺的所有正常组织成分，但构成成分数量异常，排列异常或分化程度异常等所形成的肿瘤样畸形。肺错构瘤不是真性肿瘤，而是胚叶的发育异常，起源于肺内正常组织，主要为软骨、纤维结缔及脂肪组织等形成的肿瘤样病变。典型的影像学表现为瘤内常可见爆米花样钙化。

4.2.5 肺血液循环障碍性疾病

间隔线 septal line or Kerley line

小叶间隔内有液体或纤维组织增生，增厚的小叶间隔称为间隔线。多见于肺间质水肿、肺静脉高压，可表现为 Kerley A 线、Kerley B 线、Kerley C 线。

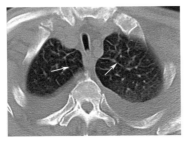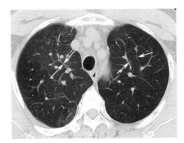

间隔线

Kerley A 线 Kerley A line

位于肺野中带，自外周引向肺门，长约 4cm，与肺纹理走行不一致。是肺实质深处的小叶间隔增厚所致。可见于间质性肺水肿。

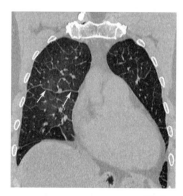
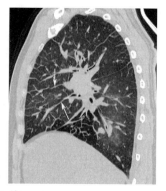

Kerley A 线

Kerley B 线　Kerley B line

为长 1~2cm、宽 0.5~1.0mm 的水平短线影，与胸膜面大致呈垂直方向，位于肋膈角区。是小叶间隔因水肿而增厚的阴影。常见于间质性肺水肿。

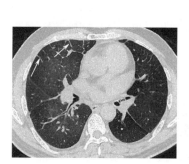
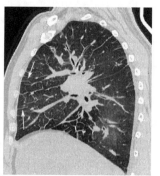

Kerley B 线

Kerley C 线　Kerley C line

为细短线影，互相交织呈网格状，位于下肺野。可见于间质性肺水肿。

蝶翼征　butterfly sign

以双侧肺门为中心对称分布的大片状阴影，肺门区密度较高，边缘模糊，而肺野外带正常，形如蝶翼，称为蝶翼征。多见于肺泡性肺水肿。

袖口征　cuff sign

支气管及周围结缔组织内有液体积存，使支气管壁的厚度增加，称为支气管"袖口征"。多见于间质性肺水肿。

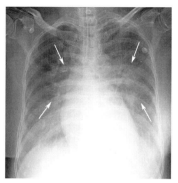
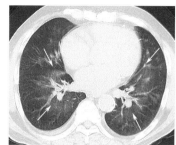

蝶翼征

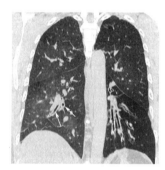
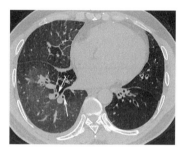

袖口征

韦斯特马克征　Westermark sign

为肺缺血表现。当肺叶或肺段动脉栓塞时,相应区域内肺血灌注减少,表现肺纹理减少或消失,透亮度增加。多见于肺动脉栓塞。

肺水肿　pulmonary edema

过多的液体从肺血管内向血管外转移,引起间质和肺泡腔内的液体含量增多。可分为间质性肺水肿和肺泡性肺水肿。

间质性肺水肿　pulmonary interstitial edema

过多的液体从肺血管内向肺间质转移,引起间质内的液体含量增多,是肺水肿的早期阶段。典型的影像学表现为肺门及肺血管分支增粗、模糊,小叶间隔水肿、增厚,常表现为 Kerley A 线、Kerley B 线和 Kerley C 线。

肺泡性肺水肿　pulmonary alveolar edema

过多的液体从肺血管内向血管外转移,积聚在肺泡腔内。典型的影像学表现为肺门区对称性的片状渗出影,称为"蝶翼征"。

急性呼吸窘迫综合征　acute respiratory distress syndrome，ARDS

由各种肺内和肺外致病因素所导致的急性弥漫性肺损伤和进而发展的急性呼吸衰竭。主要病理特征是肺水肿及透明膜的形成。该病是肺毛细血管损伤后出现的严重临床综合征，主要表现为呼吸窘迫、顽固性低氧血症、呼吸衰竭等。影像学表现为多发片状及融合影像，呈磨玻璃密度及实变密度，病变弥漫分布或在肺野外围分布明显。

肺血栓栓塞疾病　pulmonary thromboembolism，PE

肺动脉及其分支被血栓堵塞后引起相应的肺组织供血障碍疾病。主要血栓来自深静脉血栓（deep venous thrombosis，DVT）形成。典型的影像学表现为肺动脉及其分支内可见充盈缺损，管腔可闭塞。

肺梗死　pulmonary infarction

肺组织因肺动脉栓塞后引起的缺血坏死。可在肺栓塞后立即发生或者 2~3d 发生。因肺组织同时受肺动脉、支气管动脉供血，故肺动脉栓塞病例的肺梗死发生率只有约 15%。

4.2.6　胸膜、纵隔及膈肌病变

肺上沟瘤　Pancoast tumor

通常是指发生于肺尖部的支气管肺癌，其命名是因为与 Pancoast 综合征有关，即肿瘤累及臂丛神经及交感神经所产生的综合征。

胸内甲状腺肿　intrathoracic goiter

表现为甲状腺结节或肿物，可弥漫性肿大，原因多为结节性甲状腺肿、甲状腺炎、甲状腺腺瘤或甲状腺癌。影像表现为气管、食管受压；CT 征象是与颈部甲状腺相延续，CT 平扫呈高密度灶，增强后明显强化，囊变区可不强化。

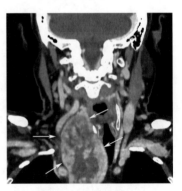

胸内甲状腺肿

胸腺瘤　thymoma

是前纵隔最常见肿瘤，好发于 50~60 岁，约 30% 伴有重症肌无力，多位于上纵隔。在 CT 或 MRI 上为光滑分叶状肿块，密度呈均匀或不均匀，较大者可有囊变，少数伴钙化。侵袭性胸腺瘤为恶性，边界不清，可侵犯周围器官或伴有远处转移。

畸胎瘤　teratoma

包含两个胚层以上组织，球形、边缘整齐，常呈囊状或多房囊状的纵隔肿块，内含液体、脂肪、软组织，也可有钙化、牙齿或骨骼。影像上，脂肪成分或粗大钙化灶对疾病诊断有提示意义。

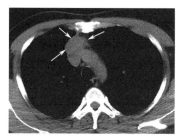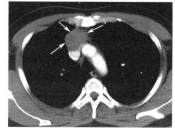

胸腺瘤

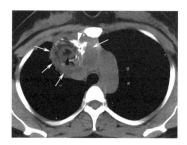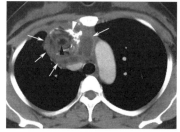

畸胎瘤

病灶(白箭)位于前纵隔,呈混杂密度影,其内可见粗大
钙化影(白箭头)及脂肪成分(黑箭头)

纵隔淋巴瘤　mediastinal lymphoma

原发于淋巴结和结外淋巴组织的恶性肿瘤。纵隔淋巴瘤通常位于前、中纵隔,
20~30岁及60~80岁为两个高峰发病年龄。临床上可表现为浅表淋巴结肿大、发热、
消瘦、上腔静脉阻塞综合征等。

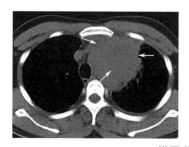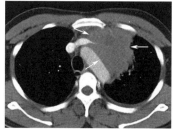

纵隔淋巴瘤

支气管源性囊肿　bronchogenic cyst

【又称】支气管囊肿

指先天性的呼吸系统发育异常所引起的一种囊性肿物。分为纵隔型、肺内型
及异位型。纵隔型表现为边缘清楚的类圆形囊性低密度影;肺内型可表现为单发

的气囊肿、液囊肿、液 - 气囊肿和多发囊肿。

心包囊肿　pericardial cyst

指发生于心包的一种先天性纵隔囊肿。囊肿与心包腔隔绝,如果经蒂与心包腔相通则称为心包憩室。通常表现为边界清晰锐利的圆形或椭圆形肿块,位于膈肌上方心膈角外侧。侧位片观察时,可呈泪滴状。

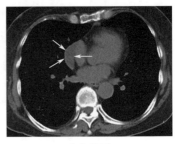

心包囊肿

食管囊肿　esophageal cyst

位于中纵隔的囊性肿物,属于肠源性囊肿的一部分,系先天性胚胎发育过程中的一种畸形,发病率较低。最多见于儿童和 20 岁左右的年轻人,男性稍多,常合并其他部位的先天畸形,如食管气管瘘、脊柱畸形等。

神经源性肿瘤　neurogenic tumor

起源于周围神经和神经鞘,包括神经鞘瘤、神经节细胞瘤、神经母细胞瘤、神经节神经母细胞瘤及神经纤维瘤。成人中 75% 的后纵隔肿瘤是神经源性肿瘤,多位于后纵隔脊柱旁。

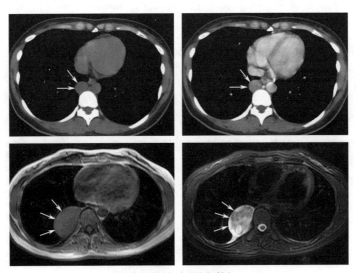

神经源性肿瘤(白箭)

膈疝　diaphragmatic hernia
指腹腔内组织和脏器通过膈肌进入胸腔内的一类疾病。

食管裂孔疝　hiatal hernia
指原本在腹腔内的器官(主要是胃),通过扩大的膈肌食管裂孔进入胸腔导致的疾病。平片上表现为膈上的含气疝囊影;胃肠道造影检查可见膈上疝囊,疝囊内有胃黏膜皱襞影。CT上表现为膈肌脚间隙增宽,椎体前方软组织肿块,向下通过食管裂孔与胃腔相连。

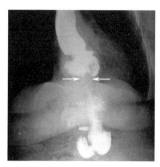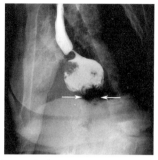

上消化道造影显示胃底部经膈孔疝入胸腔,局部为疝环(白箭)

胸腹裂孔疝 pleuro-peritoneal hiatus hernia

为最常见的先天性膈疝。多数发生于左侧膈肌,胃肠道甚至脾脏、左肾等可经此疝入左侧胸腔;发生于右侧膈肌者,右侧半结肠、肝脏等可疝入右侧胸腔内。

外伤性膈疝 traumatic diaphragmatic hernia

指因外伤引起膈肌破裂,导致腹腔脏器经膈肌破裂处疝入胸腔内。CT重建图像可显示膈肌局部连续性中断。

膈膨升 diaphragmatic eventration

指不同原因所导致的膈肌部分或完全上移,CT重建图像显示膈肌上升,但连续、完整。可引起通气功能障碍及相应的消化系统症状。

膈麻痹 paralysis of hemidiaphragm

因一侧或两侧膈神经受损伤,导致其下行的神经传导被阻断,神经冲动无法到达膈肌而造成膈肌松弛,导致膈肌异常上升或矛盾运动。

4.2.7 胸部外伤

肋骨骨折 fracture of rib

通常为直接暴力或间接暴力所致,亦可见于体质虚弱、肿瘤患者或骨质疏松患者,在咳嗽、打喷嚏时亦可出现,多发生于第四至八肋骨。影像检查上表现为肋骨骨皮质连续性中断,可见低密度透亮骨折线影,断端可分离、错位。

皮下气肿 subcutaneous emphysema

气体可由纵隔延伸到颈部、胸部及腹壁的软组织内,或者由胸腔闭式引流管或胸壁的穿通伤引起。影像上透亮气体影沿肌肉走向分开肌肉,产生了特征性的梳状、条纹状表现,CT的表现不会与肺野重叠,显示更清晰。

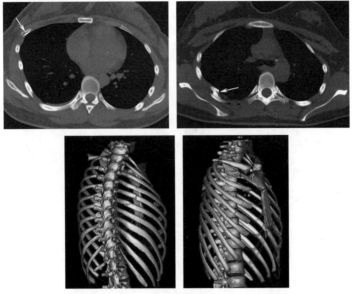

肋骨骨折

肺挫伤　contusion of lung

为常见的肺实质损伤,多为迅猛钝性伤所致,例如车祸、撞击、挤压或坠落等,通常发生在着力点,表现为肺出血。病理上表现为肺泡内血液渗出或间质性肺水肿,外伤史是重要鉴别点,单纯影像表现与其他病变(如肺炎、误吸等)很难鉴别。

肺撕裂伤与肺血肿　laceration and hematoma of lung

胸部闭合性创伤可引起肺组织的撕裂伤。轻度的撕裂伤表现可和肺挫伤相仿,不易发现。较大的肺撕裂伤,肺组织破裂后可形成囊腔,囊腔内有液平和气体影即创伤性肺气囊,如完全被血液所充填即形成肺血肿。部分伴有血气胸。

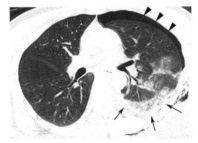

左肺撕裂伤可见斑片状密度增高影(黑箭),边界欠清晰,并可见气胸(黑箭头)

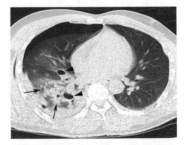

左肺撕裂伤可见斑片状密度增高影(黑箭),边界欠清晰,并可见撕裂的肺气囊(黑箭头)

气管及支气管裂伤　laceration of trachea and bronchus

多发生于胸部挤压伤、穿透伤及坠落伤,且多为复合伤,病情凶险,可迅速导致窒息,危及患者生命,病死率极高。影像上可表现为气胸、纵隔气肿及皮下气肿,三者可同时存在,少数患者可出现气管 - 食管瘘。

推荐阅读资料

［1］白人驹,张雪林.医学影像诊断学.3版.北京:人民卫生出版社,2010.

［2］徐克,龚启勇,韩萍.医学影像学.8版.北京:人民卫生出版社,2018.

［3］胡春洪,彭卫斌,李敏.医学影像解剖学.苏州:苏州大学出版社,2007.

［4］胡春洪,吴献华,王冬青.医学影像解剖学.北京:人民卫生出版社,2015.

［5］HANSELL D M, BANKIER A A, MACMAHON H, et al. Fleischner Society: glossary of terms for thoracic imaging. Radiology, 2008, 246 (3): 697-722.

［6］RAJU S, GHOSH S, MEHTA A C. Chest CT signs in pulmonary disease: a pictorial review. Chest, 2017, 151 (6): 1356-1374.

［7］刘伟.肺腺癌 2011 年国际新分类.实用癌症杂志,2012, 27 (4): 432-434.

［8］赵大伟,房学梅,付维林.高分辨率 CT 在特发性肺纤维化诊断中的研究进展 [J]. 放射学实践,2019, 34 (9): 1044-1048.

［9］中华人民共和国国家卫生健康委员会.新型冠状病毒肺炎诊疗方案 (试行第七版): 国卫办医函〔2020〕77 号.[2020-05-01]. http://www.nhc.gov.cn/yzygj/s7653p/202003/46c9294a7dfe4cef80dc7f5912eb1989/files/ce3e6945832a438eaae415350a8ce964.pdf.

［10］中华医学会放射学分会.新型冠状病毒肺炎的放射学诊断:中华医学会放射学分会专家推荐意见 (第一版).中华放射学杂志,2020, 54 (4): 279-285.

5　循环系统

5.1　影像解剖及基本病变用语

5.1.1　心脏解剖用语

心尖　cardiac apex
圆钝、游离,由左心室构成,朝向左前下方,与左胸前壁接近。

心底　cardiac base
朝向右后上方,主要由左心房和小部分的右心房构成。

冠状沟　coronary sulcus

【又称】房室沟

近似环形,前方被肺动脉干所中断,是右上方的心房与左下方的心室表面的分界。

前室间沟　anterior interventricular groove

从冠状沟走向心尖的右侧,与室间隔的前缘一致,是左、右心室在心表面的分界。

后室间沟　posterior interventricular groove

在心室的膈面,从冠状沟走向心尖的右侧,与室间隔的下缘一致,是左、右心室在心表面的分界。

右心房　right atrium

位于心的右上部,壁薄而腔大,可分为前、后两部。前部为固有心房,后部为腔静脉窦。

卵圆窝　ossa ovalis

房间隔右侧面中下部有一卵圆形凹陷,称卵圆窝,是房间隔缺损的好发部位。

右心室　right ventricle

位于右心房的前下方,直接位于胸骨左缘第四、五肋软骨的后方,前壁与胸廓相邻。

乳头肌　papillary muscles

基部附着于室壁,尖端突入心室腔的锥体形肌隆起,称乳头肌。

三尖瓣　tricuspid valve

【又称】右房室瓣

位于右心房、右心室之间,基底附着于三尖瓣环上,瓣膜游离缘垂入室腔。

右心室流出道　conus arteriosus

【又称】动脉圆锥或漏斗部

位于右心室前上方,内壁光滑无肉柱,呈圆锥体状,其上端借肺动脉口通肺动脉干。

肺动脉瓣　pulmonary valve

肺动脉口周缘有三个彼此相连的半月形纤维环为肺动脉环,环上附着的三个半月形的结构为肺动脉瓣。

左心房　left atrium

位于右心房的左后方,构成心底的大部,是四个心腔最靠后的一个腔。

左心耳　left auricle

较右心耳狭长,壁厚,边缘有几个深陷的切迹。突向左前方,覆盖于肺动脉干根部左侧及左冠状沟前部。

左心室 left ventricle

位于右心室的左后方,呈圆锥形,锥底被左房室口和主动脉口占据。

房间隔 interatrial septum

又称房中隔,位于左、右心房之间,房间隔向左前方倾斜,由两层心内膜中间夹心房肌纤维和结缔组织构成。

室间隔 interventricular septum

【又称】室中隔

位于左、右心室之间,可分为肌部和膜部两部分。

二尖瓣 mitral valve

位于左心房、左心室之间,基底附着于二尖瓣环上,瓣膜游离缘垂入室腔。

左心室流出道 aortic vestibule

【又称】主动脉前庭

为左心室的前内侧部分,由室间隔上部和二尖瓣前尖组成。

主动脉瓣 aortic valve

主动脉口周围的纤维环上附有三个半月形的瓣膜,称为主动脉瓣,瓣膜大而坚韧,按瓣膜的方位分为左半月瓣、右半月瓣和后半月瓣。

主动脉窦 aortic sinus

半月瓣与主动脉壁之间的袋状间隙称为主动脉窦,通常将其命名为主动脉右窦、主动脉左窦和主动脉后窦。

心内膜 endocardium

是被覆于心腔内面的一层滑润的膜,由内皮和内皮下层构成。

心肌层 myocardium

为构成心壁的主体,包括心房肌和心室肌两部分。由心肌纤维和心肌间质组成。

心外膜 epicardium

即浆膜性心包的脏层,包裹在心肌表面。其表面被覆一层间皮(扁平上皮细胞)。间皮深面为薄层结缔组织,在大血管与心连通处,结缔组织与血管外膜相连。

心包 pericardium

是包裹心和出入心的大血管根部的圆锥形纤维浆膜囊,分为内、外两层,外层是纤维心包,内层为浆膜心包。

心包腔 pericardial cavity

浆膜心包的脏、壁层在出入心的大血管根部相互移行,两层之间的潜在性腔隙称为心包腔,内含少量浆液,起润滑作用。

心包横窦 transverse pericardial sinus

为心包腔在主动脉、肺动脉后方与上腔静脉、左心房前壁前方之间的间隙。

心胸比率 cardiothoracic ratio

为心脏横径与最大胸廓横径之比,正常成人上限为 0.5。

5.1.2 心血管解剖用语

左冠状动脉 left coronary artery,LCA

起于主动脉的主动脉左窦,主干很短,然后分为左前降支和左回旋支。

前降支 anterior interventricular branch

【又称】前室间支

可视为左冠状动脉的直接延续,沿前室间沟下行,其末梢多数绕过心尖切迹止于后室间沟。

旋支或左旋支 circumflex branch

由左冠状动脉主干发出后即行走于左侧冠状动脉沟内,绕心左缘至左心室膈面。

左缘支 left marginal branch

较恒定粗大,分支供应心左缘及邻近的左室壁。

窦房结支 branch of sinuatrial node

约 40% 起于旋支的起始段,向上至上腔静脉口,多以逆时针方向从上腔静脉口后方绕至前面,从窦房结尾端穿入窦房结。

心房支 atrial branches

为一些细小分支,分别供应左房前壁、外侧壁和后壁。

右冠状动脉 right coronary artery,RCA

起于主动脉的冠状动脉右窦,行于右心耳与肺动脉干之间,再沿冠状沟右行,绕心锐缘至膈面的冠状沟内。

右缘支 right marginal branch

较粗大恒定,分布至附近心室壁。

后室间支 posterior interventricular branch

亦称后降支,多起于右冠状动脉,沿后室间沟下行,可与前室间支的末梢吻合。

右旋支　right circumflex branch

为右冠状动脉的另一终支,止于房室交点与心左缘之间,也可有细支与旋支(左旋支)吻合。

冠状窦　coronary sinus

位于心膈面,左心房与左心室之间的冠状沟内,从左房斜静脉与心大静脉汇合处作为其起点,最终注入右心房的冠状窦口,冠状窦口常有一个半月形瓣膜。

5.1.3　体循环

主动脉　aorta

是体循环的动脉主干,由左心室发出,可分为升主动脉、主动脉弓和降主动脉。

升主动脉　ascending aorta,AA

主动脉起始段为升主动脉,自起始处向右前上方斜行,达右侧第 2 胸肋关节高度移行为主动脉弓。

主动脉弓　aortic arch,AoA

呈弓形弯向左后方,至第 4 胸椎体的下缘向下移行为降主动脉。

降主动脉　descending aorta,DA

为主动脉弓的延续,自第 4 胸椎体的下缘至第 4 腰椎体的下缘。降主动脉在第 12 胸椎高度穿膈的主动脉裂孔处被分为上方的胸主动脉和下方的腹主动脉两部分。

头臂干　brachiocephalic trunk,BT

为一粗短的干,起始后向右上方斜行至右胸锁关节的后方分为右颈总动脉及右锁骨下动脉。

锁骨下动脉　subclavian artery,SA

两侧锁骨下动脉起点不同,左锁骨下动脉起自主动脉弓,右锁骨下动脉起自头臂干,二者均经胸锁关节的后方斜向外行至颈根部,呈弓状经胸膜顶的前方,穿斜角肌间隙至第 1 肋外侧缘续为腋动脉。

颈总动脉　common carotid artery,CCA

是头颈部的动脉主干,左侧颈总动脉起自主动脉弓,右侧颈总动脉起自头臂干,沿食管、气管和喉的外侧上行至甲状软骨上缘的高度分为颈内动脉和颈外动脉。

颈动脉窦　carotid sinus

是颈总动脉末端与颈内动脉起始部的膨大部分。窦壁的外膜内含有丰富的游离神经末梢,称为压力感受器。

颈外动脉　external carotid artery,ECA

初居颈内动脉的前内侧,后经其前方转至外侧,上行穿腮腺至下颌颈处分为颞浅动脉和上颌动脉两条分支。

颈内动脉　internal carotid artery,ICA

在颈部无分支,自颈总动脉发出后,垂直上行至颅底,经动脉管入颅腔,分支分布于视器和脑。

椎动脉　vertebral artery,VA

起自双侧锁骨下动脉,向上穿第 1~6 颈椎的横突孔,经枕骨大孔入颅腔,分支分布于脑与脊髓。

胸廓内动脉　internal thoracic artery

【又称】内乳动脉

起自锁骨下动脉的下面,椎动脉起点的相对侧,向下行入胸腔,沿第 1~6 肋软骨的后面下降,分支分布于胸前壁、心包、膈和乳房等处。

支气管动脉　bronchial artery,BA

是肺支架组织的营养血管,供应呼吸性支气管以上各级支气管,并与肺动脉末梢毛细血管吻合。

腹腔干　coeliac trunk,CT

为粗而短的动脉干,在膈的主动脉裂孔的稍下方起自腹主动脉的前壁,迅即分为胃左动脉、肝总动脉和脾动脉三大分支。

肠系膜上动脉　superior mesenteric artery,SMA

在腹腔干的稍下方,约平第 1 腰椎的高度起自腹主动脉的前壁,经胰头和胰体交界处的后方下行,越过十二指肠水平部的前面进入肠系膜根,然后发出多条分支供应肠壁。

肠系膜下动脉　inferior mesenteric artery,IMA

在约平第 3 腰椎的高度发自腹主动脉的前壁,行向左下方,分支分布于降结肠、乙状结肠和直肠上部。

肾动脉　renal artery,RA

约平第 1~2 腰椎间盘的高度起于腹主动脉,横行向外经肾门入肾,在进入肾门之前发出肾上腺下动脉至肾上腺。

腋动脉　axillary artery

第 1 肋的外缘续于锁骨下动脉,经腋窝的深部至背阔肌的下缘移行为肱动脉。

肱动脉 brachial artery

与正中神经伴行沿肱二头肌的内侧至肘窝,在平桡骨颈的高度分为桡动脉及尺动脉。

桡动脉 radial artery,RA

是肱动脉的终支之一,其末端与尺动脉掌深支相吻合形成掌深弓。其分支主要有掌浅支和拇主要动脉。

尺动脉 ulnar artery,UA

是肱动脉的终支之一,末端与桡动脉掌浅支吻合形成掌浅弓。其主要分支有骨间总动脉和掌深支。

掌浅弓 superficial palmar arch

由尺动脉的末端与桡动脉的掌浅支吻合而成,位于掌腱膜的深面,其发出三条指掌侧总动脉和一条小指尺掌侧动脉。

掌深弓 deep palmar arch

由桡动脉的末端与尺动脉的掌深支吻合而成,位于指深屈肌腱的深面,由弓上发出三条掌心动脉,行至掌指关节附近分别注入相应的指掌侧总动脉。

髂总动脉 common iliac artery,CIA

由腹主动脉分出后,沿腰大肌的内侧下行至骶髂关节处分为髂内动脉和髂外动脉。

髂内动脉 internal iliac artery,IIA

是盆部动脉的主干,为一短干,沿盆腔侧壁下行,分布范围包括盆内脏器以及盆部的肌肉。

髂外动脉 external iliac artery,EIA

沿腰大肌内侧缘下降,经腹股沟韧带中点的深面至股前部,移行为股动脉。

股动脉 femoral artery,FA

【又称】股浅动脉

是髂外动脉的直接延续,是下肢动脉的主干,在股三角内下行,穿过收肌管后出收肌腱裂孔至腘窝,移行为腘动脉。

腘动脉 popliteal artery,PoA

股动脉的延续,在腘窝的深部下行,至腘肌的下缘分为胫前动脉和胫后动脉。

胫前动脉 anterior tibial artery,ATA

由腘动脉发出后,穿小腿骨间膜至小腿的前面,在小腿前群肌之间下行,至踝关节的前方移行为足背动脉。

胫后动脉　posterior tibial artery，PTA

发出腓动脉，本干沿小腿后面浅深肌层之间下行，经内踝的后方转至足底，分为足底内侧动脉和足底外侧动脉两终支。

腓动脉　peroneal artery，PA

为胫后动脉的重要分支，起于胫后动脉的上部，沿腓骨的内侧下行，分支营养邻近诸肌和胫、腓骨。

足背动脉　dorsal artery of foot

是胫前动脉的直接延续，经拇长伸肌腱和趾长伸肌腱之间前行，至第一跖骨间隙的近侧，发出第一跖背动脉和足底深支两终支。

5.1.4　肺循环

肺动脉干　pulmonary trunk

肺动脉干位于心包内，系一粗短的动脉干，起自右心室，在主动脉的前方向左后上方斜行，至主动脉弓的下方分为左、右肺动脉。

左肺动脉　left pulmonary artery，LPA

左肺动脉走行于左主支气管的前方，而后分上、下两支进入肺的上、下叶。

右肺动脉　right pulmonary artery，RPA

右肺动脉走行于升主动脉和上腔静脉的后方，至右肺门处分为上、中、下三支分别进入右肺的上、中、下叶。

肺静脉　left superior pulmonary vein，LSPV

肺静脉起自肺门，向内穿过纤维心包，注入左心房后部，其中左上肺静脉收集左肺上叶的血液，左下肺静脉收集左肺下叶的血液，右上肺静脉收集右肺上、中叶的血液，右下肺静脉收集右肺下叶的血液。

5.2　常见疾病及征象用语

5.2.1　心脏

1. 心脏解剖位置异常

心脏移位　cardiac displacement

指胸肺疾患或畸形使心脏偏离正常位置。

左位心　levocardia

指过心尖的心脏长轴指向左侧心腔，胸片上若胃泡位于左侧膈肌下则为正常的左位心，若胃泡位于右侧膈肌下则称为单发左位心。

右位心 dextrocardia

指过心尖的心脏长轴指向右侧胸腔,胸片上若胃泡位于左侧膈肌下为单发右位心,位于右侧膈肌下则为镜面右位心。

中位心 mesocardia

指过心尖的心脏长轴位于胸廓正中线。

心房正位

正常情况下左、右心耳代表的左房和右房分别位于心脏左、右侧,为正常位置关系。

心房反位

左、右房的位置关系颠倒,左、右心耳代表的左、右心房分别位于心脏右侧和左侧,为正常位置的镜面关系。

左房异构 left atrial isomerism

双侧心房(耳)均为解剖左房结构,大多合并复杂心脏大血管畸形。

右房异构 right atrial isomerism

双侧心房(耳)均为解剖右房结构,大多合并复杂心脏大血管畸形。

房 - 室连接关系协调

指左房 - 左室,右房 - 右室的心房与心室连接位置关系。

房 - 室连接关系不协调

指左房 - 右室,右房 - 左室的心房与心室连接位置关系。

房室连接不定型

指不定型的心房与左室或右室相连,见于双室型或单室型心脏。

心室双入口

双房与一个心室相连,多为一组共同房室瓣或房室瓣骑跨,见于单心室心脏。

房室无连接

指一侧房室瓣闭锁,以肌肉脂肪或结缔组织将心房或心室隔开,见于单心室心脏。

心室 - 大动脉连接协调

指左心室 - 主动脉,右心室 - 肺动脉的心室 - 大动脉连接。

心室 - 大动脉连接不协调

【又称】**大动脉转位**

指左心室 - 肺动脉,右心室 - 主动脉的心室 - 大动脉连接。

心室双出口

两大动脉(主动脉和肺动脉)起自同一心室(左室、右室、未定型心室)。

心室单出口

单一动脉起自任一心室(包括发育不全的心室,流出腔),也可以骑跨于室间隔之上。可见于主动脉或肺动脉其中一支闭锁或与心室无直接连接(肺动脉闭锁多见),也包括共同动脉干。

2. 心血管疾病

冠状动脉粥样硬化性心脏病 atherosclerotic coronary artery disease,CAD

简称冠心病(coronary heart disease,CHD),是冠状动脉血管的任何一处发现由动脉粥样硬化病变导致管腔狭窄≥50%,和/或冠状动脉功能性改变导致心肌缺血缺氧而引起的心脏病(包括冠状动脉痉挛)。

急性冠状动脉综合征 acute coronary syndrome,ACS

是以冠状动脉粥样硬化斑块破裂或侵袭,继发完全或不完全闭塞性血栓形成为病理基础的一组临床综合征,包括不稳定性心绞痛、非ST段抬高性心肌梗死和ST段抬高性心肌梗死。

慢性冠状动脉疾病 chronic coronary disease,CCD

包括稳定性心绞痛、缺血性心肌病、隐匿性冠心病。

软斑块 lipid plaque

脂质为主的斑块称为软斑块。多呈半弧形,中心CT值20~60Hu。

纤维斑块 fibrous plaque

纤维为主的斑块称为纤维斑块,形状多样,中心部CT值70~120Hu,可以与钙化斑块并存。

钙化斑块 calcification plaque

钙化为主的斑块称为钙化斑块。形状多样,中心部CT值>130Hu[均值(419±194)Hu]。

易损斑块 vulnerable plaque

指脂核所占斑块容积超过40%,伴大量巨噬细胞,内无胶原纤维,斑块帽薄且平滑肌细胞数少,斑块易腐蚀和破坏,形成血栓突向管腔。

稳定性斑块 stable plaque

指斑块帽完整,内平滑肌细胞丰富,脂核多占的比例小,伴钙化,斑块不易破裂,在一定时期内保持相对稳定。

血管正性重构指数　positive remodeling index

随着斑块的进展，血管管径的横截面积会随之增加，即斑块重构。血管重构指数等于狭窄部位与参考部位的整个血管面积的比值，该指数 ≥ 1.1 表明正性重构。

餐巾环征　napkin-ring sign

是指 CCTA 图像上的冠状动脉非钙化斑块，低密度斑块核心周围被较高 CT 值的环状"强化斑块"环绕，称为餐巾环征。这一征象与高危斑块相关，并且可能进展为急性冠脉综合征。

向心性狭窄　concentric stenosis

指狭窄部位的病变以冠状动脉管腔中心线为中心均匀的向内缩窄。

偏心性狭窄　eccentric stenosis

指狭窄部位的病变向冠状动脉管腔中心线不均匀缩窄，以不同投照角度中显示的最重狭窄为标准，需要多角度、多模态进行评价。

局限性狭窄　localized stenosis

指狭窄长度小于 10mm 的狭窄。

节段性狭窄　segmental stenosis

指狭窄长度介于 10~30mm 的狭窄。

弥漫性狭窄　diffused stenosis

指狭窄长度 >30mm 的狭窄，多见于高龄或伴发糖尿病的冠心病患者，常伴有较明显的钙化，它对冠状动脉血流动力学的影响比局限性狭窄和管状狭窄更加严重。

管腔闭塞　obliteration

指冠状动脉管腔完全闭塞，无对比剂显影。

动脉瘤　aneurysm

是指动脉壁因局部病变（可因薄弱或结构破坏）而向外膨出，形成永久性局限性扩张。其病因有先天性和后天性，后天性动脉瘤多继发于动脉粥样硬化、细菌感染和梅毒等。

心肌梗死　myocardial infarction, MI

是指心肌缺血导致心肌细胞坏死，产生不可逆性的损伤，即使恢复血流灌注，也不可逆转。

附壁血栓形成　mural thrombosis

多见于左心室，心肌梗死波及心内膜使之粗糙，或因室壁瘤形成处血流形成漩涡等原因,可促进局部附壁血栓的形成。

心肌纤维化 myocardial fibrosis

是由于中至重度的冠状动脉狭窄引起的心肌纤维持续性和 / 或反复加重的缺血、缺氧所产生的结果,是逐渐发展为心力衰竭的慢性缺血性心脏病。

川崎病 Kawasaki disease,KD

【又称】皮肤黏膜淋巴结综合征

主要累及小 - 中动脉,特别是冠状动脉。

冠状动脉扩张症 coronary artery ectasia,CAE

是一种较为少见的病变,表现为单支或多支冠状动脉局限或弥漫性扩张,管径超过邻近正常冠状动脉的 1.5 倍。

冠状动脉局限性扩张 coronary localized dilation

是指冠状动脉局部节段的直径超过相邻节段直径的 1.5 倍,且累及范围小于该支冠状动脉总长度的 50%。

冠状动脉弥漫性扩张 coronary diffused dilation

指扩张血管的直径超过正常血管直径的 1.5 倍,且累及总长度超过该支冠状动脉总长度的 50%。

自发性冠状动脉夹层 spontaneous coronary artery dissection,SCAD

指冠状动脉内膜自发撕裂或冠状动脉壁内滋养血管出血形成的血管夹层,是一种比较罕见的心血管疾病,可影响正常冠状动脉血液供应,引起急性心肌梗死或心脏猝死。

先天性冠状动脉发育异常 congenital anomaly of coronary artery

是一类发育变异所致的冠状动脉解剖性异常,根据先天性冠状动脉病变所位于的解剖位置不同,可将该疾病分为冠状动脉起源异常、冠状动脉走行异常和冠状动脉终止异常三大类。

冠状动脉高位开口 coronary high origin

指左冠状动脉或右冠状动脉开口位于主动脉根部、窦管交界部上方 1cm 以上。

单支冠状动脉畸形 single coronary artery

简称"单冠畸形"。定义为单一起源于主动脉的冠状动脉向整个心脏供血。

左冠状动脉起自肺动脉畸形 anomalous origin of the left coronary artery from the pulmonary artery,ALCAPA

为左冠状动脉开口于肺动脉干而非左冠状窦,又称为 Bland White-Garland 综合征,是一种罕见的先天性冠状动脉畸形。

冠状动脉起自对侧冠状窦或无名窦畸形 origin of the coronary artery or branch from the opposite or noncoronary sinus and an anomalous course

正常左右冠状动脉分别开口于左右冠状窦,如一侧冠状动脉起自对侧冠状窦或无名窦则称为冠状动脉起自对侧冠状窦或无名窦畸形。

冠状动脉瘘 coronary artery fistula

是指一支或多支冠状动脉与心房、心室腔或其他胸部血管之间异常交通。

心肌桥 myocardial bridge,MB

是一种常见的先天性发育异常,表现为心外膜冠状动脉部分或完全被心肌组织包埋,该节段血管称为壁冠状动脉,而包绕此段血管的心肌则被称为心肌桥。

经皮冠状动介入治疗 percutaneous coronary intervention,PCI

是指经心导管技术疏通狭窄甚至闭塞的冠状动脉管腔,从而改善心肌的血流灌注的治疗方法,包括经皮冠状动脉球囊血管成形术、经皮冠状动脉支架植入术及经皮冠状动脉内血栓抽吸等。

冠状动脉搭桥术 coronary artery bypass grafting,CABG

【又称】冠状动脉旁路移植手术

是指利用自身动脉或静脉在升主动脉根部与冠状动脉梗阻病变以远之间建立一条血管通路,使血液绕过冠状动脉病变部位恢复对心肌供血的一种手术。

3. 心肌疾病

扩张型心肌病 dilated cardiomyopathy,DCM

亦称充血性心肌病,是一类既有遗传因素又有非遗传因素导致的复合性心肌病,以左心室、右心室或双心室腔扩大,收缩功能障碍为特征。

肥厚型心肌病 hypertrophic cardiomyopathy,HCM

是以左心室和/或右心室肥厚、心室腔变小、左心室充盈受阻和舒张期顺应性下降为特征的心肌病。20~50岁多见,是青少年猝死的常见原因之一。

限制型心肌病 restrictive cardiomyopathy,RCM

以一侧或双侧心室充盈受限和舒张功能降低为特征,收缩功能和室壁厚度正常或接近正常的一类心肌疾病。

致心律失常型右室发育不良 arrhythmogenic right ventricular cardiomyopathy,ARVC

是指心肌被脂肪和纤维组织所替代而引起一系列临床表现的心肌病,常常累及右心室。主要临床表现为心律失常、右心衰竭。

心肌致密化不全　noncompaction of the ventricular myocardium，NVM

【又称】为左心室肌小梁过多、海绵状心肌、蜂窝状心肌

是一种新近认识到心内膜发育异常所导致的先天性畸形，其特征为左心室心肌的海绵样改变。

心肌淀粉样变　cardiac amyloidosis

是由于淀粉样物质沉积于心肌细胞内所引起的一种限制性心肌病，造成心功能受损和心律失常。

心脏黏液瘤　cardiac myxoma

是最常见的心脏肿瘤，肿瘤绝大多数发生于房室隔卵圆窝附近原始内皮细胞和心内膜细胞，多发生于左心房，其次是右心房。肿瘤呈带蒂息肉状或呈贴附于心壁的广基底肿块。肿瘤成卵圆形或分叶状，边缘光滑，质柔软胶冻状，易碎，可有出血、血栓或含铁血黄素。

心脏脂肪瘤　cardiac lipoma

成熟脂肪细胞构成的肿物，发病率次于黏液瘤，居心脏良性肿瘤第二位。该肿瘤以心室、房间隔和右心房最常见。

心脏淋巴管瘤　cardiac lymphangioma

较少见的原发良性肿瘤，可位于心包或心肌内，由含水样淋巴液和淋巴细胞的淋巴管组成，可有纤维组织外膜。其他淋巴管瘤见 3.2.6、7.2.3 及 7.2.4 项下。

心脏纤维瘤　cardiac fibroma

亦称纤维错构瘤、弹力纤维错构瘤。由成纤维细胞和丰富胶原构成，最常起自左心室游离壁、室间隔或右心室游离心肌壁内。

心脏血管肉瘤　cardiac angiosarcoma

可位于心脏的任何部位，其中绝大部分位于右心，特别是右心房。肿瘤大多向心腔内生长，可不同程度占据心腔，并可浸润至心肌及心外膜，心包亦可受累。肿瘤外观为单发或多发的结节状或息肉状，亦可呈弥漫性浸润。

心脏横纹肌肉瘤　cardiac rhabdomyosarcoma

在心脏原发肉瘤中发病率占第二位，可发生于任何年龄，男女发病率相似。肿瘤多为柔软的结节状或息肉状向腔内突出生长，通常伴有中心坏死；部分亦可呈弥漫性浸润。可多发。其他横纹肌肉瘤见 3.2.2、3.2.3、3.2.4 及 6.2 项下。

心脏纤维肉瘤　cardiac fibrosarcomas

可发生于任何年龄，男女发病率相似。可发生于心脏任何部位，其中近半数位于心肌并突入心腔内，造成心腔不同程度的阻塞。

心脏淋巴瘤 cardiac lymphoma

本病主要发生于器官移植后及 HIV/AIDS 患者,可原发或继发于其他部位,其特征为边界不清的浸润性肿物,累及心肌或心包,沿心外膜生长并固定冠状动脉及主动脉根部。右侧房室沟、右心房易受累,通常伴有心包积液。

心脏转移瘤 cardiac metastases

指原发于其他部位,但沉积或延伸至心脏的肿瘤。转移瘤有四个来源途径:直接扩散、种植、血行转移及淋巴转移。

心肌炎 myocarditis

是指各种原因引起的心肌的炎症性疾病。心肌炎根据病程可分为急性(3 个月以内)、亚急性(3~6 个月)和慢性(半年以上),临床上,感染性心肌炎最多见。

4. 心脏瓣膜疾病

心脏瓣膜病 valvular heart disease

是指心瓣膜受到各种原因损伤后或先天性发育异常所造成的器质性病变,表现为瓣膜口狭窄和 / 或关闭不全,最后导致心功能不全。

二尖瓣狭窄 mitral stenosis,MS

最常见的病因是风湿性心脏病,主要病理改变是二尖瓣瓣叶和腱索受侵,而导致瓣叶边缘增厚,瓣叶交界处粘连,腱索粘连痉挛,从而导致瓣口狭窄。

二尖瓣关闭不全 mitral regurgitation,MR

二尖瓣是由正常功能的瓣叶、瓣膜联合部、瓣环、乳头肌、腱索及左心室所构成的复杂结构,其正常组成中的一个或多个组分不良均可导致二尖瓣关闭不全。此病多为风湿性心内膜炎的后果,也可由亚急性细菌性心内膜炎等引起。

主动脉瓣狭窄 aortic stenosis,AS

是指先天性或后天获得性因素引起的主动脉瓣膜间发生粘连、增厚、变硬,并发生钙化,导致主动脉瓣瓣口面积减小,并致血流动力学显著改变。

主动脉瓣关闭不全 aortic regurgitation,AR

是指主动脉瓣膜本身病变和主动脉根部管壁的病变引起管腔扩张,导致主动脉瓣叶关闭不全,舒张期血流自主动脉瓣反流入左心室。

二叶式主动脉瓣 bicuspid aortic valve

主动脉瓣由两个瓣叶构成,是成人先天性心脏病中最常见的类型之一,常合并主动脉瓣狭窄和反流。

肺动脉瓣狭窄 pulmonary stenosis,PS

是肺动脉瓣、瓣上及瓣下狭窄的统称。单纯先天性肺动脉瓣狭窄是常见的先天性心脏病之一。

肺动脉瓣关闭不全　pulmonic regurgitation, PR

是指肺动脉瓣受到器质性或功能性损害,瓣膜变厚、僵硬等导致右心室舒张时血液从肺动脉通过肺动脉瓣反流入右心室造成的血流动力学障碍。

经导管主动脉瓣置换术　transcatheter aortic valve implantation, TAVI

是指通过股动脉送入介入导管,将人工心脏瓣膜输送至主动脉瓣区打开,从而完成人工瓣膜置入,恢复瓣膜功能。

靴形心

见于右心室肥大,X 线表现为心尖圆凸上翘,肺门血管影缩小、心影部凹陷,心影呈"靴形"。

5. 心包疾病

心包囊肿　pericardiac cyst

见 4.2.6 项下。

心包畸胎瘤　pericarditis

多见于儿童及青少年。CT 上可见心包内占位病变,包膜完整、边缘清晰、典型者病变内 CT 值不均匀,可见多种密度(如脂肪、水、牙齿密度等)。

心包间皮瘤　mesothelioma of pericardium

间皮瘤原发于心包,也见于房室结和心房,多为恶性。间皮瘤形态多样,可为独立或多发的大小不等的灰白色结节,也可广泛弥漫性浸润。肿瘤往往同时累及脏层及壁层心包,并可引起不同程度的心包积液。

心包转移瘤　pericardiac metastasis

心包是心外肿瘤累及心脏时最易侵及的部位之一。心包转移瘤的发病率要远高于原发肿瘤。转移瘤的共同表现为心包占位性病变,伴有不同程度的心包积液。转移瘤绝大部分多发,大小不等、形态不规则的结节状改变,可同时侵及心肌。

心包缺如　pericardial agenesis

为少见的先天性心脏畸形,缺如的程度不等,男女均可发病,男性对于女性为3∶1。

心包炎　pericarditis

是由多种因素引起的心包炎性病变,根据 2015 年欧洲心脏病学会(ESC)心包疾病诊断和治疗指南,分为急性心包炎、持续性心包炎、慢性心包炎及复发性心包炎。

缩窄性心包炎 constrictive pericarditis

由于心包腔内渗出物机化和瘢痕形成,致心脏舒张期充盈受限,严重影响心排出量。多继发于化脓性心包炎、结核性心包炎和出血性心包炎。

盔甲心

慢性心包炎可见心包粘连、缩窄,增厚的心包可呈盔甲样包绕心脏,此时常伴有钙化,称为"盔甲心",可限制心脏舒张与收缩功能。

心包积液 pericardial effusion

指心包腔内积聚过多液体(正常心包液 30~50ml),包括液性、浆液纤维蛋白性、脓性和血性等。病因可有感染性(如结核、病毒、化脓性等)与非感染性(如风湿性、肿瘤转移、出血、尿毒症性等)。

6. 先天性心脏病疾病

先天性心脏病 congenital heart disease

简称先心病,是胎儿时期心脏血管发育异常或出生后应自然关闭的通道未能闭合而导致的畸形,是婴幼儿中最为常见的先天缺陷之一。

艾森门格综合征 Eisenmenger syndrome

艾森门格综合征,见于房间隔缺损,由于右心室顺应性高于左心室、左心房压力高于右心房,引起左向右分流,从而导致右心房、右心室及肺血流量增加,导致右心房、右心室扩张、肥厚,晚期可出现肺动脉高压,使左向右分流减少,最终导致心房水平的右向左分流,称为艾森门格综合征,临床表现为发绀,右心功能衰竭等症状。

房间隔缺损 atrial septal defect,ASD

是最常见的先天性心脏病之一,发病率仅次于室间隔缺损,系发育时期房间隔发育缺陷致房间隔连续性中断,左、右心房间存在穿隔血流。

室间隔缺损 ventricular septal defect,VSD

最常见的先天性心脏病,系胚胎时期心室间隔各部分发育不全或融合不良引起的心室间血流交通。

法洛四联症 tetralogy of Fallot,TOF

包括肺动脉狭窄、室间隔缺损、主动脉骑跨和右心室肥厚四种病理改变的先天性心脏病。占发绀型先心病的 50%,是最常见的肺血少型先心病。

动脉导管未闭 patent ductus arteriosus,PDA

动脉导管是胎儿时期主动脉与肺动脉间的生理性血流通道,出生后发生自然闭合,若出生后 1 年仍持续开放则形成动脉导管未闭。

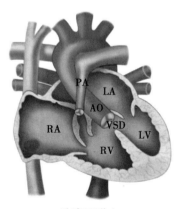

法洛四联症

心内膜垫缺损 endocardial cushion defect,ECD

【又称】房室间隔缺损 atrio-ventricular septal defect,**房室通道畸形** atrioventricular canal defect

指心内膜垫组织（房室间隔）胚胎发育障碍,房室瓣水平上下的间隔组织发育不全或缺如,累及下部房间隔、上部流入道室间隔,并同时伴有不同程度的房室瓣畸形,从而导致心内结构出现相互交通的一组复合性心脏畸形。

主 - 肺动脉间隔缺损 aorto-pulmonary septal defect,APSD

【又称】主 - 肺动脉窗 aortic-pulmonary window

指升主动脉与肺动脉干之间存在直接交通,而两组半月瓣发育正常的心脏畸形。

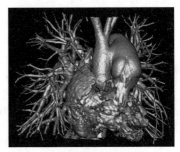

主 - 肺动脉间隔缺损

永存动脉干 persistent truncus,PTA

【又称】共同动脉干 truncus arteriosus,TA

心底部发出一支大动脉干,由其供给冠状动脉、体动脉及肺动脉血液循环,是少见的先天性心血管畸形。可合并室间隔缺损、左位主动脉弓、单心室等其他畸形。

肺静脉畸形连接 anomalous pulmonary venous connection,APVC

【又称】肺静脉异位引流 anomalous pulmonary venous drainage

指部分或全部肺静脉不与左心房相连,而直接或通过腔静脉汇入右心房,常合并房间隔缺损等其他心脏及大血管畸形。根据异位引流的多少可分为部分型肺静脉畸形连接和完全型肺静脉畸形连接。

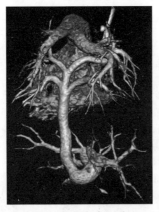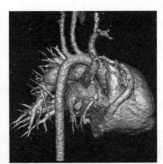

完全型肺静脉异位引流　　　部分型肺静脉异位引流

肺静脉畸形连接

无顶冠状静脉窦 unroofed coronary sinus,UCS

【又称】冠状窦间隔缺损

是一种罕见的先天性心脏病,为冠状窦与左心房的间隔完全或部分缺损,造成左心房与冠状静脉窦的直接交通。

三房心 cor triatriatum

由于胚胎心脏发育障碍所致左或右心房被纤维肌性隔膜分隔为两个腔的少见先心病。可分为左侧三房心和右侧三房心。

主动脉缩窄 coarctation of aorta,COA

主动脉的先天性狭窄畸形,95%以上发生于主动脉弓峡部区域(左锁骨下动脉起始点与动脉导管或导管韧带附着处之间)。

主动脉弓离断 interrupted aortic arch,IAA

指升主动脉与降主动脉之间无直接沟通,管腔连续性中断。可与主动脉闭锁及二尖瓣闭锁并存,共同构成"左心发育不良综合征"。

双主动脉弓 double aortic arch,DAA

由于胚胎早期第四对动脉弓退化障碍,双主动脉弓持续存在。升主动脉于大气管的右前方分为两支,一支绕过气管右侧向后(称右弓),一支绕过左侧向后(称左弓),在气管及食管后方两者汇合成降主动脉,向下走行。双主动脉弓形成一个血管环,包绕大气管及食管。

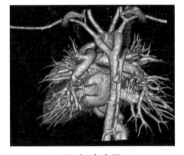

双主动脉弓

右位主动脉弓 right aortic arch

系胚胎时期第四对动脉弓的左弓退化而右弓发育所致,可分为三个类型,即镜面右位主动脉弓、右位主动脉弓合并迷走左锁骨下动脉、右位主动脉弓合并左锁骨下动脉分离。多合并复杂畸形,如法洛四联症。

肺动脉闭锁 pulmonary atresia,PAA

一种先天性心脏复杂畸形,属于肺少血型先心病,表现为右心室漏斗部、肺动脉瓣或肺动脉主干及其左、右分支不同部位完全闭锁。

三尖瓣下移畸形

【又称】Ebstein 畸形

三尖瓣叶附着缘自三尖瓣环下移至右心室腔内,功能性三尖瓣孔向右心室下移,造成右心室流入道心房化。

三尖瓣闭锁　tricuspid atresia，TA

少见的发绀型先天性心脏病，右心房与右心室之间无直接沟通，常伴有室间隔缺损、左上腔静脉、动脉导管未闭等其他心血管畸形，同时可伴有严重心外畸形，如神经系统、骨骼肌系统和消化系统等。

肺动脉吊带　pulmonary artery sling，PAS

又称迷走左肺动脉，指左肺动脉起源于右肺动脉后方，位于气管右侧、右主支气管上方，呈半环形跨过右主支气管向左向后穿行于食管前和气管后到达左肺门。

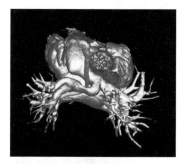

肺动脉吊带

肺动脉异位起源于升主动脉　anomalous origin of pulmonary artery from the ascending aorta，AOPA

【又称】半永存动脉干

指右肺动脉或左肺动脉中的一支异常起源于升主动脉，而另一支仍与主肺动脉延续。多累及右肺动脉，多合并法洛四联症、室间隔缺损等其他心血管畸形。

大动脉转位　transposition of great arteries，TGA

指大动脉与心室连接不一致的一种复杂先天性心脏病，根据房室连接的关系分为完全型大动脉转位和矫正型大动脉转位。

完全型大动脉转位　complete transposition of the great arteries

是一种心房与心室连接一致，而心室与大动脉连接关系不一致的复杂先天性心血管畸形，即主动脉与解剖右心室连接，肺动脉与解剖左心室连接，是仅次于法洛四联症居于第二位的发绀型先天性心脏病。

矫正型大动脉转位　corrected transposition of the great arteries，cTGA

一种较少见的先天性心血管畸形，表现为房室连接不一致，右心房与解剖左心室相连、左心房与解剖右心室连接，同时伴有心室 - 大动脉连接不一致，即主动脉起自右心室，肺动脉起自左心室。

右室双出口　double outlet of right ventricle，DORV

为圆锥动脉干发育异常所致，是一种复杂的发绀型先天性心脏病，一条大动脉全部和另一大动脉瓣环的 50% 以上起自解剖右心室即诊断为右心室双出口。

左心室双出口　double outlet of left ventricle，DOLV

两大动脉全部或部分起自解剖左心室，左心室大多数发育正常，但两大动脉可有不同空间排列。

单心室 single ventricle，SV

又称单一心室房室连接畸形，是一种严重的发绀型先天性心脏病，左、右心房或共同心房仅与一个主要心室腔连接的复杂先天性心脏病。

"十字交叉"型心脏 "criss-cross" heart

是一种特殊的心室和房-室连接区的排列异常。双心室呈上下排列，形态学右心室位于上方偏左，形态学左心室位于下方偏右，室间隔呈水平。大多数心房正位，房-室连接相适应。

共同心房 common atrium

为胚胎发生期左、右心房已发育完全，而第一和第二房间隔严重发生障碍或早期退化，仅保留少量房间隔残迹，呈巨大房间隔缺损，称共同心房。

单心房 single atrium

【又称】为心房异构

只有单一的心房解剖结构，即两侧心耳形态一致，均为解剖左(耳)心房或解剖右(耳)心房，由于两侧心房(耳)对称存在又称为心房对称位。

右室异常肌束 anomalous muscle bandles of right ventricle

又称右心室双腔心，异常粗大肌束生长于右心室心腔内，将右心室分割为两个心腔，造成右心室血流动力学梗阻，近端呈高压心腔，远侧为低压心腔，称为右心室异常肌束。

McGoon 比值

左右肺动脉直径之和，除以降主动脉直径，用于初步评估肺动脉血管的肺内分支，以及体肺侧支的显示。

Nakata 指数

左右肺动脉截面积之和，除以体表面积，用于初步评估肺动脉血管的肺内分支，以及体肺侧支的显示。

5.2.2 体循环

急性主动脉综合征 acute aortic syndrome，AAS

是包括一组有相似临床症状的异质性疾病：主动脉夹层、主动脉壁内血肿和穿通性主动脉溃疡，典型的表现为胸痛。

主动脉夹层 aortic dissection，AD

主动脉内膜撕裂后，血液进入并蓄积于主动脉中膜，撕裂的内膜及部分中膜向腔内移位形成内膜片，并将扩张的主动脉分为真腔和假腔。

主动脉壁内血肿　intramural hematoma，IMH

主动脉中膜的滋养血管破裂出血或穿透性粥样硬化溃疡破入中膜，血液渗入中膜并蔓延形成主动脉壁内血肿，占急性主动脉综合征的 10%~25%。

穿透性粥样硬化溃疡　penetrating atherosclerotic ulcer，PAU

【又称】穿透性溃疡

主动脉粥样硬化斑块破溃后，溃疡侵蚀深度穿破中膜弹力板，称为穿透性溃疡，可伴发壁内血肿。

主动脉瘤　aortic aneurysm

【又称】主动脉真性动脉瘤

是指主动脉壁局限性或弥漫性的异常扩张，诊断标准为扩张主动脉最大内径超过正常主动脉内径的 1.5 倍，或胸主动脉瘤样扩张 >5cm，腹主动脉扩张 >3cm。

假性动脉瘤　pseudoaneurysm

是指主动脉壁破裂，形成血肿，瘤口小、瘤体大，大量附壁血栓，瘤壁为机化的血栓与周围器官组织粘连包绕的纤维组织。通常继发于钝性胸腹部外伤。

粥样硬化性主动脉闭塞　atherosclerotic aortic occlusion

【又称】Leriche 综合征

由动脉粥样硬化引起的主动脉闭塞，当闭塞病变局限于腹主动脉下段和髂动脉时称为 Leriche 综合征。

马方综合征　Marfan syndrome，MS

是一种常染色体显性遗传性结缔组织病，30%~60% 累及心血管系统，表现为升主动脉扩张或动脉瘤形成，主要累及升主动脉根部、主动脉瓣环和窦部，可并发主动脉瓣关闭不全或主动脉夹层。

主动脉瓣上狭窄　supravalvular aortic stenosis，SVAS

是指主动脉瓣 Valsava 窦上方的梗阻，属于先天性主动脉流出道梗阻性疾病，同时合并肺动脉分支狭窄、智力障碍、"小精灵"面容时称为 Williams 综合征。

主动脉瓣下狭窄　subvalvular aortic stenosis，SAS

属于先天性左心室流出道梗阻的一种类型，约占所有先天性心脏病的 1.2%。

先天性主动脉窦瘤　congenital sinus of valsalva aneurysm，SVA

是指主动脉窦局限性向外瘤样突出，是一种少见的先天性心脏病。

Loeys-Dietz 综合征

由于基因突变造成的以结缔组织疾病为主要表现的一系列临床综合征，典型临床症状包括眼距增宽、悬雍垂裂，主动脉异常表现为广泛的动脉迂曲及动脉瘤、夹层形成。

大动脉炎 Takayasu arteries,TA

是一种累及动脉管壁全层的慢性非特异性血管炎性疾病,好发于年轻女性,主要累及主动脉及其主要分支以及肺动脉,早期表现为动脉管壁增厚伴强化,晚期管壁纤维化、钙化可引起管腔狭窄、闭塞或扩张。

双环征

血管壁增厚是诊断大动脉炎的一个重要征象,早期或活动期动脉管壁表现为均匀的向心性增厚,呈"双环征":内膜("内环")因水肿、坏死呈低密度,外膜和中膜("外环")存在炎性反应呈高密度,增强扫描"外环"可见强化。

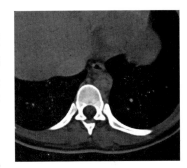

双环征

白塞综合征 Behcet disease

是一种与免疫有关的系统性疾病,以口腔阿夫他溃疡,外阴部溃疡和虹膜炎为特征,也可侵及关节、皮肤、血管系统、消化系统和中枢神经系统等。累及心血管系统是患者死亡主要原因之一,可直接侵犯主动脉及其分支,弹力纤维破坏动脉炎为特点,常表现为多发性、游走性、反复性假性动脉瘤形成。

主动脉周围炎

主动脉周围炎是 IgG4 相关性系统疾病的一种表现,是一种多器官免疫相关性疾病。表现为受累血管周围软组织密度影环绕,呈节段性或局限性分布。

纤维肌性发育不良 fibromuscular dysplasia,FMD

是一种非炎症性非动脉硬化性动脉血管病,可导致动脉的狭窄和闭塞,又可引起动脉瘤或者血管夹层。病变呈节段性,可单发或者多发,主要累及全身中等大小动脉,以肾动脉和髂内动脉最为常见。

孤立性肠系膜上动脉夹层 isolated of superior mesenteric artery dissection,ISMAD

是指不合并主动脉夹层,而单独出现的肠系膜上动脉夹层,是血管外科一种少见疾病。

正中弓状韧带综合征 median arcuate ligament,MAL

连接两侧膈肌纤维脚的纤维韧带,构成主动脉裂孔的前缘,该韧带可位于腹腔干前上方,少数情况下压迫腹腔干,严重的可引起临床症状,称为正中弓状韧带综合征。

肠系膜上动脉压迫综合征　superior mesenteric artery syndrome,SMAS

【又称】Wilkie 病,十二指肠淤滞综合征

是指肠系膜上动脉与腹主动脉间夹角过小,压迫十二指肠水平部引起十二指肠部分或完全梗阻而出现一系列症状。

结节性多动脉炎　polyarteritis nodosa

是一种累及中小动脉的坏死性血管炎性疾病,可累及皮肤、关节、肾、胃肠道、周围和中枢神经系统等,受累腹腔脏器动脉常表现为大小不一多发动脉瘤,也可表现为管腔狭窄、闭塞。

肾静脉受压综合征　renal Nein entrapment syndrome

【又称】胡桃夹综合征　nutcracker syndrome

指走行于腹主动脉和肠系膜上动脉之间的左肾静脉受压致管腔狭窄,造成左肾静脉高压和扩张而引起的一系列临床症状。

胸廓出口综合征　thoracic outlet syndrome,TOS

是锁骨下动静脉和臂丛神经在胸廓上口受压迫而产生的一系列症状,通常情况下病因包括颈肋、异常第一胸肋、前斜角肌肥厚、胸锁关节异常和上臂外展过度等。

下肢动静脉瘘　arteriovenous fistula of lower limbs

下肢动静脉间出现异常交通,动脉血通过瘘口未经过毛细血管床而直接流入静脉,导致静脉压力增大,扭曲扩张,引起局部血管及组织器官改变。

腘动脉压迫综合征　popliteal artery compression syndrome

由于先天性腘动脉走行异常或腘动脉与周围肌肉、肌腱、纤维组织束位置异常,使腘动脉受压而导致慢性缺血性疾病。CT 血管造影可见腘动脉受压移位,出现节段性狭窄。

5.2.3　肺循环

肺动脉高压　pulmonary arterial hypertension,PAH

指静息状态下肺动脉平均压 $\geqslant$ 25mmHg,或运动状态下肺动脉平均压 $\geqslant$ 30mmHg,是多种疾病共有的肺动脉血流动力学异常综合征。

残根征

肺动脉高压在增强 CT 横断面图像上的主要征象是主肺动脉及左右肺动脉主干扩张,主肺动脉与同水平升主动脉直径比 $\geqslant$ 1,外围分支纤细,呈"残根征"。

间质性肺水肿　pulmonary interstitial edema

见 4.2.5 项下。

肺泡性肺水肿　intra-alveolar pulmonary oedema

见 4.2.5 项下。

肺动脉血栓栓塞　pulmonary embolism，PE

【又称】**肺栓塞**

是由于内源性或外源性栓子堵塞肺动脉，引起肺循环障碍的临床和病理生理综合征，其中发生肺缺血或坏死者称为肺梗死。

急性肺栓塞　acute pulmonary embolism，APE

是指发病时间在 14 天以内的肺栓塞，大多有明确诱因，如下肢或盆腔静脉血栓形成、长期卧床或不活动，慢性心肺疾病、手术、创伤、恶性肿瘤、妊娠及口服避孕药等。

马赛克征　mosaic sign

见于肺栓塞，由于血栓栓塞造成栓塞血管区血流灌注减少，与过度灌注区形成明显密度差，造成"黑白相嵌"的现象，称为"马赛克征"。

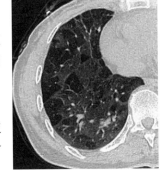

马赛克征

肺梗死　pulmonary infarction

肺梗死为基底靠近胸膜，尖端指向肺门的近似于三角形的实变阴影。与支气管相通时可以中心溶解呈含液、气空腔。陈旧性肺梗死可形成斑片瘢痕或条索影。

肺血管炎　pulmonary vasculitis

是指累及肺动脉的非感染性炎性病变，组织病理学特点是血管壁内见急性或慢性炎性细胞浸润，继而导致血管阻塞和周围肺组织坏死。

肺动脉肉瘤　pulmonary artery sarcoma

多起自肺动脉主干背侧的内膜或中膜，可分为管壁肉瘤和内膜肉瘤。

肺动脉瘤　pulmonary artery aneurysm

是肺动脉的扩张性疾病，当管径超过正常管径 50% 时，即可认为是瘤或瘤样扩张。

肺动脉夹层　pulmonary artery dissection，PAD

指肺动脉内的循环血液通过内膜破口进入肺动脉中层形成血肿并延伸剥离，属严重肺血管急症。

肺动静脉瘘　pulmonary arteriovenous fistula，PAVF

【又称】**肺动静脉畸形**

见 4.2.1 项下。

肺毛细血管瘤病　pulmonary capillary hemangiomatosis，PCH

是指肺毛细血管异常增殖，浸润生长于支气管周围及血管周围间质，也可累及肺实质和胸膜。

6　乳腺

6.1　影像解剖及基本病变用语

乳房　breast，mamma

是由皮肤特殊分化的器官，为人类和哺乳动物特有的结构。乳房由皮肤、脂肪组织、纤维组织和乳腺构成。

乳头　nipple

位于乳房表面中央，通常位于第4肋间隙或第5肋与锁骨中线相交处。乳头表面有许多小窝，内有输乳孔。

乳晕　areola of breast

乳头周围颜色较深的环形皮肤区。

乳房后间隙　retromammary space

乳房与胸肌筋膜之间的间隙，内有疏松结缔组织和淋巴管，但无大血管，使乳房可轻度移动，同时有利于隆乳术时将假体植入。

乳腺　mammary gland

是人类最大的皮肤腺体，位于胸骨两侧的胸大肌表面、胸前壁浅筋膜内、前锯肌、腹外斜肌筋膜及腹直肌前鞘上端的浅层。

乳腺小叶　lobule of mammary gland

是乳腺解剖的一个结构单元，由若干腺泡和与之相连的末梢导管汇集而成。

输乳管　lactiferous ducts

每个乳腺叶有一排泄管，称为输乳管。

输乳管窦　lactiferous sinus

输乳管在靠近乳头处膨大为输乳管窦，其末端变细，开口于乳头。

乳房悬韧带　suspensory ligament of breast

【又称】库珀韧带　cooper ligament

胸壁浅筋膜不仅形成乳腺的包囊，而且还发出许多小的纤维束，向深面连于胸肌筋膜,在浅层连于皮肤,对乳房起支持和固定的作用,称为乳房悬韧带。

结构扭曲 architectural distortion

乳腺局部正常结构紊乱、失常、变形,但无明确肿块,包括从某点发出的放射状条索或毛刺影,或是乳腺实质边缘的收缩或变形。

局灶性不对称致密 focal asymmetrical density

【又称】进行性不对称致密

双侧乳腺对比有不对称局限性致密区,或与以前 X 线片比较发现一新出现的局限性致密区,特别是当致密区呈进行性密度增高或扩大时,应考虑乳腺癌的可能,需行活检。

皮肤增厚、凹陷 skin thickening,retraction

多见于恶性肿瘤。可为肿瘤直接侵犯皮肤所致,此时多表现为局限性皮肤增厚;也可为血供增加、静脉淤血及淋巴回流障碍等原因所致,此时多表现为广泛性皮肤增厚。增厚的皮肤可向肿瘤方向回缩,但也可为手术后瘢痕所致。

乳头回缩 nipple retraction

乳头后方的癌瘤与乳头间有浸润时,可导致乳头回缩、内陷,即"漏斗征",但也可见于先天性乳头发育不良。

血供增多 increased vascularity

表现为在乳腺内出现增多、增粗、迂曲的异常血管影,多见于恶性肿瘤。

腋下淋巴结肿大 axillary lymph node enlargement

病理性淋巴结一般呈圆形或不规则形,外形膨隆,密度增高,淋巴结门的低密度脂肪结构消失、实变。

灶性强化 focus

为小斑点状强化灶,难以描述其形态和边缘特征,无明确的占位效应,通常小于 5mm。

肿块强化 mass enhancement

为具有三维立体结构的异常强化的占位性病变。

非肿块强化 non-mass enhancement,NME

如增强后既不表现为灶性强化亦不表现为肿块强化,则称为非肿块强化。

6.2 常见疾病及征象用语

急性乳腺炎 acute mastitis

多见于初产妇的产后第 3~4 周。多由于导管乳汁淤积,之后继发细菌感染。

急性乳腺炎多具有典型的症状及体征,很少需行影像学检查。由于 X 线投照中常需对乳房施加一定的压迫,除增加患者痛苦外,也可能促使炎症扩散,使病情加重,故对急性乳腺炎患者应尽量避免 X 线检查。

慢性乳腺炎　chronic mastitis **和乳腺脓肿**　abscess of breast

多数慢性乳腺炎和乳腺脓肿是由于急性炎症的治疗不及时或治疗不当而发生坏死、液化后形成,也可能是由于低毒力细菌感染的结果。少数乳腺脓肿则来自感染性囊肿。

乳腺结核　tuberculosis of the breast

【又称】结核性乳腺炎

结核分枝杆菌侵及乳腺引起的病变。分为原发性和继发性两种。前者指身体别处未发现结核病灶,后者则指乳腺结核系别处结核迁移所致。

浆细胞性乳腺炎　plasma cell mastitis

【又称】乳管扩张症,乳腺导管扩张症

为一种无菌性炎症,是乳管扩张症的一个晚期表现。乳管造影时可见数支大乳管呈中度或高度扩张。

肉芽肿性乳腺炎　granulomatous mastitis,GLM

是一种少见的乳腺慢性炎症性疾病。X 线主要征象为局限不对称密度、不规则形态结节或肿块以及全乳弥漫肿胀。MRI 增强多表现为不均匀强化病灶、中心多发环形强化灶。

乳腺增生　hyperplasia of breast

是乳腺组织在雌、孕激素周期性作用下发生增生与退化的过程,是女性乳腺多见的一类临床症候群。

乳腺纤维囊性改变　fibrocystic changes of breast

是乳腺增生中最常见的表现。乳腺腺体、导管上皮和乳腺基质的增生和复旧,包括普通腺病、肌上皮增生、未形成肿块的导管内增生性病变和囊肿病等。

乳腺囊肿　breast cyst

乳腺单纯囊肿是乳腺纤维囊性改变的一部分。乳腺囊肿在 X 线摄影显示为具有边界清楚的等密度或密度稍高的肿块影,周围可出现透明晕圈征。MRI T_1WI 显示乳腺囊肿呈低信号,T_2WI 呈高信号,增强后内容物不强化。

乳腺硬化性腺病　sclerosing adenosis of breast

是乳腺增生中良性上皮增生的一种特殊改变,具有普通腺病的组织学特点,可有乳腺腺体和导管上皮细胞、肌上皮细胞增生,同时具有局部较多纤维组织增生。

乳腺放射状瘢痕 radial scar of breast

属于一种少见的良性乳腺增生性疾病,其病理表现是中心为纤维硬化核的放射卫星状结构,病变中心包括上皮增生、乳头状瘤病和硬化性腺病。

乳腺纤维腺瘤 breast fibroadenoma

发生于乳腺小叶内纤维组织和腺上皮的混合性瘤,是最常见的乳腺良性肿瘤,但亦有人认为它只是正常小叶成分增生的结果,而并非真正的肿瘤。

导管内乳头状瘤 intraductal papilloma

发生于乳腺导管上皮的良性乳头状瘤。肿瘤起源于乳导管上皮,以覆盖肌上皮细胞及腺上皮细胞的纤维脉管束构成的树枝状结构为特征。

乳腺脂肪瘤 lipoma of the breast

是一种由成熟、无异型的脂肪细胞构成的肿瘤,为较少见的良性肿瘤。

乳腺错构瘤 hamartoma of the breast

为正常的乳腺组织异常排列组合而形成的一种少见的瘤样病变,并非真性肿瘤。

乳腺脂肪坏死 fat necrosis of the breast

常为外伤或医源性损伤导致,局部脂肪细胞液化坏死后引起的无菌性炎症反应。皮下脂肪层内索条状、星芒状、网状影与腺体内脂性囊肿为乳腺脂肪坏死的X线典型表现。

积乳囊肿 galactocele

【又称】乳汁潴留性囊肿

因其囊内容物为乳汁或乳酪样物而被称为积乳囊肿。

乳腺丝虫病 filariasis of breast

丝虫病在我国是由班氏丝虫及马来丝虫的成虫寄生于人体淋巴系统引起的慢性寄生虫病,乳腺为丝虫感染的较常见部位。

乳腺导管原位癌 breast ductal carcinoma in situ

【又称】导管内癌

是指乳腺导管上皮细胞的恶性增生,但局限于导管的基底膜内,未侵犯间质。X线摄影的特征性表现为细线状、分支状、细小多形性钙化,沿导管走行呈线样、段样分布,或呈簇群状分布。MRI的特征性表现为段样和导管样分布的簇环状、集簇状强化。

乳腺小叶原位癌　breast lobular carcinoma in situ

【曾称】小叶非典型增生,小叶性肿瘤

来自乳腺小叶终末导管及腺泡的恶性肿瘤。WHO 乳腺肿瘤分类曾提出小叶上皮内瘤变的概念,并指出小叶非典型增生和小叶原位癌均属癌前病变。然而,至今多数学者仍习惯沿用小叶原位癌这一名称。

乳腺浸润性导管癌　非特殊型　breast invasive ductal carcinoma,not otherwise specified

最常见的乳腺癌病理类型。肿瘤缺乏特定的组织学特征,不能像小叶癌或小管癌一样作为特殊组织学类型进行分类。

乳腺浸润性小叶癌　infiltrating lobular carcinoma of breast

当小叶原位癌中癌细胞突破基底膜向间质内浸润生长时,称为浸润性小叶癌。

乳腺髓样癌　medullary carcinoma of breast

是由低分化癌细胞组成的边界清楚的一种乳腺癌,是少见的浸润性乳腺恶性肿瘤。

乳腺黏液癌　mucinous carcinoma of breast

【又称】胶样癌、黏液样癌、胶状癌、黏液腺癌

是一种少见的特殊类型浸润性癌,肿瘤细胞分泌大量的黏液是其最显著的特征,使得癌细胞常漂浮于黏液之中。

乳腺小管癌　tubular carcinoma of breast

【又称】高分化腺癌

是具有高分化的小管结构,且小管由单层上皮细胞组成的一种特殊类型的乳腺癌。

乳腺浸润性微乳头癌　invasive micropapillary carcinoma of breast

指具有微乳头结构的一种特殊亚型的浸润性癌。

乳腺化生性癌　metaplastic carcinoma of breast

化生性癌是一个总称,涉及一组不同类型的肿瘤。本组肿瘤的特点为腺癌与明显的梭形细胞、鳞状上皮和 / 或间叶组织分化区域并存;化生的梭形细胞癌和鳞状细胞癌可以单独存在,不伴有可识别的腺癌成分。

乳腺腺样囊性癌　adenoid cystic carcinoma of breast

乳腺腺样囊性癌属于乳腺涎腺样肿瘤,是级别较低的恶性肿瘤。乳腺涎腺样肿瘤是指发生在乳腺内的一组从良性至恶性、类似于发生在涎腺中肿瘤的总称。

乳腺大汗腺癌　apocrine carcinoma of the breast

为一种 90% 以上的肿瘤细胞显示为大汗腺细胞形态特点和免疫表型的乳腺浸润性癌,达不到这个标准的只能诊断为伴有大汗腺化生的乳腺癌。

乳腺导管内乳头状癌　intraductal papillary carcinoma of breast

是一种呈乳头状结构生长的导管原位癌,具有被覆肿瘤上皮细胞的纤维血管轴心。

炎性乳腺癌　inflammatory carcinoma

【又称】急性乳腺癌

系指病程短、病变弥漫、进展迅速、皮肤淋巴管癌栓以及预后恶劣的晚期(T4d)乳腺癌。

双侧原发性乳腺癌　bilateral primary breast cancer

指双侧乳腺同时或先后发生的独立原发癌灶,是多中心癌的一种类型。同时性双侧乳腺癌:双侧原发性乳腺癌的发病间隔时间≤6 个月,不包括转移性乳腺癌。异时性双侧乳腺癌:双侧原发性乳腺癌的发病间隔时间 >6 个月。

腋窝淋巴结转移癌　axillary lymph node metastasis

【又称】继发性腋窝淋巴结肿瘤

原发肿瘤细胞经淋巴系统扩散至腋窝淋巴结,导致正常淋巴结结构被肿瘤细胞破坏代替。

乳头佩吉特病　paget disease of the nipple

【又称】湿疹样癌,癌性湿疹

指乳头鳞状上皮中存在恶性腺上皮细胞,并有乳头下的导管内癌,通常侵犯一个以上输乳管和远处导管,伴或不伴有乳腺深部组织浸润。

乳腺叶状肿瘤　phyllodes tumor of the breast,PT

是由乳腺纤维结缔组织和上皮组成的纤维上皮性肿瘤,临床少见。根据间质过度增生程度、肿瘤细胞密度、形态、细胞异型性、核分裂象、生长方式及周边浸润情况分为良性、交界性和恶性三类。

乳腺原发性淋巴瘤　primary lymphoma of the breast

乳腺原发性淋巴瘤的发生率远比乳腺癌低,大多数为非霍奇金淋巴瘤,其中最多见的病理类型为 B 细胞来源的非霍奇金淋巴瘤,弥漫性大 B 细胞淋巴瘤最常见。

乳腺血管肉瘤　angiosarcoma of the breast

【又称】血管内皮肉瘤

是由血管内皮细胞或向血管内皮细胞分化的间叶细胞发生的恶性肿瘤。原发性乳腺血管肉瘤是一种来源于乳腺小叶或其周围毛细血管的高度恶性肿瘤。

乳腺横纹肌肉瘤　rhabdomyosarcoma of the breast

是由分化程度不同的横纹肌细胞构成的肿瘤,相当罕见。其他横纹肌肉瘤见 3.2.2、3.2.3、3.2.4 及 5.2.1 项下。

乳腺平滑肌肉瘤　leiomyosarcoma of the breast

少见,其组织病理学特征和免疫表型与发生在其他部位的平滑肌肉瘤一致,肿瘤表现为界限清楚或边缘不规则浸润,由呈交叉束状排列的梭形细胞构成。

乳腺脂肪肉瘤　liposarcoma of the breast

该瘤来源于血管周围的幼稚间叶细胞,呈肿瘤性增生,向脂肪细胞分化而形成。

乳腺骨肉瘤　osteosarcoma of the breast

是一种由产生类骨质和 / 或骨质的梭形细胞构成的恶性肿瘤。

乳腺癌肉瘤　carcinosarcoma of the breast

为上皮组织源性和间叶组织源性同时混合存在的一种乳腺恶性肿瘤,属于化生性癌范畴的一种特殊类型。

乳腺转移性肿瘤　metastatic tumours of the breast

是原发肿瘤的晚期表现,肿瘤源于对侧乳腺癌或身体其他部位恶性肿瘤。

男性乳腺发育　gynecomastia,GYN

【又称】男性乳腺增生症,男性女性型乳房,男性乳腺肥大,男性乳房发育症

是指男性乳房组织异常发育、乳腺结缔组织异常增殖的一种临床病症。

男性乳腺癌　male breast cancer,MBC

是较为罕见的恶性肿瘤,发病机制尚不明确。男性乳腺癌的生物学行为类似绝经后妇女乳腺癌。

导管征　ductal sign

表现为乳头下一或数支乳导管增粗、密度增高、边缘粗糙。可见于乳腺恶性病变,但非特异性,也可出现在部分良性病变中。

晕圈征　halo sign

表现为肿块周围一圈薄的透亮带,有时仅显示一部分,为肿块推压周围脂肪组织形成。常见于良性病变,如囊肿或纤维腺瘤,但有时也可见于恶性肿瘤。

酒窝征　dimpling sign

增厚的皮肤向肿瘤方向回缩,即"酒窝征"。

漏斗征 funnel sign

乳头后方的癌瘤与乳头间有浸润时，可导致乳头回缩、内陷，即"漏斗征"。

黑星状影 black star findings

乳腺放射状瘢痕，X 线摄影典型表现为星状影，不规则形的星核密度较低或呈分散致密影，称为"黑星状影"。

白星状影 white star findings

部分乳腺癌 X 线摄影可见星状影，典型者星核较致密，故称为"白星状影"。

多云转少云 cloudy to less cloudy

乳腺脂肪型错构瘤在 T_1WI 序列肿块内呈大片高信号，其中可见条状低或中等信号区；在 T_2WI-FS 序列则相反，肿块内呈大片低信号，其中可见条状高或中等信号区，呈"多云转少云"的征象。

少云转多云 less cloudy to cloudy

乳腺致密型错构瘤在 T_1WI 序列肿块内呈大片状等或稍低信号，其中可见小片状高信号区；在 T_2WI-FS 序列则相反，肿块内呈大片高信号，其中可见小片状低信号，呈"少云转多云"的征象。

负片 negative

乳腺混合型错构瘤脂肪和纤维腺体成分比例相当，相间分布，MRI 信号介于脂肪型与致密型之间，在 T_1WI 序列及 T_2W SPIR 序列上，脂肪和腺体成分信号相反，呈"负片"征象。

卫星结节 satellite nodules

当癌细胞迁移到皮肤时，可出现多个皮肤或皮下结节，特别是在乳腺癌灶附近，这些结节被称为"卫星结节"。

包囊下线 subcapsular line

乳腺假体囊内破裂，假体囊壁凹陷漂浮于假体轮廓线附近称为"包囊下线"。

舌征 linguine sign

乳腺假体囊内破裂，假体囊壁漂浮在假体内，形态似长舌，称为"舌征"，此为假体囊内破裂的可靠征象。

推荐阅读资料

［1］丁文龙，刘学政．系统解剖学．9 版．北京：人民卫生出版社，2018.

［2］周纯武．中华影像医学：乳腺卷．3 版．北京：人民卫生出版社，2019.

［3］张祥盛，步宏，赵澄泉．乳腺病理诊断和鉴别诊断．北京：人民卫生出版社，2014.

［4］韩萍，于春水．医学影像诊断学．4 版．北京：人民卫生出版社，2017.

［5］刘万花 . 乳腺比较影像诊断学 . 南京 : 东南大学出版社 , 2017.

［6］李燕 , 权毅 . 乳腺黏液癌的生物学特性及预后 . 现代临床医学 , 2017, 43(2): 87-90.

7　消化系统与腹膜腔

7.1　影像解剖及基本病变用语

7.1.1　肝脏

格列森系统　Glisson system

格列森系统是指肝脏中,门静脉、肝动脉与胆管三者伴行,共同组成的系统。

肝门　porta hepatis

肝门是指肝固有动脉、肝门静脉、肝左、右管出入之处。

第二肝门　secondary porta of liver

第二肝门是指在近腔静脉沟处,肝左静脉、肝中静脉及肝右静脉出肝后汇入下腔静脉处。

第三肝门　third porta of liver

第三肝门是指位于腔静脉窝下段处,4~15 支肝短静脉分别经肝后汇入下腔静脉前壁及两侧之处。

尾状叶　caudate lobe

尾状叶是指肝脏 S Ⅰ段,由 Spiegel 叶、肝尾状突和腔静脉旁部三部分构成,位于第一肝门与下腔静脉之间。

镰状韧带　falciform ligament

镰状韧带是指在矢状位的肝膈面处,将肝脏从外形上分为肝右叶及肝左叶的韧带。

肝圆韧带　ligamentum teres hepatis

肝圆韧带为胎儿时期的脐静脉闭锁而成,经肝镰状韧带的游离缘内行至脐。

胆囊窝　fossa for gallbladder

胆囊窝是指肝脏面前部之一凹窝,容纳胆囊。

肝正中裂　Cantlie line

肝正中裂是指在肝膈面处,胆囊切迹中点至第二肝门下腔静脉左前缘的连线,该线略弯向右侧,正中裂将肝分为左、右半肝。

肝角　hepatic angle

肝角是指肝右侧缘与肝脏脏面所成之角,X 线上称为肝角。

流动相关增强现象　flow related enhancement

在横断面 T_1WI 的第 1、2 层面与最后的 1、2 层面图像上,腹主动脉与下腔静脉都可呈稍高信号,此乃流动相关增强现象。

门脉周围晕环征　periportal halo sign

门脉周围晕环征是指增强 CT 显示肝内门静脉属支和下腔静脉第二肝门段周围的环状低密度带,其病理基础为肝内淋巴回流淤滞、汇管区淋巴管扩张,提示肝实质肿胀。

对称肝　symmetric liver

肝脏位于两侧膈下呈倒“V”字形,胃向右移居于中线。同时常伴有右位心和脾缺如。

獭尾肝　otter tail liver

獭尾肝是指肝纤维附件内肝组织形成,左叶向左后方延伸,越过腋前线,因形似旱獭尾巴而称为獭尾肝。

里德尔叶　Riedel lobe

里德尔叶为肝叶发育畸形。X 线平片可见从肝叶向外突出的舌状或椭圆形软组织影,大多数发生于右叶下缘,也可见于左叶。

血管侵蚀　vascular erosion

某些浸润性肿瘤(如肝内胆管癌),容易包绕并侵蚀血管壁,使之边缘不整,粗细不均,甚至狭窄、闭塞。影像学表现常显示血管壁边界欠清,血管周围间隙模糊,局部管腔闭塞等。

血管移位　vascular shift

肝内占位性病变压迫周围血管分离、挺直或呈弧状变形,有时呈“手握球征”,多为良性肿瘤表现。某些乏血管性或带包膜的恶性肿瘤,也可出现此征。

血管扩张　vasodilation

富血管型肿瘤的营养血管较正常分支明显扩张,并有血管分支增多现象,当有动静脉瘘时尤为显著。

充盈缺损　filling defect

在毛细血管相或实质相,肝内占位病变的周围正常肝组织有不同程度的密度增高,与肿物占位区形成对比,出现低密度的充盈缺损。此征多见于良性肿瘤(如囊肿)或某些乏血管型转移瘤。

血管腔内闭塞 endovascular occlusion

较大血管(如门静脉、肝静脉)在造影时突然中断,其远端分支不能显示或显影不佳,多为血栓或瘤栓闭塞所致。

侧支血管形成 collateral circulation

肝内、外的循环障碍均可引起侧支血管形成,如门静脉高压、肿瘤栓塞术后等,造影表现为多余的血管出现。

肿瘤血管 tumor vessel

肿瘤血管是一些发育不成熟的血管腔隙,表现为动脉期肿瘤区内管径粗细不均、走行方向紊乱而呈不规则网状的血管影。肿瘤血管区域内出现不规则片状造影剂聚集区称为造影池或造影湖,是恶性病变的重要征象。

晕征 halo sign

某些肿瘤在 T_2 加权成像上,由于肿瘤的周围水肿和丰富的血供,可在肿块周围出现一个高信号环,称为"晕征"。

肿瘤染色 tumor stain

与周围正常肝区相比,肿瘤内血液循环缓慢,对比剂廓清延迟,表现为毛细血管期或实质期结节样密度增高影;良性肿瘤染色边缘较光整,密度均匀,而恶性病变则反之。

静脉早显 early filling of the vein

在动脉期即可见肝内静脉血管显影,多见于肿瘤破坏动脉和静脉,造成动静脉短路或瘘所致。

门静脉小动脉化现象 arterialization of portal vein

在动脉期,受累静脉腔内癌栓可见细线样或薄层状、不规则的强化影像,尤以门静脉系统多见,被称为门静脉小动脉化现象。

廓清 clearance

廓清是指相对于肝实质增强的早期至晚期病变强化程度随时间减低,表现为门静脉期低强化或延迟期低强化。

瘤栓 tumor bolt

瘤栓是指肿瘤细胞在生长、繁殖和转移的过程中,侵犯血管或淋巴系统,或引起血液的凝血异常,导致血管功能和血液运行障碍、血栓形成,产生一系列病理生理改变的肿瘤并发症。常表现为血管内低密度充盈缺损。

假包膜 pseudocapsule

假包膜是指由肿瘤周围增生的纤维组织构成其外层和新生小胆管或受压的小血管、门静脉分支构成其内层,所形成的包膜样结构,CT 增强常表现为内层环形强化影,外层为低密度环形影。

中央瘢痕　central scar

部分肝脏肿瘤中,病灶中心出现水肿、坏死,部分富含疏松结缔组织并伴有血管床穿插于结缔组织之间,形状呈辐射星芒状,称为中央瘢痕。呈 T_1WI 低信号,T_2WI 高信号,可见延迟强化。

7.1.2　胆道

胆囊　gallbladder

胆囊的位置、大小和外形变化很大,一般位于肝脏左叶内侧段下外侧的胆囊窝内。胆囊边界清晰,壁菲薄,厚度 1~2mm,内部胆汁密度接近水。

胆囊底　fundus of gallbladder

是胆囊凸向前下方的盲端,常在肝前缘的胆囊切迹处露出。当胆汁充满时,胆囊底可贴近腹前壁。

胆囊体　body of gallbladder

胆囊的主体部分,与底之间无明显界限。胆囊体向后逐渐变细,约在肝门右端附近移行为胆囊颈。

胆囊颈　neck of gallbladder

狭细,在肝门右端常以直角起于胆囊体,略作"S"状扭曲,即开始向前上方弯曲,继而转向后下方续为胆囊管。胆囊颈借疏松结缔组织连于肝。

哈特曼囊　hartmann capsule

在胆囊颈的右侧壁有一凸向后下方的小囊,朝向十二指肠,成为哈特曼(hartmann)囊。胆囊结石常在此处存留。

胆囊管　cystic duct

比胆囊颈稍细,长 3~4cm,直径 0.2~0.3cm,在肝十二指肠韧带内与其左侧的肝总管汇合,延续为胆总管。

螺旋襞　spiral fold

胆囊内面被有黏膜,底和体部的黏膜呈蜂窝状,而衬于颈和管部分的黏膜呈螺旋状突入腔内,形成螺旋襞。

胆囊三角　Calot's triangle

胆囊管、肝总管和肝的脏面围成的三角形区域呈胆囊三角,三角内常有胆囊动脉通过,因此该三角是胆囊手术中寻找胆囊动脉的标志。

肝总管　common hepatic duct

肝左、右管分别由左、右半肝内毛细胆管逐渐汇合而成,出肝门后即合成肝总管,长约 3cm,在肝门部横断面呈圆形低密度影,直径 3~5cm,位于门静脉主干的前外侧。

胆总管　common bile duct
由肝总管与胆囊管汇合而成,胆总管的长度取决于两者汇合部位的高低,一般长为 4~8cm,直径 0.6~0.8cm。

肝胰壶腹　hepatopancreatic ampulla

【又称】乏特壶腹　Vater ampulla
胆总管在十二指肠后内侧壁内与胰管汇合,形成一略膨大的共同管道。

奥迪括约肌　Oddi sphincter
在肝胰壶腹周围有肝胰壶腹括约肌包绕,胆总管末端及胰管末端周围亦有少量平滑肌包绕,以上三部分括约肌统称为奥迪括约肌。

胆囊壁增厚　gallbladder wall thickening
胆囊壁正常厚 1~2mm,胆囊壁的厚度与胆囊充盈程度有关,充盈良好状态下,厚度需大于 3mm 才有临床意义。

胆囊腔扩大　enlargement gallbladder cavity
正常胆囊的短轴大多 <4cm,急性胆囊炎时胆囊扩张,其短轴可 >4.0cm,但该征象特异性不高,还可见于胆囊管无阻塞、长期禁食伴胆汁瘀滞等情况。

胆囊壁水肿　hydrops of gallbladder
胆囊壁增厚在增强 CT 上增厚的胆囊壁可显示为三层状或"三明治"状,即内层(黏膜层)和外层(浆膜层)因充血而增强较著呈高密度,中间层为相对低密度。

胆囊积液　gallbladder effusion

【又称】胆囊黏液囊肿
由非感染性慢性胆囊梗阻造成大量无菌性黏液在胆囊内聚集形成。表现为胆囊显著扩张,液体充满时可类似肿瘤。

胆囊壁及腔内积气　gas in wall of gallbladder or gas in lumen of gallbladder
胆囊或胆囊腔内有密度较低的气体影。

胆囊穿孔　gallbladder perforation
常发生于急性坏疽性胆囊炎,胆囊底部血供较差,穿孔常发生于此。CT 可显示穿孔处胆囊壁局限性缺损,即洞孔征。

胆管扩张　biliary ductal dilatation
一般认为肝内胆管若呈现可见的连续的树枝型(分支),则表明扩张。沿门脉三联管走行的胆管直径不应大于相邻门静脉直径的40%,肝门处肝胆管<6mm,胆总管<8mm,在接受过胆囊切除术的老年患者中,胆总管直径通常会高达10mm。

7.1.3 胰腺

[胰]钩突 uncinate process of pancreas
胰头后下部向左转成钩突,钩突常夹住门静脉及肠系膜上静脉。

胰头 head of pancreas
为胰右端的膨大部分,位于第2腰椎椎体的右前方,被十二指肠所包绕,前面隆突,后面平坦,截面近似三角形。

胰颈 neck of pancreas
为胰头与胰体的移行部,胰颈短而窄,前上方与幽门相邻,后上方为胆总管、门静脉与肝动脉。肠系膜上静脉与脾静脉于胰颈后方合成门静脉。

胰体 body of pancreas
为胰的中间部分,略呈三棱形,分为前、后和下三个面,上、前和下三个缘。胰体自胰颈向左,略向左后弯曲,呈向前的弓形,渐移行于胰尾。

胰尾 tail of pancreas
习惯上把胰向左上方翘起的狭窄末端称胰尾,胰体和胰尾间无明显界限。

主胰管 main pancreatic duct, Wirsung duct
起自胰尾,向右横贯胰的全长,沿途收集许多叶间导管,是主要的胰液引流管道。分为头、体、尾三部。头部最粗,至尾端逐渐变细,轮廓光滑。主胰管长15~25cm,胰头部胰管直径约3mm,向胰尾走行逐渐变细,胰体部约2mm,胰尾部约1mm,一般情况下不显示。

副胰管 accessory pancreatic duct, Santorini duct
胰头上部的小胰管,与主胰管有交通管相通(90%)。引流胰头腹侧的胰液,其开口于十二指肠小乳头,少数可闭合或贯穿胰腺全长。

7.1.4 脾脏

脾门 hilum of spleen
脾门是脾的脏面凹陷的中央部。是血管、神经和淋巴管出入之处。

脾动脉 splenic artery
脾动脉是腹腔干供应脾及胰腺的分支。是腹腔干三个分支中最粗最长的一支。沿胰上缘后面弯曲行向左至脾门,分布至脾、胰和胃底等。

脾静脉　splenic vein

脾静脉是在脾门处由 2~3 支静脉汇合成的血管。初居脾肾韧带内,行于脾动脉下方,在胰尾、胰体后面的沟内向右行,横过后方的左肾和肾静脉的前面或左肾上腺下极前面,到胰颈后方,以直角与肠系膜上静脉汇合成肝门静脉。

7.1.5　十二指肠

胃小弯　lesser curvature of stomach

胃体的短缘。凹向右上方。

角切迹　angular incisure

胃小弯近幽门处向右的角状弯曲。

胃大弯　greater curvature of stomach

胃体下缘部分。凸向左下方。

贲门　cardia

食管入胃的开口。即胃的入口。

幽门　pylorus

胃移行为十二指肠处的开口,是胃的出口。

贲门部　cardiac part

胃贲门附近的部分。

胃底　fundus of stomach

【又称】胃穹窿　fornix of stomach

胃贲门平面以上,向左上方膨隆的部分。

胃体　body of stomach

胃底与角切迹之间的大部分。

幽门部　pyloric part

角切迹至幽门之间的部分。

中间沟　intermediate sulcus

在幽门部大弯侧有一不太明显的浅沟。

幽门管　pyloric canal

中间沟右侧靠近幽门的部分。

幽门窦　pyloric antrum

中间沟左侧靠近角切迹的膨大部分。

十二指肠　duodenum
位于胃幽门与十二指肠空肠曲之间的部分小肠。全长约 25cm,因相当于十二个手指横向并列的长度而得名。

十二指肠上曲　superior duodenal flexure
十二指肠上部与降部转折处形成的弯曲。

十二指肠球部　duodenal ampulla
十二指肠的上端。长 4~5cm,上接胃幽门,下止于十二指肠壶腹部。

十二指肠上部　superior part of duodenum

【又称】十二指肠上水平部
位于胃幽门与十二指肠上曲之间的部分。长 4~5cm。

十二指肠降部　descending part of duodenum
位于十二指肠上曲和下曲之间的部分。长 7~8cm。

十二指肠水平部　horizontal part of duodenum
起于十二指肠下曲,横过下腔静脉和第三腰椎体前方,至腹主动脉前方、第三腰椎体左前方的部分。移行为升部,长 10~12cm。

十二指肠升部　ascending part of duodenum
始自水平部末端,斜向左上方至十二指肠空肠曲的部分。移行为空肠。长 2~3cm。

十二指肠下曲　inferior duodenal flexure
十二指肠降部与水平部转折处形成的弯曲。

十二指肠大乳头　major duodenal papilla
十二指肠纵襞下端的一个乳头状隆起。是肝胰壶腹的开口处。

十二指肠小乳头　minor duodenal papilla
位于十二指肠大乳头上方1~2cm处的又一较小隆起。为副胰管的开口处,不恒定。

十二指肠空肠曲　duodenojejunal flexure
十二指肠与空肠转折处所形成的弯曲。

十二指肠上襞　superior duodenal fold

【又称】十二指肠空肠襞
十二指肠升部左侧与横结肠系膜根之间的一腹膜皱襞。相当于第二腰椎平面,呈半月形。手术时以此确认空肠起始部。

十二指肠下襞　inferior duodenal fold

【又称】**十二指肠结肠系膜襞**　duodenomesocolic fold

自十二指肠升部向左延伸至腹主动脉的皱襞。平第三腰椎平面,呈三角形,其上缘游离。

十二指肠悬韧带　suspensory ligament of duodenum

【又称】**屈氏韧带**　ligament of Treitz

由十二指肠悬肌和包绕其下段表面的腹膜皱襞构成。

胃小区　gastric area

胃黏膜表面被浅沟分成的直径 2~6mm 的区域。

充盈缺损　filling defect

消化道隆起使局部不能充盈钡剂,这时由钡剂均匀勾画出的消化道轮廓形成局限性的内凹改变。

龛影　niche

切线位观察位于胃轮廓之外,是溃疡的直接征象。

7.1.6　空回肠

空肠　jejunum

空肠是小肠近端约 2/5 的部分,从屈氏韧带以下开始,管径为 2~3cm,血供较丰富,黏膜皱襞较多。

回肠　ileum

回肠是小肠远端约 3/5 的部分,至回盲瓣止,管径 1.5~2.0cm,壁较薄,血供较少,黏膜皱襞矮而稀疏,在末端回肠几乎消失。

肠系膜　mesentery

肠系膜是包绕空回肠并将其悬挂于后腹壁的双层腹膜结构,起自第二腰椎左侧,斜向右下到达右骶髂关节前方,长约 15cm。

肠系膜上动脉　superior mesenteric artery

肠系膜上动脉是腹主动脉供应不成对脏器的三大动脉分支之一。起自腹主动脉,向下、向前在胰和十二指肠水平段之间穿出进入肠系膜根部,向右下走行进入右髂窝。

系膜三角　mesangial triangle

空、回肠几乎完全被腹膜包绕,仅在肠系膜缘处无腹膜覆盖,此处肠壁与两层腹膜围成的一个三角形区域,称系膜三角。

空回肠动脉 jejunal and ileal artery

空回肠动脉是肠系膜上动脉供应空回肠的分支。从肠系膜上动脉左侧壁发出12~18 个分支,呈放射状走向肠壁,途中各分支吻合成动脉弓。

动脉弓 arterial arcades

空回肠动脉各分支吻合成动脉弓。

直动脉 terminal artery

直动脉自末级动脉弓分出,空肠直动脉较长,回肠直动脉较短。

空回肠静脉 jejunal and ileal vein

空回肠静脉与动脉伴行,汇入肠系膜上静脉。

肠系膜上静脉 superior mesenteric vein

肠系膜上静脉在肠系膜上动脉右侧与其伴行,在胰颈后方与脾静脉汇合形成门静脉。

孤立淋巴滤泡 solitary lymphatic follicle

孤立淋巴滤泡是在小肠黏膜固有层内的孤立淋巴小结。

集合淋巴滤泡 aggregated lymphatic follicle

集合淋巴滤泡是由许多孤立淋巴滤泡聚集而成的集合淋巴小结。常见于回肠下部对肠系膜缘的肠壁内。

回盲瓣 ileocecal valve

回盲瓣是回盲口肠壁内的环形肌增厚并覆以黏膜形成的上、下两片突向盲肠肠腔的半月形黏膜皱襞,位于盲肠与升结肠连接处的内后壁。

7.1.7 结直肠

结肠 colon

是盲肠与直肠之间的肠段,围绕在空回肠周围,分升结肠、横结肠、降结肠和乙状结肠。

结肠带 colic band

由肠壁的纵行平滑肌增厚所形成,沿大肠的纵轴平行排列,共有三条。

结肠袋 haustra of colon

由于结肠带短于肠管的长度,使肠管皱缩所形成的向外膨出的囊状突起。

肠脂垂 epiploicae appendices

是沿结肠带两侧分布的许多小突起,由浆膜及其所包含的脂肪组织形成。

盲肠 caecum
大肠的起始部。其下端为盲端,至回盲瓣水平延续为升结肠,全长 6~8cm。

回盲口 ileocecal orifice
回肠末端向盲肠的开口。

回盲瓣 ileocecal valve
是回盲口肠壁内的环形肌增厚,并覆以黏膜而形成上、下两片半月形的皱襞称为回盲瓣。

回盲瓣系带 frenula of the valve
回盲瓣上、下瓣膜的末端相互融合,延伸形成一膜性嵴,称回盲瓣系带。

结肠系膜带 mesocolic band
结肠系膜所附着的一条结肠带。

盲肠后隐窝 retrocecal recess
位于盲肠后面与后腹壁之间的隐窝。

阑尾 vermiform appendix
是从盲肠下端后内侧壁向外延伸的一条细长的蚓状结构。

麦氏点 McBurney spot,Lanz spot
阑尾根部的体表投影点通常在右髂前上棘与脐连线的中外 1/3,称为麦氏点。

升结肠 ascending colon
在右髂窝处起自盲肠上端,沿腰方肌和右肾前面上升至肝右叶下方。

结肠右曲 right colic flexure

【又称】结肠肝曲 hepatic flexure of colon
升结肠移行为横结肠时在肝右叶下方形成的转折。

横结肠 transverse colon
结肠右曲与结肠左曲之间的一段肠管。

结肠左曲 left colic flexure

【又称】结肠脾曲 splenic flexure of colon
横结肠行至左季肋区,在脾脏面下方,折转成结肠左曲。

降结肠 descending colon
起自结肠左曲,沿左肾外侧缘和腰方肌前面下降,至左髂嵴处续于乙状结肠。

乙状结肠　sigmoid colon

在左髂嵴处起自降结肠,沿左髂窝转入盆腔全程呈"乙"字形弯曲,至第三骶骨平面续于直肠。

直肠　rectum

在第 3 骶骨平面起自乙状结肠,沿骶、尾骨前方下行,穿过盆膈移形于肛管。

直肠骶曲　sacral flexure of rectum

是直肠上段沿着骶尾骨的盆面下降,形成的一个突向后方的弓形弯曲。

直肠会阴曲　perineal of rectum

是直肠末端绕过尾骨尖转向后下方,形成的一个突向前方的弓形弯曲。

直肠壶腹　ampulla of rectum

直肠下部、肛管上方膨大的部分称为直肠壶腹。

直肠膀胱凹陷　rectovesical pouch

盆腔内膀胱与直肠之间的腹膜凹陷。凹底距肛门约 7.5cm,为男性站立位时腹膜腔的最低处。

直肠横襞　transverse fold of rectum

直肠内面有三个直肠横襞,由黏膜及环形肌构成,具有阻挡粪便下移的作用。

直肠子宫凹陷　rectouterine pouch

【又称】Douglas 腔

直肠与子宫间形成的较深的间隙。

肛管　anal canal

肠壶腹下端以下的狭细部分。其上界为直肠穿过盆膈的平面,下界为肛门,全长约 4cm。

肛门　anus

是肛管的下口,为一前后纵行的裂孔,前后径 2~3cm。

肛柱　anal column

肛管内面有 6~10 条纵行的黏膜皱襞,称为肛柱。

肛瓣　anal valve

各肛柱下端彼此借半月形黏膜皱襞相连,此襞称为肛瓣。

肛窦　anal sinus

每个肛瓣与其相邻的两个肛柱下端之间形成开口向上的隐窝称为肛窦。

肛直肠线　anorectal line

各肛柱上端的连线。即直肠与肛管的分界线。

齿状线　dentate line

各肛柱下端与各肛瓣边缘的锯齿状环形线称为齿状线。

肛梳　anal pectin

【又称】**痔环**　haemorrhoidal ring

在齿状线下方一宽约 1cm 的环状区。

白线　white line

是肛梳下缘一不甚明显的环形线。

肛直肠环　anorectal ring

肛门外括约肌的浅部和深部、直肠下分的纵行肌、肛门内括约肌以及肛提肌等,共同构成一围绕肛管的强大肌环,称为肛直肠环。

7.1.8　腹腔间隙

腹腔　abdominal cavity

从横膈膜延伸至骨盆上口(骨盆入口)平面的腹部区域,前面和两侧是腹壁,后面是脊柱和腰部肌肉,容纳腹膜和腹腔内脏包括胃、肠、肝、脾等。

腹膜腔　peritoneal cavity

被腹膜包围的空间。脏层腹膜与壁层腹膜互相延续、移行,共同围成不规则的潜在性腔隙,称为腹膜腔。分为大腹膜腔和位于胃后面的小腹膜腔(网膜囊)两部分。两个腹膜腔通过网膜孔连接。

网膜孔　omental foramen

【又称】Winslow 孔

是网膜囊(小腹膜腔)与大腹膜腔之间的通道,位于肝十二指肠韧带与后腹膜壁层之间的孔。

肝肾隐窝　hepatorenal recess

【又称】Morison 隐窝

在肝右叶脏面和右肾之间潜在的间隙,为仰卧位时腹腔的最低处,是腹膜腔内液体易积聚之处。

肝胆囊三角　Calot triangle

解剖学上将下边为胆囊管、内边为肝总管及上边为肝脏脏面三者构成的三角形区域称为胆囊三角。该三角内常有发自肝右动脉的胆囊动脉经过,并常见胆囊颈部的淋巴结。

膈下间隙　subphrenic space
膈下间隙是肝脏前部和膈肌之间的腹膜间隙,由镰状韧带分为左右两部分,后上方以冠状韧带为界。

小肠系膜根部　root of mesentery
是小肠(空肠和回肠)系膜的起源,从后壁腹膜开始,附着于后腹壁。从十二指肠空肠曲延伸到右髂窝回盲交界处。

7.2　常见疾病及征象用语

7.2.1　肝脏

1. 先天性疾病

先天性肝纤维化　congenital hepatic fibrosis
先天性肝纤维化为一种罕见的遗传性先天性畸形,属常染色体隐性遗传疾病,以门管区结缔组织增生、小胆管增生为特征,病程后期可导致门脉高压症。影像学表现常表现为肝硬化改变,T_2WI 可见门脉周围信号轻度增高。

成人多囊性肝病　adult polycystic liver disease
简称"成人多囊肝"。成人多囊性肝病是一种常染色体显性遗传疾病,常与成人多囊肾伴发,表现为肝脏多发囊性病变,早期常无症状,很少影响肝功能,但随病情发展,可出现腹胀、腹痛及腹部包块等临床症状。表现为肝脏内弥漫性大小不一水样密度影,增强后无强化。

糖原贮积症　glycogenosis
糖原贮积症为常染色体隐性遗传疾病,主要病因为先天性糖代谢酶缺陷所造成的糖原代谢障碍,其特征是组织糖原浓度异常和 / 或糖原分子结构异常,分为肝型糖原生成病和肌型糖尿累积病两类。

血色素沉着病　hemochromatosis,HC

【又称】**遗传性血色素沉着病或血色病**　hereditary hemochromatosis,HHC
血色素沉着病是一种由于慢性铁负荷增加所致组织器官退行性改变、纤维化从而导致其代谢和功能紊乱的常染色体隐性遗传性疾病。其影像学表现主要特征为肝脏密度弥漫性增高。

肝豆状核变性　hepatolenticular degeneration

【又称】威尔逊病　Wilson disease

肝豆状核变性是一种以铜代谢障碍引起的肝硬化、基底节损害为主的脑变性疾病为特点的常染色体隐性遗传病。肝脏表现为多发结节性硬化。

2. 感染性疾病

化脓性肝脓肿　pyogenic liver abscess

化脓性肝脓肿由细菌或其脓毒栓子，通过胆系、门静脉、肝动脉、淋巴道或邻近器官直接扩散所致的一种感染性疾病。表现为肝脏内环形强化的低密度灶。

肝结核　tuberculosis of liver

结核分枝杆菌侵及肝脏引起的一种特殊感染性疾病，常为全身粟粒型结核的继发表现，可表现为肝脏多发粟粒状低密度灶，也可表现为单发或多发肝内结节伴中心坏死。

真菌感染　fungal infection

真菌感染是由真菌侵入肝脏引起的一种特殊感染性疾病，常继发于其他器官感染播散，易形成肝内多发小脓肿。

阿米巴［性］肝脓肿　amebic liver abscess

阿米巴［性］肝脓肿是由于溶组织阿米巴滋养体从肠道病变处经血流进入肝脏，在肝内门静脉末梢支栓塞、缺血，同时产生溶组织酶导致细胞坏死而形成的肝脓肿。

肝囊型棘球蚴病　hepatic cystic echinococcosis

【又称】肝棘球蚴囊肿　hepatic hydatid cyst

棘球蚴通过肠壁经门静脉入肝所致的感染性疾病，在肝脏内膨胀性生长并形成包囊，称肝囊型棘球蚴病。表现为母囊内出现子囊，可伴壁结节。

环形征　ring sign

血管造影时，囊状包虫病的表现与先天性囊肿相似，在毛细血管相，可见2~3mm 的小环形浓染，称为"环形征"。

水上浮莲征　water lily sign

肝包虫病内囊破裂时，内囊分离，其内液平面上可见条带状和不规则软组织密度影，称为"飘带征"或"水上浮莲征"。

肝血吸虫病　hepatic schistosomiasis

肝血吸虫病是日本血吸虫虫卵通过肠系膜下静脉经门静脉系统进入肝脏所致，在肝内主要沉积于汇管区，引起肝组织反应性增生，最终导致肝硬化。

病毒性肝炎 viral hepatitis

病毒性肝炎是由多种肝炎病毒引起的以肝脏病变为主的一种传染病。临床上以食欲减退、恶心、上腹部不适、肝区痛、乏力为主要表现。

双靶征 double target sign

肝脓肿病灶内部呈均匀低密度,增强后脓肿壁环形强化,壁外局部组织水肿,形成环形稍低密度影,呈双环样改变。

地图样钙化 geographic calcification

慢性血吸虫性肝硬化患者中,虫卵在迁移途中沉积于血管壁,可引起肝内血管线状钙化,其形态与血管走行相关,形成地图样钙化。

3. 弥漫性 / 结节性肝病

酒精性肝炎 alcoholic hepatitis

酒精性肝炎是由于长期大量饮酒导致的肝脏疾病。初期通常表现为脂肪肝,进而可发展成酒精性肝炎、肝纤维化和肝硬化。

自身免疫性肝炎 autoimmune hepatitis

自身免疫性肝炎是由自身免疫反应介导的慢性进行性肝脏炎症性疾病,其临床特征为不同程度的血清转氨酶升高、高 γ - 球蛋白血症、自身抗体阳性,组织学特征为以淋巴细胞、浆细胞浸润为主的界面性肝炎,严重病例可快速进展为肝硬化和肝衰竭。

脂肪肝 adiposis hepatica

为肝内脂类聚积所致,亦称脂肪浸润或脂质变性。影像学表现为肝脏密度减低,低于脾脏密度。

中毒性肝损害 toxic liver impairment

中毒性肝损害是由化学毒物、药物或生物毒素所引起的肝炎或所致的肝脏病变。

肝硬化 hepatocirrhosis

肝硬化是一种以肝细胞变性、坏死、再生、纤维组织增生、肝结构和血管循环体系改建为特征的一种病理过程。表现为肝脏体积缩小,肝裂增宽,肝缘呈波浪状改变,肝内可见多发结节。

原发性胆汁性肝硬变 primary biliary cirrhosis

原发性胆汁性肝硬变是一种慢性肝内胆汁淤积性疾病,是一种进行性、非化脓性、破坏性肝内小胆管炎,最终可发展至肝硬化。

结节性再生性增生 nodular regenerative hyperplasia

肝结节性再生性增生是一种临床少见的肝脏疾病,临床主要表现为非肝硬化性肝源性门静脉高压症,其特征是正常肝实质转换为增生性再生性结节,不伴有纤维化。

孤立性坏死结节　solitary necrotic nodule

孤立性坏死性结节是一种由感染、血管病变或免疫反应等造成的肝组织坏死引发机体防御反应,形成纤维包裹并局限化的非肿瘤性结节性病变。

溶血 - 肝酶升高 - 血小板减少综合征　HELLP syndrome

HELLP 综合征是妊娠高血压疾病伴有溶血、肝酶升高及血小板减少的一组临床症候群,是妊娠高血压疾病的一种严重并发症。

放射性肝病　radiation-induced liver disease

【又称】放射性肝损伤　radiation-induced liver injury

放射性肝病是由于肝组织受到一定剂量的放射性照射,肝细胞发生一系列生理、病理变化引起的肝组织损伤。

4. 肝血管性疾病

门静脉阻塞　portal venous obstruction

【又称】扎恩梗死　Zahn infarction

门静脉阻塞是指多种病因引起的肝内一支或多支门静脉阻塞。

肝淤血　liver congestion

【又称】被动性肝充血　passive liver congestion

肝淤血是充血性心力衰竭和缩窄性心包炎最常见并发症。各种原因引起的肝静脉血液回流障碍,肝静脉内压力升高,肝小叶内中央静脉和肝血窦被动性充血,均可造成肝淤血。

巴德 - 基亚里综合征　Budd-Chiari syndrome

简称"布 - 加综合征",是由各种原因所致肝静脉和其开口以上段下腔静脉阻塞性病变引起的,常伴有下腔静脉高压为特点的一种肝后门脉高压症。影像学表现为局部肝静脉或下腔静脉阻塞,急性期可见肝大,慢性期演变为肝硬化并伴有侧支循环形成。

肝小静脉闭塞征　hepatic veno-occlusive disease

【又称】窦状隙梗阻综合征　sinus obstruction syndrome

肝静脉闭塞性疾病是指肝小叶中央静脉和小叶下静脉狭窄或闭塞而产生的肝内窦后性门脉高压症。影像学表现可见肝脏密度减低,动脉期血管紊乱呈网状,门脉期肝脏见斑片状强化,肝静脉几乎不显示。

肝梗死 infarction of liver

肝梗死是肝脏局部组织因血流阻断而引起的坏死,任何引起肝脏血流阻断又未建立有效的侧支循环,使局部肝组织缺血的因素均可导致梗死。表现为局部肝组织灌注减低。

紫癜样肝病 peliosis hepatis

紫癜样肝病是一种罕见的肝脏血管病,其特点是肝窦毛细血管增殖,导致充满血液的囊腔随机分布于整个肝脏。

遗传性出血性毛细血管扩张症 hereditary hemorrhagic telangiectasis

遗传性出血性毛细血管扩张症是一种以皮肤、黏膜多部位的毛细血管扩张性损害,引起鼻出血和其他部位出血为特征的疾病,是一种常染色体显性遗传疾病。发生于肝脏时可出现肝实质内局限性或弥漫性的斑点或斑片状毛细血管扩张灶、肝内动静脉瘘、肝动脉走行紊乱并不同程度增粗。

5. 肿瘤性或肿瘤样疾病

肝囊肿 hepatic cyst

肝囊肿是一种较常见的疾病,其中以先天性肝囊肿最常见,肝囊肿可单发、多发。表现为肝脏内类圆形液性密度灶,不伴强化。

胆管周围囊肿 peribiliary cyst

胆管周围囊肿为胆管周围腺体发生的潴留性囊肿,少数患者可继发结石形成、胆管受压或癌变。

肝海绵状血管瘤 cavernous hemangioma of the liver

肝海绵状血管瘤是最常见的肝脏良性肿瘤,起源于中胚叶,为中心静脉和门静脉系统的发育异常所致,肿瘤由大小不等的血窦组成。影像学表现为肝脏内稍低密度病灶,增强后呈现"快进慢出"的表现。

灯泡征 bright bulb sign

海绵状血管瘤内血流慢,在 T_1WI 上多呈均匀低信号,质子相上呈均匀稍高信号,T_2WI 上随回波时间(echo time,TE)延长,信号逐渐增高,重 T_2WI 上信号更高。

局灶性结节性增生 focal nodular hyperplasia,FNH

局灶性结节性增生是一种肝脏良性占位性病变,由正常排列成结节的肝细胞、纤维间隔、浸润的炎性细胞、血管组成,其特点是病灶中心有星状瘢痕及辐射状纤维分隔,瘢痕内有厚壁供血动脉。

肝腺瘤 hepatic adenoma

肝腺瘤又称肝细胞腺瘤,与口服避孕药和合成激素有密切关系,肿瘤由分化较好、形似正常的肝细胞组织所构成,但无胆管,表面光滑,有完整但薄的假包膜。影像学上常表现为显著强化结节,可伴囊变、出血及坏死,部分可见钙化及脂肪成分。

肝血管平滑肌脂肪瘤　hepatic angiomyolipoma

肝血管平滑肌脂肪瘤是一种少见的肝脏良性间质性肿瘤,瘤内含有血管、平滑肌和脂肪三种成分,其脂肪成分比例可各不相同。影像学上可见病灶内脂肪密度改变。

肝脏炎性假瘤　inflammatory pseudotumor of the liver

肝脏炎性假瘤是非肝实质性细胞成分的炎性增生病变,是一种良性增生性瘤样结节,与创伤、感染、免疫、变态反应等因素有关。CT 上形态多样,可伴纤维分隔,增强后可见轻中度环形强化。

肝细胞癌　hepatocellular carcinoma

肝细胞癌是成人最常见的肝原发性恶性肿瘤,该肿瘤主要由肝动脉供血,为不同程度的多血管性肿瘤,易发生出血、坏死、胆汁淤积和癌细胞的脂肪变性。表现为密度不均肿块,可出现坏死、出血,增强后呈"快进快出"表现。

纤维板层样肝癌　fibrolamellar hepatocellular carcinoma

纤维板层样肝癌是原发性肝细胞癌的一种特殊类型,多见于青年人,病理表现为肿瘤细胞胞浆嗜酸,周围间质中有板层状排列的胶原纤维带。表现为密度混杂不均肿块影,可出现钙化、坏死、出血,中央可见星状瘢痕,增强后呈不均质强化,瘢痕无强化。

外周型(肝内型)胆管细胞癌　peripheral cholangiocarcinoma

【又称】肝内型胆管细胞癌　intrahepatic cholangiocarcinoma

外周型胆管细胞癌是指起源于二级胆管及其分支上皮的腺癌。表现为边缘不规则的肿块影,内见扩张小胆管影,增强后呈渐进性强化。

上皮样血管内皮细胞瘤　epithelioid hemangioendothelioma

上皮样血管内皮细胞瘤是一种具有转移潜能的低度恶性血管肿瘤,由短索状和巢状排列的上皮样内皮细胞组成,其内可见原始管腔形成,基质呈黏液透明样。表现为单结节型、多结节型或弥漫型,有融合趋势,密度不均,强化方式多样,可出现典型的棒棒糖征。

棒棒糖征　lollipop sign

在增强 CT 或 MRI 上,可见多个较大的不强化或结节状边缘强化肿块,肝静脉或门静脉行向病灶时逐渐变细并终止于病灶边缘,形成类似"棒棒糖"样形态,为肝上皮样血管内皮瘤的典型表现。

胆管囊腺癌 biliary cystadenocarcinoma

胆管囊腺癌是一种少见的起源于胆管的肿瘤,但与胆管无沟通,由囊腺瘤恶变形成,由纤维基质形成若干分房形成间隔,表面有上皮细胞覆盖并分泌黏液。多为囊实性肿块,伴分隔,肿块边界不清,可见强化。

肝血管肉瘤 hepatic angiosarcoma

肝血管肉瘤又称血管内皮细胞肉瘤或恶性血管内皮瘤,是由肝窦细胞异形增生所造成的原发性恶性肿瘤,是血管源性恶性肿瘤中最常见的一种。

肝转移瘤 liver metastases

肝脏是转移性肿瘤的好发部位之一,全身各组织器官的恶性肿瘤有 30%~50% 可转移到肝,形成转移性肝癌。常表现为肝脏内单发或多发结节影,呈环形强化,较典型者可出现靶征改变。

靶征 target sign

肝转移瘤病灶中心呈低密度坏死区,周围间环形不规则强化,最外层密度低于肝实质,呈现同心圆样改变,此种表现为靶征。

肝脏淋巴瘤 hepatic lymphoma

发生于肝脏的淋巴瘤,包括原发性及继发性,原发性淋巴瘤表现为局限在肝内的结外淋巴瘤,继发性淋巴瘤表现为继发于其他器官组织淋巴瘤的肝脏播散。表现为肝脏内的稍低密度结节,增强扫描动脉期周边强化,延迟期可见渐进性强化。

7.2.2 胆道

1. 先天性疾病

先天性胆囊异常 congenital abnormalities of the gallbladder

胆囊先天畸形疾病谱包括轮廓、形态、数量、位置的异常。

胆囊缺如 agenesis of gallbladder

胆囊的先天性缺失,CT 表现做出诊断前需排除既往的胆囊切除史及异位胆囊。

胆囊发育不良 hypogenesis of gallbladder

退化或闭锁胆囊。

双叶性胆囊 rudimentary or atretic gallbladder

两个完全分离的胆囊腔,具有单一的共同胆囊管。

双胆囊 bilobed gallbladder

两个胆囊腔,分别有独立的胆囊管,CT 表现胆囊的外部轮廓正常或不正常;单独的胆囊管及胆囊动脉使两个胆囊紧密相邻。

多分隔胆囊　multiseptate gallbladder

单个胆囊,因内部多发分隔而呈蜂窝状。CT 表现胆囊内有多发的分隔而胆囊的外部轮廓规整,形成"蜂窝征"表现。

沙漏型胆囊　single gallbladder with honeycomb

沙漏形态的胆囊可能为先天性的,或者是由于慢性炎症而后天获得的。

胆囊先天憩室　congenital diverticulum

通常为真性憩室,可见于胆囊的任何位置。

异位胆囊　ectopic gallbladder

异位胆囊几乎可见于腹腔和盆腔任何位置,最常见的异位位置为肝内、肝左叶下方、横位胆囊、肝后方。

弗利吉亚帽胆囊　phrygian cap

胆囊底部折叠,因为发生率高,通常被认为是正常变异。CT 表现胆囊底部显著的折叠。

游离胆囊　floating or wandering gallbladder

非固定的胆囊具有较长系膜,完全由腹膜覆盖。

卡罗利病　Caroli disease

先天性、多发性的肝内大胆管的囊性扩张,不伴有其他肝异常。增强 CT 表现为多发、不强化、大小不等的囊性病变,与胆道相通,常伴肝内胆管结石。MRI 表现为肝内多发 T_1WI 低信号、T_2WI 高信号的囊,增强无强化。MRCP 可很好地显示囊肿与胆道相通,增强 T_1WI 扫描可见中心强化小点,即"中心点征"(扩张胆管的中心或周边可见强化小点,为门静脉小分支)。

卡罗利综合征　Caroli syndrome

以肝内大胆管的囊状扩张、肝纤维化、门静脉高压为特征。

胆总管囊肿　choledochal cyst

【又称】胆管囊肿　biliary cyst

先天性肝内胆管或肝外胆管节段性扩张,最常累及肝外胆管。根据 Todani 分类分为 5 型。CT 表现为肝门区与胆管树相通的无强化囊状结构(Ⅰ、Ⅱ 及Ⅳ型);近端十二指肠壁内的囊性肿块与胆总管相通(Ⅲ型);多发肝内囊肿与肝内胆管紧密相连(Ⅴ型)。MRCP 能很好地显示胆管的囊状扩张,显示囊肿与邻近胆管的关系;胆管囊肿与正常胆管的信号一致,T_1WI 低信号,T_2WI 高信号,增强后囊肿壁不强化。

胆管错构瘤　biliary hamartomas

是一种少见的胆管良性病变,常多发,均匀或不均匀的分布于整个肝脏。常在影像学检查中偶然发现。CT 上病变常为多发圆形低密度影,小于 1.5cm 的非增强性病变分布于整个肝脏。MRI 上 T_1WI 低信号,T_2WI 高信号。MRCP 可清晰显示病变与胆管不相通,胆管显示正常,有特征性的"满天星"样改变,敏感性和特异性较高。

2. 感染性疾病

复发性化脓性胆管炎 recurrent pyogenic cholangitis,RPC

【又称】**东方胆管炎** oriental cholangitis,**东方胆管肝炎** oriental cholangiohepatitis,**肝内色素结石病** Intrahepatic pigment stone disease

疾病以胆道系统内形成胆色素结石,引起胆管狭窄和胆管炎反复发作为特征。影像表现为肝外与肝内胆管不成比例的扩张,急性胆管炎发作时胆管壁强化,肝实质不均匀强化;肝内胆管及胆总管结石,在 CT 上为高密度,在 MRI 上 T_2WI 为低信号。

急性胆管炎 acute cholangitis

【又称】**上行性胆管炎** ascending cholangitis,**细菌性胆管炎** bacterial cholangitis,**化脓性胆管炎** suppurative cholangitis,**胆道感染** biliary infection

由胆道梗阻引起的胆道系统的化脓性感染。影像表现为肝内和 / 或肝外胆管的扩张,在梗阻点突然截断;胆管壁增厚伴高强化。胆管内的脓性胆汁或脓液在 CT 上为高密度,MRI 上 T_1WI 和 T_2WI 为中等至低信号;肝不均匀强化,可楔形、边缘、斑片状及弥漫性;可伴有肝脓肿或门静脉血栓。

艾滋胆道疾病 AIDS cholangiopathy

由艾滋病相关机会性感染引起的一系列胆道炎症,导致胆道狭窄、梗阻或非结石性胆囊炎。影像表现 CD4 细胞计数低的艾滋病患者,表现为多发肝内胆管狭窄、十二指肠乳头狭窄或胆囊壁的增厚时,需考虑此病。MRI 表现为十二指肠乳头狭窄伴远端的胆总管漏斗状狭窄及近端胆总管扩张;增强 T_1WI 急性炎症期的胆管壁增厚和高强化;肝内胆管的串珠状表现;胆囊壁增厚和胆囊周围炎。

胆道寄生虫 biliary Parasites

寄生虫感染累及胆管,例如蛔虫病、华支睾吸虫病、包虫病、肝片吸虫病。

胆道蛔虫病 biliary ascariasis

蛔虫可累及整个胆道,CT 表现为扩张胆管内的线状高密度灶。

胆道华支睾吸虫病 biliary clonorchiasis

吸虫通常累及外周肝内胆管,而不是胆囊、胆总管,CT、MRI 表现为更易出现小的外周胆管扩张伴有胆管内高密度病灶。

胆道肝片吸虫病 biliary fascioliasis

吸虫通常累及大的肝内胆管、肝外胆管和胆囊(肝受累后),CT 表现为低密度脓肿形成的隧道,从格列森(Glission)鞘的入口进入肝实质;管腔内高密度病灶代表吸虫,伴有轻微的胆管扩张。

包虫病　biliary echinococcosis

肝包虫囊肿与小胆管相通或囊肿破入胆管,CT 表现为扩张胆管内高密度物质,经常是连续性的,肝包虫囊肿壁出现缺损,邻近包虫囊肿内气液平面提示可能囊肿感染或与胆道相通。

胆囊积脓　gallbladder empyema

【又称】化脓性胆囊炎　suppurative cholecystitis

继发于急性胆囊炎伴腔内化脓性感染的胆囊内脓汁积聚、发炎和扩张。增强 CT 表现为胆囊扩张伴胆囊内容物密度 >15Hu,胆囊壁增厚伴胆囊周围脂肪内索条影和积液,重症病例可显示胆囊坏疽或穿孔。

3. 炎症性疾病

胆囊结石　gallstone

发生于胆囊的结石,CT 对结石的总体敏感性大约是 80%,20% 的结石在 CT 上无法显示,通常为纯胆固醇结石,这种结石与胆汁等密度。MRI 表现为在 T_2WI 和 MRCP 上结石显示最明显,T_1WI 和 T_2WI 上常呈低信号。

肝内胆管结石　stone of intrahepatic bile duct

发生于肝内胆管的结石,最常见的是肝内钙化,可单发或多发,好发部位是右前叶、右后叶、肝左外叶,共存或还伴随其他部位结石。有利于诊断的其他征象:肝总管内径 >6mm,一叶多发病变,伴随脂肪肝改变。

肝外胆管结石　stone of extrahepatic bile duct

发生于肝外胆管的结石,MRCP 表现为扩张的胆管内有边缘光滑的充盈缺损,CT 表现为腔内含钙的结石影,少数病例伴有胆管狭窄。肝外胆管扩张较为显著,而肝内胆管扩张较轻。

胆囊泥沙样结石　gallbladder sludge

胆囊内悬浮的微粒物质或胆汁,无强化的分层样物质伴 CT 值高于胆汁,通常 CT 无阳性征象(超声更敏感)。

半月征　meniscus sign

在胆总管结石中,结石在管腔内周围被低密度的胆汁环绕,结石偏心或嵌顿于胆总管下端,呈"半月征",为特征性表现。

胆囊瘘　gallbladder fistula

比较罕见,绝大部分是由于慢性胆石症而非肿瘤性病变所致。瘘管大多与十二指肠相通。胆囊十二指肠瘘可导致肠梗阻,是由于较大结石嵌入末端小肠内,故称为胆石性肠梗阻。发生于少数患者,在 X 线平片和 CT 上可见高密度结石和胆管积气影。

急性结石性胆囊炎 acute calculous cholecystitis

由于胆囊颈或胆管结石梗阻造成的急性胆囊炎。CT 表现胆囊扩大(短径>5cm),胆囊壁增厚(>3mm)、胆囊壁及黏膜明显强化、胆囊周围脂肪间隙模糊,可见钙化密度的结石,邻近肝组织明显强化。

慢性胆囊炎 chronic cholecystitis

可为急性胆囊炎的后遗症,更多的是因为长期的胆囊结石致胆囊壁发生慢性炎症,胆囊壁增厚是由于纤维炎性反应,与胆囊结石并存率高。

坏疽性胆囊炎 gangrenous cholecystitis

急性胆囊炎并发症之一,胆囊壁坏死伴随发病率、致死率升高。CT 表现为由于胆囊壁坏死,胆囊壁局部中断或无强化,胆囊壁小溃疡,管腔内线状黏膜,胆囊壁内或周围脓肿。其中,胆囊壁强化不连续是最敏感的征象,并具高度特异性。

气肿性胆囊炎 emphysematous cholecystitis

急性胆囊炎并发症之一,继发产气致病菌感染,CT 表现为胆囊腔或壁内积气,CT 是最好的识别异常气体的方法,从而诊断气肿性胆囊炎。

穿孔性胆囊炎 perforated cholecystitis

急性胆囊炎并发症之一,常发生于由于进行性胆囊扩张所导致的破裂。CT 表现为胆囊周围局灶性液体积聚或破坏的胆囊壁周围存在脓肿,胆囊结石位于腔外。

出血性胆囊炎 hemorrhagic cholecystitis

急性胆囊炎并发症之一,胆囊腔或胆囊壁出血,CT 表现为胆囊腔内高密度血块。

非结石性胆囊炎 acalculous cholecystitis

与结石无关的急性胆囊炎症,除了无结石外,与急性结石性胆囊炎影像表现一致。

黄色肉芽肿性胆囊炎 xanthogranulomatous cholecystitis,XGC

【又称】纤维黄色肉芽肿性胆囊炎 fibroxanthogranulomatous cholecystitis,**黄色肉芽肿性胆管炎** xanthogranulomatous cholangitis

胆囊少见的炎症性疾病,富含脂质的巨噬细胞和纤维组织积聚的特征性表现。CT 表现为胆囊壁局灶或弥漫性增厚。壁内结节样或条状低密度灶,胆囊周围液体和炎症改变,伴或不伴瘘管、脓肿、穿孔等,炎症可累及邻近肝组织,与胆囊癌侵及周围肝组织相似。

米利兹综合征 Mirizzi syndrome

胆囊管、胆囊颈或哈特曼(Hartmann)袋结石嵌顿导致肝总管部分或完全受压。

MRI 表现为肝总管和肝内胆管扩张,于结石(所有序列上均为低信号)层面狭窄;在增强 T_1WI 上可见肝总管狭窄部位管壁增厚和明显强化。

胆囊增生性疾病　hyperplastic cholecystoses

特发性、非肿瘤性、非炎症性的增生性疾病,导致胆囊壁增厚,包括腺肌瘤病和胆固醇沉积症。

腺肌瘤病　adenomyomatosis

【又称】胆囊憩室症　gallbladder diverticulosis,腺样增生性胆囊炎　cholecystitis glandularis proliferans,胆囊腺肌瘤样增生　adenomyomatous hyperplasia

胆囊壁憩室形成(罗 - 阿氏窦)致胆囊壁增厚,伴平滑肌及上皮增生。CT 可见节段性或弥漫性胆囊壁增厚,表现为胆囊底部强化的软组织结节,增厚的胆囊壁内可见无强化囊腔。MRI 表现为局限性或弥漫性增厚的胆囊壁,可见曲线排列的 $T_2WI/MRCP$ 高信号囊腔,即“珍珠项链征”。

胆固醇沉着症　cholesterolosis

【又称】草莓胆囊　strawberry gallbladder,胆固醇息肉　cholesterol polyp

胆囊黏膜下泡沫细胞及富含胆固醇的组织细胞堆积,多发小的沉积(草莓胆囊)或大的息肉样沉积(胆固醇息肉),MRI 表现为息肉 T_1WI 呈低信号、T_2WI 呈高信号,胆汁衬托下呈小的、圆形的等 T_1、T_2 信号。

瓷样胆囊　porcelain gallbladder

胆囊壁钙化。CT 表现为胆囊壁钙化可薄、厚或不规则,可累及全层或局部,CT 对鉴别钙化最敏感。

胆囊钙乳症　milk of calcium bile

【又称】石灰质胆汁综合征　limy bile syndrome,LBS;碳酸钙胆汁　calcium carbonate bile

高密度碳酸钙沉淀在胆囊腔。CT 上表现为胆囊内高密度沉淀物(>150Hu),MRI 上示 T_2WI 呈分层状低信号改变。

感叹号征　exclamation sign

胆总管内同时存在钙乳胆汁和结石所形成的征象。

自身免疫性胆管炎　autoimmune cholangitis

【又称】IgG4 相关硬化性疾病　IgG4 related sclerosing disease,IRSD;IgG4 相关硬化性胆管炎　IgG4 associated sclerosing cholangitis,ISC

IRSD 以肿瘤样淋巴浆细胞浸润和不同器官纤维化程度不同为特征的疾病谱,

胰腺是最常受累的器官,为自身免疫性胰腺炎。ISC 的胆道表现常伴随自身免疫性胰腺炎。CT 表现为受累节段呈环形局灶性或弥漫性胆管壁增厚伴高强化;MRI 表现为 MRCP 很好地显示肝内、肝外胆管不规则狭窄,主要累及胆总管末端,受累节段管壁示同心圆样管壁增厚伴增强 T_1WI 高强化。

原发性硬化性胆管炎 primary sclerotic cholangitis,PSC

慢性免疫介导性疾病,引起进行性炎症、纤维化和肝内外胆管狭窄。影像表现为肝内外胆管多发局灶性"串珠状"狭窄,CT/MRI 表现为胆管壁增厚伴高强化提示活动性炎症。慢性病程导致肝边缘萎缩,肝尾状叶肿块样肥大,尾状叶假肿瘤、肝轮廓呈分叶和圆隆形,胆管周围和血管周围多发纤维化,伴肝中央融合性纤维化。CT 上低密度,T_2WI 高信号,肝边缘由于水肿或炎症可呈斑片状 T_2WI 高信号。

夹心饼干征 sandwich biscuit sign

发生于黄色肉芽肿性胆囊炎中,胆囊壁明显不规则增厚,呈局灶性或弥漫性的结节或肿块样,胆囊腔变窄,不闭塞,黏膜线完整或部分完整。CT 增强扫描后,病变区黏膜面及浆膜层中等或明显强化,门脉期渐进性强化增加,夹杂中心有不强化区,为类脂质结构(CT 值并非脂肪的 CT 值)。

晕环征 halo ring sign

胆囊窝积液致胆囊与肝脏间隙模糊。浆膜下水肿,围绕胆囊有低 CT 值带,此提示胆囊床液体积聚,胆囊壁外层一圈低密度环,呈"晕环征"。

胆囊邻近肝实质短暂性增强征 transient enhancement of hepatic parenchyma adjacent to gallbladder

常见于急性胆囊炎或慢性胆囊炎急性发作。动态增强 CT 扫描时,胆囊邻近肝实质,于动脉期可出现高于肝脏其他部位的增强,而于静脉期整个肝脏呈现为较均匀的增强。动脉期出现此征象是由于继发炎症性充血反应,胆囊周围肝动脉血流量增加所致。

胆管缺失征 absence sign of bile duct

胆管结石显示为对比剂充盈胆管后的充盈缺损,呈类圆形或不规则形,结石多时可在一段胆管内形成一"管型"。当结石造成段或亚段开口完全性阻塞时,则结石和相关胆管都不能显示,即所谓的胆管缺失征。该征象为复发性化脓性胆管炎的一种标志性表现。

胆管串珠样改变 beaded appearance of ducts

在硬化性胆管炎中,狭窄段与正常胆管或略扩张的胆管交替存在,可形成串珠状表现。

光环征　halo sign

口服胆囊对比剂后 12h 行 CT 扫描,胆囊腔内充盈对比剂,餐后 30min 再次扫描可见胆囊收缩,对比剂进入罗 - 阿窦内,表现为胆囊腔缩小并呈高密度,周围环状分布着多个点状高密度影,状如光环,称之为“光环征”,为弥漫型胆囊腺肌增生症的特征性表现。

十二指肠乳头旁憩室综合征　parapapiller diverticula syndrome

【又称】莱梅尔综合征　Lemmel syndrome

为十二指肠乳头旁憩室压迫胆管致急性胆管炎、梗阻性黄疸、急性胰腺炎,而不伴胆总管结石、胆胰肿瘤的一组症候群。在 CT 和 MRCP 检查中,十二指肠憩室表现为位于十二指肠降段的囊袋状影,通常含有气体,也可出现气 - 液平面。胆管系统均有不同程度的扩张,增强扫描显示憩室壁强化与十二指肠壁具有一致性,其内无强化。

4. 血管性及创伤性疾病

缺血性胆管损伤　ischemic bile duct injury

【又称】缺血性胆管炎　ischemic cholangitis,缺血性胆管病　ischemic cholangiopathy

异体肝移植患者非吻合口的胆管狭窄,既往认为是由于肝动脉血栓形成 / 狭窄所致,但目前已知是由各种其他微生物和免疫性损伤引起。CT 表现散在不规则胆管扩张,伴胆管壁增厚、强化,胆管铸型表现为管内高密度物质。MRI 表现扩张的中心胆管可见线状 T_1WI 高信号,为胆管铸型的典型表现。

胆囊损伤　gallbladder trauma

胆道损伤中最常见的损伤部位是胆囊,影像表现为胆囊周围游离液体,腔内或胆囊周围血肿,或胆囊壁增厚;胆囊壁难以识别,胆囊轮廓异常,或胆囊塌陷,尤其是合并邻近胆囊周围积液,提示胆囊穿孔。胆囊位置异常或胆囊从正常胆囊窝的位置分离,提示胆囊撕脱。

胆管损伤　bile duct trauma

包括撕裂、横断、结扎,可能与胆汁渗漏有关,右上腹靠近胆道系统的游离液体或包裹性积液。近端胆管扩张,伴有胆管撕裂或狭窄部位的突然狭窄。

胆管出血　bile duct bleeding

大多数胆管出血为创伤致血液流入胆管树,包括医源性损伤,如肝活检、经皮胆管穿刺或手术;其他原因包括肝动脉瘤、肿瘤和胆囊炎。CT 表现与胆泥相似,为稍高密度物质。

5. 退行性疾病

胆汁瘤 biloma

胆汁渗漏造成的腹腔内包裹性胆汁积聚。CT 表现肝内或肝周水样密度的积液,伴有占位效应导致的邻近结构被推压。MRI 表现为边界清的积液,T_2WI 呈高信号和 T_1WI 呈低信号;MRCP 可显示胆汁瘤与邻近胆道系统的关系以及异常的胆管解剖。

6. 化疗相关性疾病

化疗相关性胆管炎 chemotherapy-induced cholangitis

【又称】化疗相关性硬化性胆管炎 chemotherapy induced sclerosing cholangitis,CISC;**胆道硬化症** biliary sclerosis

继发于动脉内化疗治疗肝恶性肿瘤或转移瘤后的医源性胆管炎,肝动脉灌注泵或经动脉化疗栓塞的并发症。影像表现类似于原发性硬化性胆管炎。CT/MRI 主要用来鉴别胆管炎与淋巴结或肿瘤的外源性压迫;肝内胆管轻度扩张;受累胆管可表现为胆管周围水肿,壁增厚和增强,伴有肝十二指肠韧带邻近脂肪内浸润;胆脂瘤形成或脓肿形成可能反映药物相关性的周围胆管坏死。

7. 肿瘤及肿瘤样病变

胆囊息肉 gallbladder polyps

胆囊黏膜局限性突起的息肉状或无蒂肿块。CT 由于较低的空间分辨率,往往很难显示。CT 主要用于恶变风险增加的较大胆囊息肉分期,可显示息肉不同的强化程度,但胆囊息肉强化程度与恶性肿瘤之间无明确关联。

胆管癌 cholangiocarcinoma

为胆管上皮细胞来源的一种少见肿瘤。最常发生在肝门区(Klatskin 瘤),也可发生于远端胆总管。CT 上结节与肝脏相比常呈等或略低密度,增强后动脉期强化明显。MRI 显示肿瘤在 T_1WI 呈低信号,T_2WI 呈高信号,动态增强表现为渐进性强化,比正常肝实质强化明显,病灶边缘模糊,管腔不规则及偏心性狭窄。

肝门区胆管腺癌 bile duct adenocarcinoma of hilar area

【又称】克拉特斯金肿瘤 Klatskin tumor

是指发生在肝左管、肝右管、肝左右管分叉处和肝总管上段的黏膜上皮癌,是高位型梗阻型黄疸的主要原因。其中浸润型最多见,容易发生管壁浸润,CT 可显示局部管壁增厚、管腔阻塞及近端胆管梗阻征象,有时可无明确肿块显示。CT 增强呈显著持续性强化且境界模糊。MRI 表现与 CT 类似,结合 MRCP 可清楚显示肝内胆管的扩张、肝门阻塞和胆管不规则狭窄及腔内侵犯的程度。

肝外胆管癌　extrahepatic cholangiocarcinoma

CT 显示胆总管呈不规则环行增厚,管腔可见强化结节影;MRCP 显示管腔突然狭窄变形,存在锥形阻塞,肝内胆管存在扩张情况,阻塞远端为"鼠尾样"和"残根样"。

肝内胆管癌　intrahepatic cholangiocarcinoma

是肝内二级及以上胆管上皮细胞癌变引起的恶性肿瘤,最常见生长方式是肿块型,多为乳头腺癌。CT 显示肝内胆管存在扩张,其内密度不均,增强扫描后不均质强化;MRI 显示为局部肿块影或局部管壁增厚,T_2WI 不均匀高信号,T_1WI 低信号;MRCP 显示局部管腔狭窄或中断,阻塞处上方的肝内胆管扩张。

胆囊癌　gallbladder carcinoma

胆囊黏膜起源的恶性上皮肿瘤。CT 及 MRI 的几种不同的影像表现:胆囊完全被肿块替代(2/3),不规则局灶性或弥漫性胆囊壁增厚(20%~30%),胆囊腔内息肉状肿块(约 20%)。典型表现为静脉期呈低密度,动脉期病灶周围可能见到血管影,常侵犯肝及肝门;可见肝门区及腹主动脉旁肿大淋巴结;最常见的转移部位为肝及腹膜。

壶腹癌　ampullary carcinoma

为一组异质的起源于乏特(Vater)壶腹的恶性上皮性肿瘤(腺癌)。CT 表现为以壶腹部为中心的低密度肿块,边界清楚(分叶状)或边缘不清,几乎均伴有胆总管梗阻,胰管梗阻仅占约 50%,而通常不会引起上游胰腺萎缩,小肿块在 CT 上通常看不见。MRI T_1WI 呈低信号,T_2WI 呈等信号,在增强 T_1WI 上呈低强化。DWI 序列可增加小肿块检出的敏感性。

胆囊转移瘤　biliary metastases

黑色素瘤可直接转移至胆囊黏膜,肝细胞癌或肝内其他恶性肿瘤也可继发性侵犯胆囊,一些肿瘤(尤其胃肠道恶性肿瘤和淋巴瘤)可转移至肝门淋巴结,与胆囊癌扩散方式相似。CT 上表现为胆囊腔内强化的息肉状结节影及肿块影,但也可表现为胆囊壁的局限性增厚;MRI 中典型的黑色素瘤为 T_1WI 高信号,T_2WI 低信号。

胆囊淋巴瘤　biliary lymphoma

罕见,几乎都是继发性淋巴瘤,胆囊原发性淋巴瘤十分罕见。高级别淋巴瘤通常表现为较大的均匀低密度肿块,而低级别淋巴瘤可仅表现为壁的轻度增厚,通常还有其他部位淋巴瘤的征象,包括淋巴结和脾肿大。

胆管乳头状瘤　biliary papillomatosis

发生于肝内或肝外胆管的具有多种癌前病变特征的腺瘤样乳头状肿瘤。CT

和 MRI 表现为胆管的梗阻性扩张和 / 或黏液分泌的增加。增强 CT 表现为低密度，不强化的胆管内肿块；T_1WI 上低信号，T_2WI 上轻度高信号；MRCP 可见扩张胆管内多发圆形或椭圆形充盈缺损，并可见管壁呈锯齿状改变。

胆管导管内乳头状黏液瘤 intraductal papillary mucinous neoplasm, IPMN of bile ducts

起源于胆管黏膜的分泌黏液的乳头状肿瘤。CT/MRI 表现为壁结节或胆管内肿块，合并明显的肝内外胆管扩张，扩张胆管内的黏液密度及 MRI 信号和正常胆汁相似，出现壁结节或软组织提示恶变。

7.2.3 胰腺

1. 先天性疾病

胰腺分裂 pancreatic divisum, PD
是胚胎发育过程中主副胰管未能融合的一种先天性胰管发育异常。正常情况下腹侧胰管与背侧胰管汇合，背侧胰管的近段消失。

交叉管道征 cross pipe sign
分裂胰腺于 MRCP MIP 可显示背胰管与胆总管的解剖关系，称之为典型的"交叉管道征"。

背胰发育不全 agenesis of dorsal pancreas
背侧胰芽发育异常，致胰颈、胰体、胰尾、副胰管缺失，胰头形态正常。

环形胰腺 annular pancreas
是一种先天性发育畸形，胰腺呈环状，部分或完全包绕十二指肠降部，使肠腔狭窄。

双泡征 double bubble sign
环状胰腺于平片上可见十二指肠梗阻的表现，累及十二指肠壶腹部充气扩张，立位形成"双泡征"。

异位胰腺 heterotopic pancreas

【又称】**迷走胰腺** aberrant pancreas, **副胰** accessory pancreas
正常胰腺解剖部位以外的孤立胰腺组织，与主胰腺无解剖和血管联系。为胚胎发育过程中胰芽衍生而来。

脐样征 umbilical sign
异位于消化道的迷走胰腺在消化道造影时中心可见小钡斑，称为"脐样征"。主要表现为黏膜下肿瘤征象，广基形，长 1~2cm，圆形或椭圆形，表面光滑，边缘清楚。

导管征 duct sign

异位于消化道的迷走胰腺在消化道造影时于切线位上,可见充盈缺损中有一细管状致密伸入其中,称为"导管征",长 2~10mm,直径 1~5mm。

2. 感染性疾病

急性胰腺炎 acute pancreatitis, AP

胰腺的急性炎症,是指各种病因引起的胰酶激活,继发胰腺局部或大部炎症反应为主要特征的疾病,是一种严重的急腹症。包括间质水肿性胰腺炎与坏死性胰腺炎两型。

结肠截断征 truncated colon sign

急性胰腺炎于仰卧位腹部平片示横结肠扩张,可见"截断征"及结肠脾曲局部狭窄。轴位增强 CT 示由于邻近胰腺炎引起的降结肠肠壁增厚,导致"结肠截断征"。

间质水肿型胰腺炎 interstitial edematous pancreatitis, AIEP

胰腺肿大、变硬、间质充血水肿,并有较多炎性细胞浸润。表现为胰腺增大、水肿,胰周脂肪模糊,胰腺实质强化均匀。多见,约占急性胰腺炎的 70%~80%。

坏死性胰腺炎 necrotizing pancreatitis, NP

腺泡及胰周脂肪组织大片坏死,间质小血管壁坏死出血,伴有轻微的炎症反应,少量炎性细胞浸润。表现为胰腺肿大,质软,分叶结构模糊,增强后胰腺实质坏死区无强化和 / 或存在胰周坏死。

慢性胰腺炎 chronic pancreatitis, CP

多种原因所致胰实质和胰管的不可逆慢性炎症。胰腺变得坚硬,可表现为节段性或弥漫性增大。胰管可呈节段性或全程扩张与狭窄相间。常有假囊肿形成,广泛纤维化时胰腺缩小。

湖泊链 lake chain

慢性胰腺炎时 MRI 可表现为胰管不规则扩张(>3mm)伴狭窄和分支扩张,呈"湖泊链"表现。

串珠状 beaded-like

慢性胰腺炎可表现为主胰管呈现间隔的交替出现的扩张和狭窄段,在 MRCP 上形似串珠状。

自身免疫性胰腺炎 autoimmune pancreatitis, AIP

由自身免疫介导的,以胰腺肿大和胰管不规则狭窄为特征的一种特殊类型的慢性胰腺炎。表现为胰腺弥漫性增大,增强后胰腺实质延迟强化。可见包绕胰腺周围的晕征,CT 为低密度,T_2WI 为环状低信号,增强后显示延迟强化。

沟槽区胰腺炎 groove pancreatitis，GP

胰腺炎发生在胰头的背面、十二指肠降部以及胆总管之间的解剖区域，罕见。表现为沟槽区片状低密度（慢性期）或高密度灶（急性期），病变较弥漫，与周围结构分界不清，增强后延迟强化。

胰腺包裹性坏死 walled-off necrosis，WON

胰腺及胰周组织坏死的基础上溶解液化再缓慢包裹而成，是急性坏死性胰腺炎的主要局部并发症，常发生在发病 4 周以后。形态上呈破絮状、藕丝状、条带状，密度和信号类似于软组织，增强后无强化。当合并感染时可见"大片气体影""气泡征""气 - 液平"，增强后可见环形强化。

创伤性胰腺炎 traumatic pancreatitis

胰腺损伤后的非感染性胰腺炎。表现为胰腺挫伤水肿、出血，甚至断裂，伴有急性胰腺炎征象。

3. 肿瘤性疾病

胰腺真性囊肿 pancreatic cyst

囊壁内衬上皮细胞的胰腺囊性病灶。

先天性囊肿 congenital cyst

先天性原始胰导管内皮细胞发育异常，可以是单发在胰腺，亦可同时见于肝、肾的多囊病。囊壁光滑，呈均匀低密度。

潴留性囊肿 retention cyst

通常指胰腺导管阻塞而引起的胰腺远端导管扩张呈囊性改变，主要见于胰腺肿瘤患者。周围多伴有等密度纤维组织，形成囊肿壁，内可伴发炎症及出血，密度增高。

胰腺假性囊肿 pancreatic pseudocyst

含有胰液或丰富胰酶而囊壁缺乏上皮层的胰腺囊肿。表现为单房孤立性或多房蜂窝状囊性肿物，囊壁厚薄不均，囊液呈部分混杂密度 / 信号，囊壁可见强化。

胰腺神经内分泌肿瘤 pancreatic neuroendocrine tumors，pNETs

起源于胰腺神经内分泌细胞，而这些细胞具有神经内分泌表现，可以产生多种激素。通常为单发结节状，多位于胰体尾部，境界较清，增强后明显强化。

浆液囊性肿瘤 serous cystic neoplasm，SCN

是一种囊性上皮性肿瘤，内衬富含糖原的导管型上皮，产生类似于血清的水样液体，绝大多数为良性病变。常发生在胰体尾部，肿瘤边界清楚，直径 2~25cm。切面呈蜂窝状，肿瘤由无数个 1~20mm 的小囊构成，内含透明液体。

蜂窝状　honeycomb

胰腺浆液性囊腺瘤内部由无数微小囊腔构成,呈蜂窝状。

黏液性囊腺瘤和 / 或癌　mucinous cystadenoma/cystadenocarcinoma

起源于胰腺外周导管上皮的一种外分泌肿瘤。黏液性囊腺瘤常有恶变的可能,实际上是潜在的恶性肿瘤,故目前把黏液性囊腺瘤和囊腺癌统称为黏液性囊性肿瘤。胰体尾部多见,肿瘤常很大,直径 2~30cm,单房或多房,部分可见乳头状结节向腔内突起,囊壁包膜、分隔、壁结节多明显强化。

胰腺导管内乳头状黏液性肿瘤　intraductal papillary mucinous neoplasm,IPMN

起源于主胰管或其主要分支的一种分泌黏液的乳头状肿瘤。胰头部多见,主胰管型表现为主胰管及其分支弥漫囊状扩张,部分可见胰管内的黏液栓或壁结节,分支型表现为多发囊性肿块,可见分隔。

胰腺实性 - 假乳头状瘤　solid-pseudopapillary neoplasms,SPNs

起源尚存争议,形态上由较为一致的肿瘤细胞组成,形成实性及假乳头状结构。表现为边界清楚的囊实性肿块,较大,内有分隔或无分隔,实性部分有乳头状突起,增强后瘤壁、实性成分及分隔不规则强化。是一种低度恶性肿瘤,常见于年轻女性。

胰腺癌　pancreatic carcinoma

表型上类似于胰腺导管上皮的,并可能起源于胰腺导管上皮的,伴有黏素产生和一种特征性角蛋白模式表达的肿瘤。表现为低密度肿块,肿瘤乏血供,增强后呈相对低强化。是胰腺最常见的肿瘤,多发生于 40 岁以上的中老年人,几乎仅见于成人。

倒 "3" 字征　reverse "3" sign

胰头癌肿块较大侵犯十二指肠时行低张十二指肠钡剂造影检查,可见十二指肠内缘反 3 字形压迹,并有内缘肠黏膜破坏。

双管征　double duct sign

当胆总管狭窄、梗阻与主胰管阻塞并存时,MRCP 可表现为"双管征",具有特征性,可见于胰腺癌病例。

双边征　double-contour sign

胰头癌肿块较大侵犯十二指肠时行低张十二指肠钡剂造影检查,可见十二指肠内侧缘"双边征",并可有壁僵硬征象。

胰腺腺泡细胞癌　pancreatic acinar cell carcinoma

由形态上与腺泡细胞相似的细胞组成的恶性上皮肿瘤,是一种胰腺外分泌肿瘤,其发病率较低。常单发,多膨胀性生长,边界模糊,易囊变坏死,增强后实性部分轻中度强化。

胰腺淋巴管瘤 pancreatic lymphangioma

是一种起源于间叶组织罕见的良性肿瘤,多为先天性,极罕见。表现为蜂窝状、多囊状的肿块,囊壁薄,边界清,增强后囊壁及分隔可见轻度强化。其他淋巴管瘤见 3.2.6、5.2.1 及 7.2.4 项下。

胰腺原发性淋巴瘤 primary pancreatic lymphoma,PPL

源于胰腺并局限在胰腺的结外淋巴瘤,可有邻近淋巴结受累及远处累及,但原发灶必须位于胰腺。肿块较大,境界清,密度/信号均匀,弥散受限,增强后均匀、延迟、轻度强化。

胰腺脂肪瘤 pancreatic lipoma

是分化成熟脂肪细胞组成的良性肿瘤。平扫时病灶呈均匀低密度脂肪密度影,增强后无强化。

胰腺错构瘤 pancreatic hamartoma

由于胰腺正常成分腺泡、导管和内分泌细胞的错误排列而形成的类似肿瘤的肿瘤样病变。实质成分内含有大量纤维成分,增强后延迟期强化显著。

胰腺母细胞瘤 pancreatoblastoma

起源于多向分化潜能的干细胞,几乎均在少儿发病,恶性程度高,肿块常较大,密度/信号不均,增强后明显强化。

胰腺神经鞘瘤 pancreatic schwannoma

内脏的神经鞘瘤来源于交感和副交感神经纤维的施万细胞,罕见于胰腺。可表现为实性、囊性或囊实性改变。其他神经鞘瘤见 2.2.1、3.2.2、3.2.3、3.2.6 及 7.2.5 项下。

胰腺转移瘤 pancreatic metastases

胰腺不是肿瘤转移的常见部位,常为胰周淋巴结转移而来,真正的胰腺转移瘤非常少见,原发肿瘤可为肺癌、乳腺癌、肾细胞癌、卵巢癌、结肠癌,黑色素瘤等。典型的胰腺转移瘤表现为多发的圆形小结节。

胰腺副脾 intrapancreatic accessory spleen,IPAS

异位于胰腺内的副脾,常位于胰尾部。表现为圆形、椭圆形或分叶状,边界清楚,平扫呈实质性肿块,增强后动脉期不均匀强化。

7.2.4 脾脏

1. 先天性疾病

游走脾 wondering spleen

游走脾指脾位于正常位置以外的其他部位。其密度/信号以及强化表现与正常位置脾相同。

副脾　accessory spleen

副脾指胚胎发育异常而造成另外异位的脾组织。与正常脾密度、信号强度及对比增强程度均相同。

无脾综合征　asplenia syndrome

无脾综合征为先天性脾缺如,常伴有多个内脏畸形和心血管畸形的综合病征。

多脾综合征　polysplenia syndrome

为多系统的先天性异常,女性多见。多个脾块,脾的数目可为 2~6 个,可合并有下腔静脉肝内段中断,血液经奇静脉回流。通常伴有心脏房、室间隔缺损或其他心血管畸形,腹部内脏转位,胃肠道异常。

2. 感染性疾病

脾脓肿　splenic abscess

常为败血症脓栓的结果,另外常见于脾外伤继发感染。MRI 平扫脾脓肿的脓腔表现为 T_1WI 低信号和 T_2WI 高信号,病灶周围可见 T_1WI 低信号和 T_2WI 高信号的水肿。

脾结核　tubercle of the spleen

继发于肺结核,结核分枝杆菌血行性播散到脾。常缺乏典型影像学表现,病灶内钙化对诊断有帮助。

3. 脾外伤性或非外伤性破裂

脾破裂　splenic rupture

脾撕裂伤表现为线状低密度的实质缺损,几乎总是伴有腹腔内出血。当撕裂伤贯穿脾脏两个表面时,则被称为脾破裂。

哨兵血块　sentinel clot

哨兵血块是局限性凝血块,提示脾损伤。

脾梗死　splenic infarction

脾梗死是指脾动脉或其分支闭塞,造成局部组织的缺血坏死。CT 脾梗死早期表现为脾内三角形低密度影,基底位于脾的外缘,尖端指向脾门,边缘可光滑或略模糊。

4. 肿瘤和肿瘤样病变

脾囊肿　splenic cyst

脾囊肿属良性病变,非真性肿瘤。脾囊肿分为寄生虫性和非寄生虫性两大类。平扫见脾内圆形低密度区,边缘光滑,密度均匀并接近水的密度。

脾错构瘤 splenic hamartoma

脾错构瘤是一种罕见的脾良性肿瘤样病变,表现为孤立性低密度肿块,可为实性或囊性,当为实性时,影像特点类似于脾实质。

脾血管瘤 splenic hemangioma

脾血管瘤是一种先天性血管畸形,由胚芽错构而成。CT 平扫病灶表现为边缘清晰的低密度区,常有多发点状钙化灶。

脾淋巴管瘤 lymphangioma of the spleen

脾淋巴管瘤是一种良性淋巴管畸形,为单发囊肿或大小不等的多发囊肿,囊壁内衬有内皮细胞,囊内充满蛋白液。CT 平扫表现为低密度的薄壁囊性结构,伴有或不伴有囊壁钙化。其他淋巴管瘤见 3.2.6、5.2.1 及 7.2.3 项下。

脾血管肉瘤 splenic angiosarcoma

脾血管肉瘤是由脾窦内皮细胞发生,以老年人居多,该病极具侵袭性,常伴发远处脏器转移。CT 平扫示脾不同程度的增大,肿瘤呈低密度,呈分叶状、圆形或椭圆形,可伴囊变、钙化、出血、纤维化等一种或多种表现。

脾淋巴瘤 lymphoma of the spleen

脾淋巴瘤分脾原发性淋巴瘤和全身性淋巴瘤脾浸润两种。MRI 平扫可仅表现为脾大,也可发现脾内单发或多发混杂信号圆形结节或肿块,边界不清。

脾转移瘤 splenic metastasis

脾转移瘤可为其他脏器恶性肿瘤血行转移而来,也可为邻近脏器恶性肿瘤直接侵犯。CT 表现为低密度肿块,增强扫描肿块显示更清楚。

7.2.5 胃十二指肠

1. 非肿瘤性疾病

胃溃疡 gastric ulcer,GU

发生于胃的胃酸相关性溃疡病变。好发于胃窦小弯处。

十二指肠溃疡 duodenal ulcer

发生于十二指肠部位的局限性黏膜缺损,累及黏膜肌层、黏膜下层的非特异性消化性溃疡。

黏膜线 Hampton line

为龛影口部一条宽 1~2mm 的光滑透明线。

激惹征 irritation

十二指肠溃疡的间接征象,为炎症刺激所引起,表现为钡剂迅速通过球部不易停留。

胃憩室　gastric diverticulum
指胃壁的局限性袋状扩张或囊样突出。

十二指肠憩室　duodenal diverticula
十二指肠肠壁局限性向外呈囊状突出。

胃炎　gastritis
由于各种原因导致的胃黏膜的炎性病变,按起病缓急以及病程长短分为急性、慢性和特殊型胃炎。

十二指肠血肿　duodenal hematoma
一般是指十二指肠黏膜下的血管,由于外伤或其他原因导致黏膜撕裂和损伤后局部黏膜下出血所致。由于黏膜撕裂和损伤后其撕裂部出血被血凝块或周围水肿所堵住而流入黏膜下层引起壁内血肿。

残胃　gastric remnant
因胃、十二指肠溃疡和息肉等良性病变而行胃部分切除术后剩余的胃。

胃息肉　gastric polyp
是指由胃黏膜上皮本身形成的局限性隆起,是良性病变。

胃石　gastric bezoar
摄入胃内的食物、物品或异物,聚集而成的特殊凝固物或质硬肿块,不能被正常消化,又不能通过幽门。

胃穿孔　gastric perforation
病理原因致胃(十二指肠)壁穿通,内容物进入腹腔的病理改变。穿孔的类型主要取决于病变的部位、发展进程与周围组织器官。常因消化液入腹引起化学性腹膜炎。

主动脉肠瘘　aortointestinal fistula
指主动脉由于某些原因和邻近肠道相通。

双泡征　double bubble sign
新生儿或婴儿十二指肠梗阻的特异性表现。十二指肠梗阻时,梗阻近端的十二指肠和胃呈进行性积气、积液并扩张,形成所谓的"双泡征"。

胃扭转　gastric volvulus
胃部分或全部发生旋转,胃大小弯的位置发生改变,导致高位闭袢性肠梗阻。

幽门梗阻　pyloric obstruction
各种原因导致胃内容物通过胃幽门完全或不完全受阻,致使分泌的胃液和摄入的食物不能排入十二指肠的现象。

消化管重复畸形 duplication of digestive tract

在人胚发育过程中,若消化管腔内留有一纵行隔膜,将某一段消化管分为并列两份的现象。可发生在肠管的任何部位,常见于回肠。

食管 - 胃底静脉曲张 esophago-gas-tric fundal varices

各种原因引起的门静脉系统回肝血流发生障碍导致门静脉高压,进而引起作为门静脉属支的食管胃底静脉扩张、迂曲,形成静脉曲张。

2. 肿瘤性疾病

胃癌 gastric carcinoma

起源于胃黏膜上皮的恶性肿瘤。

项圈征 collar sign

为龛影口部宽 0.5~1.0cm 的透明带,形如一个项圈而得名。

皮革袋状胃 leather bottle stomach

中晚期胃癌浸润型多表现为胃腔狭窄,胃壁僵硬,胃壁广泛受累时形成"皮革袋状胃"。

指压征 finger pressure sign

指因黏膜及黏膜下层癌结节浸润使龛影口部有向龛影隆起的不规则的弧形压迹,如手指压迫样,加压后显示清晰。

半月征 meniscus sign

为龛影位于轮廓内,龛影周围环堤及龛影大而浅的综合征象,呈半月形,切线位加压投照时显示清晰。

胃泌素瘤 gastrinoma

起源于非胰岛 B 细胞的肿瘤。具有分泌胃泌素功能,其临床表现为胃液、胃酸分泌过多,高胃泌素血症,多发、非典型部位难治性消化性溃疡和或腹泻等综合征。

胃转移瘤 metastases to the stomach

是指其他部位的原发肿瘤,通过各种途径转移至胃,引起的肿瘤性病变。

牛眼征 bull's eyes

胃的转移瘤 X 线表现为多发圆形宽基底的肿块,其边缘锐利。肿瘤直径 <1cm 者表面多光滑,直径 >2~3cm 者黏膜面常有一深的较规则溃疡,称为"牛眼征"。

胃腺瘤 gastric adenoma

为起源于胃的黏膜上皮组织,呈现为管状和绒毛状结构的良性上皮肿瘤。

十二指肠息肉　duodenal polyp

发生于十二指肠的赘生物或突出于黏膜表面的生长物的通称,息肉组织分为肿瘤性和非肿瘤性。大多为腺瘤性息肉。

胃神经鞘瘤　gastric schwannoma

源于神经鞘细胞的肿瘤。多为良性,好发于外周神经干、脊神经根及脑神经,少数发生于消化道。其他神经鞘瘤见 2.2.1、3.2.2、3.2.3、3.2.6 及 7.2.3 项下。

胃动静脉畸形　gastric arteriovenous malformation

【又称】动静脉血管瘤

由小动脉、小静脉和动静脉间的吻合短路所构成的畸形。可能与先天血管发育异常、后天获得性血管退行性变性及慢性的黏膜缺血有关。

胃肠道脂肪瘤　lipoma of gastrointes-tinal tract

胃肠壁内间质组织生长的具有包膜的成熟脂肪组织。多呈圆形或卵圆形,位于黏膜下,表面光滑。

胃间质瘤　gastric stromal tumor

是起源于幼稚间充质细胞向胃肠壁间质卡哈尔细胞分化的肿瘤。

胃淋巴瘤　gastric lymphoma

是起自黏膜固有层或黏膜下层的淋巴组织的肿瘤。

胃平滑肌肉瘤　gastric leiomyosarcoma

是起源于胃平滑肌、血管平滑肌和黏膜平滑肌的一种低度恶性的间叶组织肿瘤,可以原发,也可以由胃平滑肌瘤恶变而成。

胃脂肪肉瘤　gastric liposarcoma

是一种少见的恶性肿瘤,起源于脂肪母细胞向脂肪细胞分化的间叶细胞。

原发性十二指肠癌　primary carcinoma of the duodenum

是指原发于十二指肠各段的恶性肿瘤,但不包括壶腹部、胆总管下端和胰头部的肿瘤。

十二指肠转移瘤　metastases of the duodenum

胃肠道、泌尿生殖系统、皮肤癌等恶性肿瘤可以通过血行、淋巴或种植转移途径侵犯十二指肠,形成十二指肠转移瘤。

原发性十二指肠淋巴瘤　primary duodenal lymphoma

指发生于十二指肠淋巴组织的恶性肿瘤。

7.2.6　空回肠

1. 先天性疾病

憩室　diverticula
憩室是肠壁局限性的囊袋状突出,发生在小肠上段较多,可以是先天发育的因素。

梅克尔憩室　Meckel diverticulum
梅克尔憩室是先天性脐肠管及或卵黄管的持续存在。表现为回肠系膜对侧缘远侧盲端的囊或外突肠腔。

小肠重复畸形　duplication of small intestine
小肠重复畸形是近小肠系膜类圆形或管状结构的空腔器官,是一种少见的消化道先天性畸形,多位于回肠末端,其次位于十二指肠降部。

肠旋转不良　malrotation of intestine
肠旋转不良是指胎儿在发育过程中,中肠(即十二指肠至横结肠中部,由肠系膜上动脉供给血运的肠段)旋转过程发生障碍所遗留的肠道解剖位置的畸形。

肠闭锁　intestinal atresia
肠闭锁是指胚胎期肠管发育,在管化过程中部分肠道终止发育造成肠腔完全或部分阻塞。完全阻塞为闭锁,部分阻塞则为狭窄。

漩涡征　whirl sign
漩涡征是肠旋转不良伴扭转的特征性表现。中肠扭转表现为小肠肠袢即系膜以肠系膜上动脉根部为轴心盘绕聚集,形成"漩涡征"。其他"漩涡征"见 2.2.3 及 8.2.1 项下。

鸟嘴征　beak sign
鸟嘴征是指未被转入漩涡的近端肠袢充气、积液面扩张,紧邻漩涡缘呈鸟嘴样,称"鸟嘴征"。

2. 小肠炎症及小肠感染

克罗恩病　Crohn disease,CD
克罗恩病是一种慢性节段性肉芽肿性炎症性肠道疾病。可发生于口至肛管任何区域,常见于回肠末端和近端结肠。

阿夫他溃疡　Aphchoid ulcer
阿夫他溃疡是克罗恩病的早期征象,小肠造影表现为直径 1~2mm 的钡点,周边有环状透亮晕,散在分布于黏膜表面。

裂隙样溃疡　fissuring ulcer

裂隙样溃疡是克罗恩病的特征性表现,纵行溃疡呈线状裂隙,如刀切样深入肠壁,长者可达数厘米,位于肠管系膜侧,多与肠纵轴平行,也可与之垂直。

卵石征　cobblestone sign

卵石征是克罗恩病的相对特征性表现,表现为纵横交错的溃疡之间的形状不一、大小不等的卵石样结节,边缘光滑锐利。

线样征　line sign

线样征是指克罗恩病肠道严重狭窄时管腔显示为僵直的细线状影,长度从1cm 到数厘米不等。

梳样征　comb sign

梳样征是指血管弓受肠系膜内沉积的脂肪推挤,与肠壁间距增大,造成直小动脉被拉长,间距增宽,沿肠壁呈梳状排列,称为"梳样征"。

肠结核　intestinal tuberculosis

肠结核是结核分枝杆菌引起的肠道慢性特异性感染,绝大多数继发于肺结核。好发于回肠末段和盲肠。钡餐检查可见回盲部缩短、"跳跃征"、肠壁横行溃疡;CT 检查可见回盲部肠壁增厚、干酪样坏死灶、淋巴结钙化或环形强化。

跳跃征　skip sign

跳跃征是指溃疡型肠结核因炎症及溃疡刺激,病变肠袢激惹现象明显,透视下钡剂排空快,无钡剂或仅有少量钡剂呈线状,而病变肠段的近端和远端肠段充盈良好,如同跳跃一段肠袢,称"跳跃征"。

耶尔森鼠疫杆菌肠道病　Yersinia pestis intestinal disease

耶尔森鼠疫杆菌肠道病是指感染革兰氏阴性杆菌引起的耶尔森菌小肠炎和耶尔森菌假性结核。其影像改变常局限在回肠远端 20cm 以内,黏膜皱襞扭曲,数量增加,典型者小而厚,淋巴样增生呈散在结节状充盈缺损。一些患者回肠末端可能出现肠壁增厚。

放线菌病　actinomycosis

腹部放线菌病是一种罕见情况下由以色列放线菌所致的疾病。阑尾是腹腔最常受影响的部位,并且临床表现通常提示阑尾脓肿。钡餐检查和 CT 可以显示回盲部肿块。

肠系膜淋巴结炎　mesenteric adenitis

肠系膜淋巴结炎是回肠肠系膜淋巴结的良性炎症,经常伴有末端回肠炎。

肠道寄生虫感染 intestinal parasites and infestation

肠道寄生虫感染主要包括肠道蛔虫感染及肠道原虫感染。

肠系膜脂膜炎 mesentericpanniculitis

肠系膜脂膜炎是一种以慢性炎性细胞浸润、脂肪坏死和纤维组织增生形成"假肿瘤结节"为特征的疾病。

硬化性肠系膜炎 sclerosing mesenteritis

硬化性肠系膜炎是少见的累及肠系膜脂肪组织的慢性非特异性炎症,可能与自身免疫反应有关。病理上分为三个阶段:脂肪营养不良、肠系膜脂膜炎、缩窄性/硬化性肠系膜炎。

肠道机会性感染 opportunistic intestinal infections

肠道机会性感染是指免疫功能不全宿主有症状的胃肠道感染,通常在免疫功能正常的个体中不会致病或仅导致轻微疾病。

惠普尔病 Whipple disease

【又称】肠源性脂肪代谢障碍

惠普尔病是一种罕见的慢性细菌感染的全身性疾病,主要引起慢性腹泻和吸收不良。已明确由 Whipple 杆菌感染所致,抗生素治疗有效。小肠黏膜皱襞增厚较具特征性。

蛔虫病 ascariasis

蛔虫病是指肠道感染蛔虫。钡餐检查可见线状充盈缺损。

巨细胞病毒感染 cytomegalovirus infection

巨细胞病毒感染是指巨细胞病毒感染免疫抑制患者的胃肠道。钡剂检查可见增厚的皱襞和深在的溃疡。

乳糜泻 sprue-celiac disease

【又称】特发性脂肪泻,麦胶性肠病

乳糜泻是指对麦胶(麸质)蛋白不耐受引起的以小肠黏膜病变为特征的一种原发性吸收不良综合征。

肥大细胞增多症 mastocytosis

肥大细胞增多症是一种罕见病,以骨髓、肝、脾、淋巴结、胃肠道和皮肤内肥大细胞异常增多为特征。约 16% 的病例累及胃肠道,表现为消化道溃疡和吸收不良、肠壁增厚、内容物通过迅速、黏膜结节及小肠积液扩张。

3. 肿瘤性疾病

腺瘤　adenomas

小肠腺瘤又称腺瘤性息肉,是起源于小肠黏膜上皮的良性肿瘤。

胃肠道间质瘤　gastrointestinal tract stromal tumors,GIST

胃肠道间质瘤是来源于胃肠道原始间叶组织的非定向分化的肿瘤。

小肠脂肪瘤　lipoma of small intestinal

小肠脂肪瘤是起源于小肠黏膜下脂肪组织的良性肿瘤。好发于回肠末端,肿瘤有明显界限,为带包膜的脂肪组织肿块,自黏膜下膨胀性生长而压迫肠腔,也可向浆膜层生长而凸向肠壁外。

平滑肌瘤　leiomyoma

小肠平滑肌瘤是起源于小肠壁平滑肌细胞的良性肿瘤。

小肠血管瘤　angioma of small intestinal

小肠血管瘤绝大多数位于空回肠,通常来自黏膜下血管丛,可单发或多发,可局限或弥漫性分布。

腺癌　adenocarcinoma

小肠腺癌是一种原发于小肠黏膜上皮的恶性肿瘤。

小肠淋巴瘤　small intestinal lymphoma

小肠淋巴瘤是起源于小肠黏膜下层淋巴组织的恶性肿瘤。

类癌　carcinoid

【又称】嗜银细胞瘤　argentaffinoma

类癌是一组起源于胃肠道或其他器官的内分泌细胞的低度恶性肿瘤。小肠类癌多为单发,主要见于阑尾、末端回肠和直肠。

转移瘤　metastases

转移瘤是其他部位的原发性肿瘤转移至小肠所致的恶性肿瘤。小肠转移瘤可来自血行、腹腔种植和直接侵犯。

普 - 杰综合征　Peutz-Jeghers syndrome

【又称】色素沉着息肉综合征

普 - 杰综合征是由皮肤黏膜黑斑合并消化道息肉,是一种少见的常染色体显性遗传病。

神经内分泌肿瘤　neuroendocrine tumor

小肠神经内分泌肿瘤是起源于小肠壁腺泡神经内分泌细胞的原发性恶性肿

瘤,属于胃肠胰神经内分泌肿瘤中的一种。

4. 血管性疾病

缺血性肠病　ischemic enteropathy

缺血性肠病是指因肠壁缺血、乏氧而引起的疾病。缺血性肠病的影像表现依其病因、缺血程度、分布范围及是否合并黏膜下或壁内出血、细菌感染、肠穿孔等不同而表现各异,多数为非特异性表现。

肠血管性(血管神经性)水肿　intestinal(angioneurotic)angioedema

肠血管性(血管神经性)水肿是指由于血管通透性增加和血管内液体的外渗而致的非炎症性肠壁一过性水肿。

缺血性小肠炎　ischemic enteritis

缺血性小肠炎是指肠系膜动脉或静脉狭窄或闭塞导致小肠营养和氧气供应不足。

非闭塞性肠系膜血管缺血　non-occlusive mesenteric ischemia

非闭塞性肠系膜血管缺血是一种由肠系膜上动脉痉挛所引起的急性肠缺血。

缆绳征　spring sign

缆绳征是指肠系膜血管充血水肿,表现为扇形缆绳状增粗,边缘毛糙。对诊断肠系膜血管梗死具有特征性。

肠壁积气　pneumatosis intestinalis

肠壁积气是指肠壁浆膜或黏膜下积气,可发生于肠道的任何部位,特别是小肠和结肠。

血栓性静脉炎　thrombophlebitis

血栓性静脉炎是指各种原因导致血管壁的损伤或静脉曲张引起的静脉内血液瘀滞,进而静脉内形成血栓,发生静脉对血栓的炎性反应。

5. 其他疾病

白塞综合征　Behcet syndrome

白塞病是一种与免疫有关的系统性疾病,以口腔阿夫他溃疡,外阴部溃疡和虹膜炎为特征,也可侵及关节、皮肤、血管系统、消化系统和中枢神经系统等。肠型白塞病表现为回盲部肠管形成大的阿夫他样椭圆形或不规则形溃疡。

嗜酸性胃肠炎　eosinophilic gastroenteritis

嗜酸性胃肠炎是一种良性、慢性反复发作的过程,以胃肠壁大量嗜酸粒细胞浸润为特征,影像表现缺乏特异性,诊断必须密切结合临床化验检查和病史。

放射性小肠炎　radiation intestinitis

放射性小肠炎是指放疗或过度腹部辐射导致的小肠黏膜及肠壁损伤。是腹腔或盆腔内的恶性肿瘤经局部放疗后所产生的并发症。

腹茧症　abdominal cocoon sign

腹茧症是一种罕见的腹部疾病,其特点是全部或部分小肠为一层致密、灰白色、质韧的纤维膜所包裹,其中小肠粘连迂曲,造成肠梗阻。

肠道气囊肿症　pneumatosis cystoides intestinalis

肠道气囊肿症是一种罕见的良性疾病,可分原发性和继发性两种,以后者多见。多与胃肠道疾病共存,如食道狭窄、出血梗阻、肠炎、机械性小肠梗阻、胆石性肠梗阻等,少数继发于胸部疾病,个别见于结缔组织病及肠损伤。表现为肠壁内单发、多发或环绕肠壁的气体影,囊肿壁菲薄甚至显示不清。

吸收不良综合征　malabsorption syndrome

吸收不良综合征是指各种原因引起的小肠消化吸收功能障碍,引起营养物质缺乏的临床综合征。

脂肪泻　steatorrhea

吸收不良一般包括对多种物质的吸收障碍,而以脂肪吸收不良最突出,故又称脂肪泻。

肠硬皮病　intestinal scleroderma

肠硬皮病是未知病因的小血管和结缔组织的多系统紊乱。小肠硬皮病影像表现为小肠显著扩张无张力,皱襞薄而拥挤,钡剂排空延迟。

小肠非甾体抗感染药性狭窄　small bowel NSAID stricture

小肠非甾体抗感染药性狭窄是指继发于使用 NSAID 所引起的小肠局灶性狭窄。

肠淋巴管扩张症　intestinal lymphangiectasia

肠淋巴管扩张症是一种罕见疾病,其特征是由于淋巴液流入肠道而导致的低蛋白血症、外周性水肿和淋巴细胞减少症,是蛋白质丢失性肠病的重要原因。

肠套叠　intussusception

肠套叠是指一段肠管套入邻近的肠管内,并导致肠内容物通过障碍,是常见的急腹症,也是引起肠梗阻的重要原因之一。CT 表现为一肠系膜脂肪环绕的靶样分层肿块。

小肠梗阻　small bowel obstruction

小肠梗阻是指小肠梗阻或堵塞。由肠腔内或外造成的梗阻或闭塞 ≥ 1 段小肠节段。

胆石性肠梗阻　gallstone ileus

胆石性肠梗阻是指由一个或多个在肠道内的胆结石的嵌顿引起的机械性肠梗阻。

肠瘘和窦道　enteric fistulas and sinus tracts

肠瘘即肠道与其他上皮覆盖器官的异常连接管道。窦道即起源于肠管的盲管。

错构瘤性息肉综合征　hamartomatous polyposis syndrome

错构瘤性息肉综合征是以胃肠道息肉和其他相关病变为特征的遗传性和非遗传性息肉病综合征。

小肠扭转　small bowel volvulus

小肠扭转是指游离肠管的一段或全部沿其系膜为轴线旋转超过180°,使扭转肠袢的两端及系膜血管均受压,肠管发生完全的或部分的闭塞和血运障碍,从而形成闭袢性肠梗阻。

粪便征　feces sign

粪便征是指在邻近梗阻位置的扩张小肠内出现混有气泡的粪便样物质,是由于淤积和水吸收造成的。小肠粪便征是一个有用的 CT 征象,可以帮助确定梗阻移行带。

肠系膜条索征　mesenteric cord sign

肠系膜静脉阻塞所致之肠系膜水肿可造成肠系膜密度增高,肠系膜静脉阻塞所致之静脉回流障碍继而引起肠系膜静脉淤血增粗,可以在水肿肠系膜中构成密度更高的条索状阴影,即所谓肠系膜条索征。

晕轮征　halo sign

晕轮征是指增强扫描时肠管的横断面上增厚肠壁呈二环状阴影时构成的晕轮征或晕环征。其内环密度与平扫时相仿,外环密度高于平扫时固有肌层的密度。

空回肠转位征　transposition of jejuna and ileal

空回肠转位征是指当小肠扭转程度为180°的奇数倍时,扩张的空肠出现于右腹,回肠出现于左腹,显示空回肠转位征。

咖啡豆征　coffee bean sign

咖啡豆征是指绞窄性肠梗阻时,近端肠管内大量气体及液体进入闭袢肠曲,使闭袢肠曲不断扩大,闭袢肠曲的内壁因水肿而增厚且相互靠拢,并紧贴在一起形成有一条分隔带的透亮影,形如咖啡豆。

假肿瘤征　pseudotumor sign

假肿瘤征是完全性绞窄性肠梗阻的典型征象。梗阻的肠袢充满液体,在周围充气的肠曲衬托下形成类圆形软组织肿块影,并非真正的肿瘤。

7.2.7　结直肠

1. 炎症性肠病

溃疡性结肠炎　ulcerative colitis,UC

炎性肠病的一种类型,主要累及肠黏膜和黏膜下层,多自直肠开始,由远段结肠向近段发展,可累及全结肠及末段回肠,病变多呈连续性分布。影像表现为黏膜粗乱或有细颗粒改变,多发性浅溃疡,结肠袋消失,肠壁变硬,呈铅管状。

绳样征　sting sign

溃疡性结肠炎急性期炎症引起动力异常,表现为痉挛和激惹现象,严重时一段肠袢可细如绳,故名"绳样征"。

跳跃征　jump sign

溃疡性结肠炎,造影检查时,钡剂不能在病变处停留或仅存留少量钡剂,呈细线状,而其近侧和远侧的肠管充盈正常,称为"跳跃征"。

靶征　target sign

慢性溃疡性结肠炎患者主要的 CT 表现为肠壁增厚和管腔狭窄。由于黏膜肌层的增生造成黏膜肌层增厚而黏膜下层脂肪沉积、急性期的水肿导致黏膜下层的增厚,从而造成管腔的狭窄表现,称为"靶征"或者"晕征"。

双边征　bilateral sign

溃疡性结肠炎,小溃疡融合成较大溃疡时,肠壁呈不规则锯齿状,出现按扣状("T"字形)溃疡,溃疡向黏膜下层进展时,造影检查可见与肠壁平行的线状钡斑,称为"双边征"。

结肠克罗恩病　Crohn disease of the colon

克罗恩病是一种病因未明的肉芽肿性炎症病变,可侵及食管胃肠的任何部分,发生于结肠者,又称节段性结肠炎,肉芽肿性结肠炎,呈节段性非对称分布,可见纵行溃疡、鹅卵石征、假息肉,多发狭窄或肠壁僵硬、瘘管形成。

梳样征　comb sign

见 7.2.6 项下。

黏膜卵石征　mucosal pebble sign

克罗恩病由于纵行溃疡和周围的小溃疡互相交错,其间的炎性黏膜也因水肿、细胞浸润、淋巴管扩张及黏膜肌层短缩等而产生大小不等的隆起,如同卵石铺路样改变,为本病特征性变化之一。

假憩室征　false diverticulum sign

克罗恩病常使一侧肠壁病损较明显,产生偏心性病变。受累的一侧肠壁有溃疡、痉挛收缩以及不规则的小结节样隆起,而其对侧基本正常,可扩张折叠成憩室样凸出,即所谓"假憩室征"。

结肠结核　colon tuberculosis

结核分枝杆菌侵及结肠引起的结核病变。病变段肠管呈激惹征象,病变上下肠管可见跳跃征象。

倒伞征　inverted umbrella sign

增殖型肠结核,回盲瓣受累肥厚增大,使盲肠内侧壁出现三角形凹陷变形,三角形之底为回盲瓣,尖部为痉挛之末段回肠,如倒置的雨伞。

一字征　one word sign

增殖型肠结核,结肠系膜受累引发纤维收缩后,盲肠及末端回肠即被牵拉而上移呈现为小盲肠,并使末端回肠、回盲部和升结肠肠管排成一直线,称为"一字征"。

结肠血吸虫病　schistosomiasis of the colon

血吸虫结肠病变是由于血吸虫寄生于结肠内引起的一系列变化。主要表现为沿肠管、肠腔黏膜下肌肉走行的钙化,肠管黏膜增厚,肠腔狭窄。

阿米巴结肠炎　amoebic colitis

阿米巴结肠炎由溶组织阿米巴原虫寄生于人体结肠内引起,此病在我国现已罕见。可见"领口样"溃疡、锥形结肠、阿米巴瘤等表现。

缺血性结肠炎　ischemic colitis

是由某一段结肠因血液循环障碍导致缺血而出现的病变,为胃肠道血管性病变中常见的疾病。

门静脉积气征　syndrome of pneumatosis of portal vein

门静脉系统管腔内见到气体影称为门静脉积气征;肠系膜血管增粗呈"缆绳"状,其边缘毛糙,分布呈扇形改变,称为"缆绳征"(见 7.2.6 项下)。都是肠缺血的影像表现。

指压迹征　thumb-print sign

结肠炎病变进展时,钡剂灌肠可见受累肠管因黏膜水肿、黏膜下出血而局部增厚,使肠管边缘出现小圆形充盈缺损,称"指压迹征"。

放射线结肠炎　radiation colitis

是由较大剂量的放射线照射所致,结肠病变主要见于腹部或盆腔内恶性肿瘤的放疗患者。钡剂检查常显示黏膜水肿、肠袢扩张和张力减退。

性病性淋巴肉芽肿病　lymphogranuloma venereum,LGV

是一种性传播性疾病,由衣原体属病毒引起的一种性病性淋巴结及直肠、乙状结肠病变。

过敏性结肠炎　allergic colitis

过敏性结肠炎是结肠的一种功能性异常,并非炎症引起的疾患,表现为两种状态,一是运动失调,一是分泌异常,这都与自主神经系统的功能异常有关,也可能是一种变态反应。钡剂检查表现为肠管痉挛收缩,肌张力增强,并有局部肠壁的频繁激惹。

线样征　string sign

过敏性结肠炎钡剂造影时,可有排空加速或延迟的表现,若结肠内积液较多时,钡剂呈“线样征”,钡剂排出后黏膜皱襞紧缩,结肠袋浅,因黏液较多而使黏膜涂布不能,呈现黏膜不清的表现,也可出现“线样征”。

放线菌病　actinomycosis

大肠放线菌病病理上主要表现为慢性化脓性肉芽肿的改变,在脓肿中可见放线菌颗粒,最常侵犯盲肠和阑尾,局部形成肿块。

感染性结肠炎　infectious colitis

急慢性感染性疾病累及结肠导致的感染性炎症,或因微生物感染导致的结肠特异性炎症性疾病。

假膜性肠炎　pseudomembranous colitis,PMC

由难辨梭状芽孢杆菌引起的急性感染性肠炎,易发生在大手术和应用广谱抗生素后。X 线平片可以显示广泛的肠梗阻和结肠袋的结节状增厚。

手风琴征　accordion sign

假膜性肠炎 CT、超声和 MRI 可显示肠壁明显增厚、黏膜显著强化和黏膜下水肿导致的广泛密度减低。上述表现产生一个非常突出的靶征象,常被描述为“手风琴征”。

肠脂垂炎　epipolic appendagitis

是指肠脂垂扭转伴有血供障碍或自发的静脉血栓引起的缺血所致。多数 CT 表现为直径 <5cm 的卵圆形脂肪病变,邻近结肠前壁,周围围绕感染性病变。

急性暴发性结肠炎　acute fulminant colitis

见于各种结肠炎,包括克罗恩病,表现为透壁性炎症,溃疡侵及深肌层引起神经肌肉变性,可能导致中毒性扩张和穿孔,这种爆发性并发症最常见于溃疡性结肠炎。

中毒性巨结肠 toxic megacolon

是炎性肠病和感染性结肠炎的一个潜在而致命的并发症,以全结肠或节段性结肠非梗阻性扩张(直径 6cm)合并全身中毒症状为特征。

急性阑尾炎 acute appendicitis

阑尾炎多由阑尾内粪石、寄生虫、虫卵或异物等引起,梗阻导致阑尾内容物排泄困难,引起细菌繁殖感染。

弹簧征 hidebound sign

急性阑尾炎的 X 线造影表现为阑尾不显影或显影不全,管腔狭窄、管壁僵硬。盲肠受炎症波及,后、内壁变平,局部可有阑尾结石引起的充盈缺损表现,有时盲肠黏膜呈同心圆状排列,称"弹簧征"。

反"3"字征 anti "3" sign

阑尾急性炎症时,炎性肿胀的阑尾系膜还可波及盲肠顶端和末端回肠的局部肠壁,引起水肿增厚,当肠内充钡后可在盲肠内侧或末端回肠外侧造成局限性外压性缺损,称"凹陷征"。典型者在凹陷中央尚显示一短段僵直的充钡阑尾腔,使凹陷征呈现为反"3"字。

慢性阑尾炎 chronic appendicitis

慢性阑尾炎可由急性阑尾炎转化而来,或因阑尾腔内粪石,异物或寄生虫等导致管腔梗阻和刺激而引起。

阑尾周围脓肿 periappendiceal abscess

阑尾周围脓肿为阑尾炎穿孔后所形成,脓肿在阑尾附近与盲肠及末端回肠相邻,脓肿常位于右髂窝或盆腔内。

肛周脓肿 perianal abscess

是直肠肛管周围软组织内或其周围间隙发生的化脓性感染形成的脓肿。

2. 肿瘤及肿瘤样疾病

结、直肠癌 colorectal carcinoma

是消化道常见的恶性肿瘤,其发病率在我国仅次于胃癌和食管癌居第三位。表现为壁间、腔内、外生软组织肿块,密度均匀,增强呈均匀强化。

苹果核征 apple core sign

溃疡型结肠癌,狭窄段的两端是溃疡的环堤,中央的管腔狭窄段为癌性溃疡形成的癌性管道,结肠气钡双重对比造影能更清楚地显示腔内不规则软组织肿块影,像苹果核。

结直肠转移瘤　secondary tumor of the colon
结肠恶性肿瘤大多数为原发的,仅少数是由其他部位的肿瘤直接侵犯或转移所致。

结肠淋巴瘤　lymphomas of the colon
是发生仅次于结肠癌的恶性肿瘤,为结肠非上皮性恶性肿瘤中最常见者,好发于回盲部,其次是直肠,以淋巴肉瘤及网状细胞瘤肉瘤较多见。

肠病型 T 细胞淋巴瘤　enteropathy-type T-cell lymphoma,ETCL
是一种少见的,发生在消化道的淋巴结外的 T 细胞淋巴瘤。

结肠类癌　carcinoid of colon
结肠类癌属少见病,多发于直肠、盲肠及右侧结肠。

肛管直肠恶性黑色素瘤　anorectal malignant melanoma
胃肠道的原发性恶性黑色素瘤只发生于食管和直肠肛管,而位于胃肠道其他部位的黑色素瘤都是继发的,通过癌栓转移而来,直肠黑色素瘤常组成多个息肉状物,部分位于黏膜下,表面黏膜可完整,偶也可见带蒂状和形成溃疡。

结肠息肉　colonic polyps / 息肉综合征　polyposis syndrome
结肠息肉是指隆起于结肠黏膜上皮表面的局限性病变,它可以是广基的、短蒂的或长蒂的,若结肠内有为数甚多的息肉存在,即称息肉综合征。

墨西哥帽征　Mexican hat sign
肠息肉造影,狭基的息肉其颈部形成的环影较小,位在中央,头部形成的环影较宽且锐利,形成“墨西哥帽征”。

腔壁凹陷征　cavity wall depression sign
恶性息肉能在 CT 上显示于切线位可以见到息肉基底部的肠壁常是向腔面凹入,称为“腔壁凹陷征”。被认为是由于肿瘤内纤维增生所致。

家族性结肠息肉综合征　familial adenomatous polyposis,FAP
本病为遗传性结肠息肉病中最常见的一种,属于常染色体显性遗传性疾病,本病的特点为结肠黏膜面息肉呈弥漫性密集分布,息肉通常主要由管状腺瘤和管状绒毛状腺瘤组成,有时也可见绒毛状腺瘤。

加德纳综合征　Gardner syndrome
该病为染色体显性遗传疾患,与家族性息肉综合征不同的是,除了结肠癌多发管状腺瘤性息肉外还伴有结肠外病变,如骨瘤、表皮样囊肿,牙齿异常、纤维母细胞活动性病变,以上诸伴发疾病中以软组织肿瘤及骨瘤较为常见。

黑斑息肉综合征 Peutz-Jeghers syndrome

【又称】皮肤及黏膜黑色素斑 - 胃肠道息肉病综合征

特点为口唇周围颊黏膜、手掌、脚趾及足底黑色素沉着伴全身胃肠道分布的多发性息肉病综合征。是常染色体显性遗传疾病。

特科特综合征 Turcot syndrome

本综合征特点为结肠有腺瘤性息肉病，并伴发有脑部恶性肿瘤，常为幕上胶质母细胞瘤，本病为常染色体隐性遗传性疾患。

结直肠幼年性息肉病 colorectal juvenile polyposis

本症多发于儿童期，成人者极少见，息肉不是腺瘤性息肉也不是错构瘤性息肉，多系留滞性或炎性息肉。

多发性错构瘤性综合征 multiple hamartoma syndrome

是常染色体显性遗传性疾病，其主要特征为胃肠道错构瘤性息肉病，伴皮肤黏膜病变，各种甲状腺异常、乳腺癌等，伴发的肿瘤，可来源于外胚层、中胚层和内胚层。

多发性消化道息肉综合征 Cronkhite-Canada syndrome

本综合征多发在中老年患者，X 线造影检查可发现胃及结肠内有多发的息肉，半数患者的小肠内也有息肉，同时有黏膜增厚及分泌亢进现象，极个别患者的食管内也发现息肉。

结肠脂肪瘤 lipoma of the colon

消化道脂肪瘤较少，多见于结肠，右半结肠最多见。

挤压征 squeeze sign

肠脂肪肿瘤 X 线造影检查中，黏膜相上病变处肠管仍扩张，周围黏膜皱襞受压变平，因较大的肿瘤常致周围黏膜皱襞受挤压而变平。

彗星尾征 comet tail sign

脂肪瘤伴肠套叠中，套入口处肠系膜血管牵拉聚拢的现象。

肾形征 renal sign

脂肪瘤伴肠套叠中，套鞘部游离于套叠入口处的肠管及肠系膜。

直肠血管瘤 rectal hemangioma

直肠血管瘤，以海绵状血管瘤最常见，第二位是毛细血管瘤，海绵状血管瘤大多发生在直肠和乙状结肠，位于黏膜下层，呈黏膜下息肉样或弥漫的浸润性病变，无包膜，常伴有溃疡和出血。毛细血管瘤常为单个边界清楚，锐利的黏膜下肿块。

阑尾类癌　carcinoid of the appendix

阑尾肿瘤罕见,其中 90% 为类癌,约占整个胃肠道类癌的 47%。

肛门癌　anal cancer / **肛周癌**　anal margin cancer

是起源于肛管及肛周的上皮恶性肿瘤。

3. 其他病变

肠易激综合征　irritable bowel syndrome

一种以腹痛或腹部不适伴排便习惯改变为特征的功能性肠病。

结肠假性梗阻　pseudo-obstruction of the colon

结肠假性梗阻为具有结肠梗阻征象,但肠管无器质性梗阻病变的临床综合征,此种功能性异常常为多节段改变,也可涉及小肠。

结肠憩室　colonic diverticulosis / **憩室炎**　colonic diverticulitis

结肠憩室是由结肠黏膜通过肠壁薄弱部位向外疝出而形成的憩室性疾病。憩室炎是指憩室邻近肠壁及其周围组织的炎症,10%~20% 的结肠憩室患者可发生憩室炎。

箭头征　arrow sign

憩室炎 CT 检查,在憩室开口部显示的,由肠腔内对比剂勾出的箭头样轮廓。

大肠子宫内膜异位症　large intestinal endometriosis

子宫内膜异位症是指有功能的子宫内膜异位于子宫体腔以外的部位而引起的病症,当子宫内膜异位到大肠时,称为大肠子宫内膜异位症。

结肠气囊肿症　pneumatosis coli

结肠气囊肿症是一种少见疾病,特点是在结肠的黏膜下或浆膜下有多发的含气囊肿出现,此症常合并幽门梗阻和慢性肺气肿等疾病。

结肠血管扩张症　vascular ectasia of the colon

结肠血管扩张症,为血管性病变,也称作结肠血管异常增生或血管发育不良症,常引起消化道反复出血。

肠扭转不良　intestinal malrotation / **肠扭转**　volvulus / **乙状结肠扭转** volvulus of the sigmoid colon

结肠扭转是指结肠以其系膜为中轴发生旋转,导致肠管部分或完全梗阻。结肠扭转以乙状结肠最常见,主要的原因是乙状结肠肠袢及系膜过长而肠袢近端和远端间的距离又相对接近,因而容易引起扭转,有时因炎症粘连,使肠袢缩短,肠袢相互过分靠近,或伴发肿瘤等也可引起扭转。

鸟嘴征 beak sign

乙状结肠扭转,输入段表现为由粗变细,输出段表现为由细变粗,呈鸟嘴征。

倒"U"字征 inverted "U" word sign

乙状结肠扭转,可见乙状结肠明显扩大,扩大的乙状结肠呈马蹄状,马蹄的两肢并排向下达盆腔,称倒"U"字征。

弹簧样改变 spring-like change

肠套叠中,口服造影剂后,套鞘内和中心管内均有造影剂充填,其黏膜皱襞显影呈"弹簧"样改变。

先天性巨结肠 Hirschsprung disease,HD

是一种先天性肠道发育畸形,又称肠管无神经节细胞症,是小儿外科最常见的消化道畸形。病变段肠管持续痉挛、管腔狭窄,狭窄上方管腔因粪便积聚变得肥厚、粗大。

孤立性直肠溃疡综合征 solitary rectal ulcer syndrome,SRU

本病是一个好发于年轻人的直肠良性出血性疾病,其特征为直肠前壁出现不易愈合的溃疡。

阑尾黏液囊肿 appendiceal mucocele

阑尾黏液囊肿是由阑尾炎症、粪石、异物或肿瘤等原因而致肠腔闭塞,闭塞远端黏液潴留,管腔渐膨大而形成的囊性病变。

阑尾结石 appendiceal lithiasis

阑尾内出现高密度影称为阑尾结石。

阑尾憩室 diverticulum of the appendix

阑尾憩室很少见,一般位于肠系膜的一侧,X线表现为突出于阑尾腔外的一囊状阴影。

痔 hemorrhoid

是肛垫病理性肥大,下移及肛周皮下血管丛血流淤滞形成的团块。

肛裂 anal fissure

肛裂是齿状线下肛管皮肤层裂伤后形成的溃疡。

肛瘘 fistula

通常认为肛瘘继发于原因不明的肛门腺感染,脓肿的引流会产生一个通道,该通道经过部分括约肌直至肛门周围皮肤,脓腔液经皮肤引流后便形成了瘘管,其内口位于肛管,外达肛周皮肤表面。

消化道重复畸形　duplication of digestive tract

是指附于消化道系膜侧,具有与消化道结构相同的球状或管状空腔物的一种先天性发育畸形,分为管状型和囊肿型。结肠重复畸形,若畸形肠管两端均与正常肠管相通无明显症状,盲闭的重复畸形多呈长条形肿块。

7.2.8　腹腔间隙

1. 感染性疾病

腹腔脓肿　intra-abdominal abscess

腹腔脓肿是指位于膈膜与骨盆之间的腹腔的脓肿,为腹腔内某一间隙或部位因组织坏死液化,被肠曲、内脏、腹壁、网膜或肠系膜等包裹,形成局限性脓液积聚。包括膈下脓肿、盆腔脓肿和肠间脓肿。引起继发性腹膜炎的各种疾病、腹部手术和外伤后均可引起本病。

腹膜炎　peritonitis

由于感染、自身免疫或化学过程引起的衬于腹腔的腹膜炎症。按发病机制可分为原发性腹膜炎和继发性腹膜炎。原发性腹膜炎是由于通过血源性或淋巴性播散的腹膜腔感染引起,没有腹内原因。继发性腹膜炎起于腹腔本身,由腹内器官破裂或脓肿引起。

梳征　comb sign

腹部增强 CT 中,多发管状、迂曲的血管影,在小肠的系膜侧呈梳齿状排列。受累节段的小肠肠壁增厚、分层。主要见于克罗恩病。

不成比例脂肪绞缠征　disproportionate fat entanglement sign

指增厚肠壁和周围脂肪在数量方面不成比例的严重失衡。在少数急性胃肠道疾病中,以肠壁相邻的肠系膜为中心而不是以肠壁为中心,因此肠壁周围脂肪增厚明显高于肠壁厚度。常见于憩室炎、肠脂垂炎、网膜梗死和阑尾炎。

脂肪晕征　fat halo sign

腹部 CT 中,小肠或结肠壁呈分层改变,内、外层环形强化之间为脂肪密度影。脂肪晕征常见于克罗恩病或溃疡性结肠炎的慢性期,但也可见于慢性放射性肠炎。值得注意的是,回肠末端及结肠肠壁内可出现生理性环形脂肪密度影。

肠系膜混浊征　mesenteric opacity sign

是指由于炎性细胞、液体(水肿、淋巴或血液)、肿瘤或纤维化浸润导致肠系膜脂肪密度增高的 CT 表现。肠系膜混浊征可分为弥漫性和局限性,以弥漫性多见,常见于炎症性肠病、肠系膜及肠创伤、肝硬化失代偿期的患者;局限性肠系膜混浊征较少见,被认为是肠系膜脂膜炎的一个重要的 CT 征象。

三明治征　sandwich sign

腹部CT中，肠系膜根部广泛肿大的淋巴结包绕肠系膜血管和小肠肠管，呈三明治样改变。

高密度环征　high density ring sign

指在压痛部位结肠旁可见与结肠壁相连的肿块，近似于乳腺密度，中心密度较低，边缘密度较高，邻近脂肪间隙模糊，局部腹膜增厚，为炎症导致增厚的脏层腹膜。

2. 肿瘤性病变

腹茧征　abdominal cocoon sign

全部或部分小肠被一层致密、质韧的灰白色硬厚纤维所包裹，形似蚕茧，故称为腹茧症，又称为特发性硬化性腹膜炎、小肠禁锢症、小肠纤维膜包裹症等。多见于青春期女性。

网膜饼征　omental cake sign

在影像学中，大网膜异常增厚，呈饼样改变，为网膜脂肪被软组织密度的物质浸润，多见于胃、卵巢或结肠肿瘤转移浸润至大网膜时，也可能由结核性腹膜炎及淋巴瘤引起。

蜂窝征　honeycomb sign

见4.2.3项下。该征象可见于多种疾病，例如腹腔内残留纱布引起渗出或液化坏死，并纤维包裹形成的异物性脓肿（纱布瘤）。其影像特点为：圆形或卵圆形肿块，较大，有完整包膜，多数为薄壁，边界较完整，增强后薄膜可持续强化。

内脏依靠征　visceral dependence sign

右侧横膈破裂时，肝脏上1/3往往与右后肋相贴近。左侧横膈破裂时，肠甚至脾、肾可并入胸腔，胃、肠等往往与左后肋相贴，称为"内脏依靠征"。

车轮辐条征　spoke wheel appearance

当小肠扭转时，肠系膜根部相应发生扭转，肠系膜短变紧并沿着旋转轴呈漏斗形。这使得与肠系膜相连的肠管呈同心圆围绕在肠系膜血管周围，扭曲增厚的肠系膜血管占据中心，肠管扩张，肠腔内充满液体。分布在肠系膜上的血管由肠壁向扭转的肠系膜根部放射状排列，形成软组织密度的皱襞，形似车轮的辐条与中心的车轴相连。

彗星尾征　comet tail sign

钙化的静脉结石连接着未钙化的静脉，如彗星尾样，为盆腔内静脉石的典型表现。

主动脉淹没征 aortic submersion sign

当腹主动脉和下腔静脉后方淋巴结肿大为主时,将腹主动脉和下腔静脉向前推移,致其显示不清,呈"主动脉淹没征"。

3. 其他病变

腹腔积液 ascitic fluid

任何病理状态下导致腹腔积液量增加,超过 200ml 时称为腹腔积液。

腹腔室隔综合征 abdominal compartment syndrome

指腹内压病理性增高(>20mmHg),常伴终末器官功能障碍,被称作腹腔间隔室综合征。

肠胃穿孔 gastrointestinal perforation

【又称】**肠道破裂** ruptured bowel

部分消化道管壁破洞,其症状包含严重的腹痛与触压痛。胃与小肠前段的穿孔,在疼痛发作时通常是典型的瞬间疼痛,若是大肠的穿孔疼痛则为渐进式。

橄榄球征 football sign

在仰卧位的腹部平片上,腹腔内大量游离气体表现为椭圆形,类似于橄榄球状的透亮区。肝脏和脾脏的外侧缘轮廓在大量气体的衬托下,显示非常清晰。橄榄球征常见于婴儿的自发性或医源性胃肠道穿孔。

镰状韧带征 falciform ligament sign

腹部平片或 CT 上,在腹腔内游离气体的衬托下,镰状韧带显示为肝脏侧面纵行线样致密影。当腹腔内出现较多游离气体时,韧带显示为清晰的条索样致密影,该表现是腹腔内游离气体的可靠征象。

圆韧带征 ligamentum teres fissue sign

腹部平片或 CT 上,在腹腔内游离气体的衬托下,圆韧带显示为肝脏侧面纵行线样致密影,该表现是腹腔内游离气体的可靠征象。

双壁征 rigler sign

肠壁的内外侧结构在气体衬托下均可显示,常提示腹腔内有中等量或以上的游离气体。

三角征 triangular sign

腹部 CT 或平片上,少量腹腔内游离气体表现为肠管或与腹膜间的三角形的透亮区。

领口征 collar sign

消化道造影或腹部 CT 中,胃底向上疝入膈上,疝囊颈部位于膈肌缺损处,呈领口样缩窄改变。见于外伤性膈肌破裂患者,当胃底通过较小的膈肌缺损处疝入膈上时,即呈现为领口样改变。

气腹征　pneumoperitoneum sign

为腹腔内积存气体或空气,通常继发于内脏器官(例如肺和胃肠道)穿孔或外科手术后。随着气体量的多少和投照体位的不同,其表现各异,可呈气泡状、线条状、新月状透亮影。

肝缘投影征　projection sign of liver margin

胃穿孔时少许气体窜至肝肾隐窝,衬出肝下缘轮廓,在其下方出现新月状透亮影。

8　泌尿生殖系统与腹膜后间隙

8.1　影像解剖及基本病变用语

8.1.1　泌尿生殖系统

肾实质　renal parenchyma

分皮质和髓质,皮质由肾小体和肾小管组成;髓质由肾锥体组成,血流灌注丰富。

肾窦　renal sinus

即肾内腔隙,由肾盂、肾盏、血管、淋巴管及脂肪组成。

肾门　renal hilum

即肾蒂,是肾盂、血管、神经的进出部;肾动脉和肾静脉于肾门处分支,腹背两侧包绕集合系统。

肾柱　renal column

【又称】Bertin 柱

肾脏以每个肾锥体底部的弓状动脉为界分为外部的皮质和内部的髓质,皮质有时呈柱状,伸入髓质椎体间,称为 Bertin 柱。

肾盏　renal calyx

肾内集合系统的一部分,杯形,边缘为穹窿,包括肾小盏和肾大盏。

肾集合系统　renal collecting system

肾盏、漏斗部及肾盂称为肾内集合系统。

肾盂　renal pelvis
集合系统周围的间隙,包含大量的脂肪、肾动静脉、淋巴管的分支。

桥隔　bridging septa
CT 扫描时,若用较宽的宽窗观察,有时可见多发纤细的软组织线影连接肾的表面与肾筋膜,称为桥隔。

膀胱三角区　trigone of bladder
在膀胱底的内面,位于两侧输尿管口与尿道内口之间的三角形区域。

脐尿管　urachus
是膀胱顶与脐之间的尿囊。

输尿管生理性狭窄　ureteral stenosis
即输尿管与肾盂连接部、输尿管与髂血管交叉部(骨盆缘处)及输尿管膀胱入口处。

子宫膀胱陷凹　vesicouterine excavation
子宫与膀胱之间的凹陷称子宫膀胱陷凹。

耻骨后间隙　retzius space
耻骨联合后、前列腺与膀胱前和侧壁有耻骨后间隙(Retzius 间隙);内为盆筋膜形成的蜂窝组织。

输尿管嵴　ureteral crest
膀胱底内面有三角区,该区为膀胱的下部,其界线为两输尿管口至膀胱颈,两输尿管口之间为输尿管间嵴。

三角区尖　triangle tip
两输尿管分别开口于膀胱 2 点及 10 点部位,三角区尖即尿道内口内后唇。

膀胱直肠间隙　vesicorectal space
男性膀胱直肠间有膀胱直肠凹,膀胱底与直肠之间为膀胱直肠间隙。此间隙被膀胱直肠筋膜(Denonville 筋膜)分成两个间隙,前为膀胱后间隙,内含精囊、射精管;后为直肠前间隙。

膀胱直肠筋膜　Denonviller fascia
膀胱直肠筋膜上与腹膜反褶相连,下与尿生殖膈相连,为前后盆腔分界膀胱顶正中与脐之间,由脐正中韧带相连,该韧带为脐尿管闭锁后纤维条索。

前纤维肌基质　anterior fibromuscular stroma
位于尿道前方的 T_2WI 低信号带的非腺体组织为前纤维肌基质。

前列腺移行带 transition zone of prostate

位于尿道周围的 T_2WI 低信号腺体组织称移行带,属于中央腺体,青年中占腺体比例约 5%。

前列腺中央带 central zone of prostate

属于周围腺体的 T_2WI 低信号腺体组织为中央带,属于周围腺体,青年中占腺体比例约 25%。

前列腺外周带 peripheral zone of prostate

属于周围腺体的 T_2WI 高信号腺体组织为外周带,属于周围腺体,青年中占腺体比例约 70%。

中央腺体 central gland

即前列腺移行带,尿道周围的移行带称中央腺体,T_2WI 呈低信号。

前列腺被膜 capsule of prostate

位于前列腺周边的细环状 T_2WI 低信号影。

精囊 seminal vesicle

由卷曲的细管构成,其内充有液体,T_1WI 呈均一低信号,T_2WI 呈高信号,其壁为低信号。

精囊角 seminal vesicles angles

两侧精囊前缘与膀胱后壁之间各有一尖端向内的锐角形脂肪性低密度区,称为精囊角。

前列腺静脉丛 prostatic venous plexuses

表现为前列腺周围细带状或蜿蜒状结构,在 T_1WI 上呈低信号,T_2WI 上呈高信号。

宫体联合带 junctional zone,JZ

【又称】结合带

在 T_2WI 上,宫体分三层信号,中心高信号,代表子宫内膜和分泌物;中间薄的低信号带,为子宫肌内层,称联合带;周围呈中等信号,代表子宫肌外层。

宫颈分层 cervical stratification

宫颈自内向外有四层信号:即高信号的宫颈管内黏液、中等信号的宫颈黏膜皱襞、低信号的宫颈纤维基质(与宫体 JZ 连续)和中等信号宫颈肌层(与宫体子宫肌外层相续)。

阴道分层 vaginal stratification

阴道只有两层信号,中心为高信号的阴道上皮和内容物,周围为低信号的阴道壁。

8.1.2　腹膜后间隙

腹膜后间隙　retroperitoneal space

位于腹后壁腹膜与腹横筋膜之间的间隙及其解剖结构的总称,上起于膈,下达骶岬骨盆入口,此间隙借两侧腹膜外筋膜向上经腰肋三角与纵隔结缔组织相连,向下与盆腔腹膜外间隙相通。

肾实质外被膜　ependyma of renal parenchyma

由里至外分别为肾包膜、包膜外脂肪和肾筋膜,肾前后筋膜将肾周间隙分为肾旁前间隙、肾周间隙和肾旁后间隙。

肾筋膜　renal fascia

【又称】Gerota 筋膜

分为前后两层,即肾前筋膜和肾后筋膜,与这两者在降结肠后融合形成的侧锥筋膜,将腹膜后间隙分为三个间隙,即肾旁前间隙、肾周间隙、肾旁后间隙,影像学表现为纤细的软组织影。

肾旁前间隙　anterior pararenal space

肾旁前间隙包括胰腺、十二指肠降段至升段、升结肠、降结肠和肝脾动脉及腹主动脉。

肾周间隙　pararenal space

肾周间隙前后界为 Gerota 筋膜的前层和后层。两层筋膜可以在中线融合;也可跨越中线而不融合,这使两侧肾周间隙相通。肾脏、肾血管、肾上腺和近侧输尿管被 Gerota 筋膜包裹在肾周间隙内。

肾旁后间隙　posterior pararenal space

肾旁后间隙内仅包含脂肪组织。

8.2　常见疾病及征象用语

8.2.1　泌尿与生殖系统疾病

1. 泌尿系先天畸形

肾旋转异常　renal malrotation

正常情况下,胎儿期肾脏从骨盆腔逐渐上移至肾窝的同时(相当于 L2 水平),纵轴发生 90° 旋转,肾门由腹侧转向内侧轻度向前。如不发生旋转、旋转不足或过度,甚至反向旋转,即为旋转异常,以前两种情况多见。

异位肾 ectopic kidney

为胎儿期肾脏自盆腔上升和旋转过程中的发育障碍,成熟的肾脏未能达到肾窝内。

游走肾 wandering kidney

位置不固定,可位于腹部或对侧肾窝以外的位置,且可发生旋转。

融合肾 confluent kidney

胚胎早期,肾胚上升时发生融合,常常并发旋转异常或交叉异位。

马蹄肾 horse-shoe kidney

最常见的融合肾,90% 为两肾下极横过中线,形成肾实质或纤维性峡部。少数为上极融合。

分叶肾 lobulated kidney

又称胎儿性分叶肾,发生率很高,50% 成人不同程度存在,为胚胎时肾叶融合不完全,肾表面有浅沟所致,浅沟处则有自皮质向内伸入的肾柱。

驼峰肾 humped kindey

为肾表面局限隆突,形似驼峰,多发生在左肾上中部,也可见于其他部位。

肾柱排列异常 abnormal arrangement of renal column

指肾皮质柱即 Bertin 柱肥大及卷曲畸形。

孤立肾 solitary kidney

【又称】一侧肾缺如 unilateral renal agenesis

80% 合并同侧输尿管萎缩、残端或输尿管、膀胱三角区缺如,或对侧输尿管开口异位。对侧肾脏亦可发育畸形。

附加肾 supernumerary kidney

【又称】额外肾

某一个体内拥有除两个正常肾以外的第三个有功能的肾,称为附加肾。

肾发育不全 renal hypoplasia

【又称】侏儒肾

较为少见,表现为肾实质总量减少导致肾体积小,但组织结构正常。一般为单侧性,女性多于男性,临床可无症状,或有高血压、结石或感染表现。

多囊性肾发育不良 multicystic dysplastic kidney,MCDK

是先天性肾囊肿病的一种类型,以肾实质形成大小不等的囊肿伴肾盂肾盏及输尿管发育不良为特征。

副肾动脉　accessory renal artery

一侧肾有 4 支以上的额外动脉,起源于腹主动脉或腹主动脉的分支,多数直接由肾上极或下极入肾,以前者占多数。

双下腔静脉畸形　double inferior vena cava abnormality

左右下腔静脉同时存在,常表现为肾水平以下存在成对的下腔静脉。

重复肾　double kidney

【又称】肾盂输尿管重复畸形　renal pelviureteral duplication

一侧正常肾区有两个肾,两套集合系统,两肾常融合一体,共处一个肾包膜内。

下腔静脉后输尿管　retrocaval ureter

【又称】环绕腔静脉输尿管

是腔静脉发育异常所致,临床罕见。

输尿管异位开口　ectopic ureteral orifice

是指输尿管异位开口于膀胱以外器官的一种先天性发育异常。

输尿管憩室　ureteral diverticula

指输尿管壁局部较薄弱并向外突出,影像学特征为输尿管下段有囊性肿块膨出,其近端输尿管扩张。

髂动脉后输尿管　retroiliac ureter

【又称】输尿管前髂动脉

可发生于单侧或双侧的输尿管。

先天性巨输尿管　congenital giant megaureter

系输尿管极度扩张、延长。

蛇头征　cobra head sign

即扩张、膨出的末段输尿管,囊肿与扩张的输尿管相连犹如伸入膀胱的蛇影,囊肿即为舌头,称之为蛇头征。

膀胱重复畸形　bladder duplication

是指具有两个膀胱或膀胱被分隔开的先天发育异常,可分为重复膀胱和膀胱分隔畸形。

膀胱憩室　bladder diverticula

是膀胱壁局限性薄弱,导致膀胱壁全层或部分层次膨出的一种异常,分为真性憩室(多为先天性,膀胱壁全层膨出)和假性憩室(多为膀胱口持续性梗阻所致,膀胱黏膜自薄弱的肌层间隙膨出所致),影像学特征为与膀胱相连的囊性病变。

脐尿管异常　urachal anomalies

脐尿管发育自尿生殖窦的前上部分,是胚胎时期连接膀胱与尿囊的管道,正常情况下出生后应闭锁,脐尿管部分或完全未闭称脐尿管异常,分为脐尿管瘘、脐尿管窦道、脐尿管囊肿和脐尿管憩室四种。

脐尿管囊肿　urachal cyst

是由于脐尿管两端闭合,而中间未闭,脐尿管上皮分泌的液体聚集形成。

梅干腹综合征　prune belly syndrome

【又称】先天性腹肌缺陷综合征

三大主征为:腹肌缺陷、尿路畸形及双侧睾丸未降。

MRKH 综合征　Mayer-Rokitansky-Küster-Hauser syndrome

是以始基子宫、无阴道为主要临床表现的综合征,是女性胚胎期双侧副中肾管未发育或其尾端发育停滞而未向下延伸所致,发病机制尚不明确。其临床表现较为一致,多数表现为双侧始基子宫(伴或不伴内膜发育),阴道完全缺失,或者前庭可及一浅窝。

Zinner 综合征　Zinner syndrome

表现为精囊腺囊肿伴同侧肾发育不全或缺如,该病临床罕见,发病率约2.14/10万,病变位于右侧与左侧的比例约为 2∶1。

尿道憩室　urethral diverticulum

是指尿道周围与尿道相通的囊性腔隙。可以是先天性的,也可以是后天性的。先天性尿道憩室以女性多见,多为单发,位于尿道与阴道之间;在男性则多位于阴茎阴囊交界处的尿道腹侧。

隐睾　cryptorchidism

指睾丸未下降至阴囊,包括睾丸下降不全和睾丸异位。

先天性无子宫　congenital absence of uterus

【又称】子宫不发育或发育不全

子宫缺如或子宫体积明显缩小。

始基子宫　primordial uterus

是因胚胎发育异常导致的先天性疾病,两侧副中肾管汇合后不久即停止发育,常合并无阴道,多无宫腔,无子宫内膜,无月经来潮。

幼稚子宫　infantile uterus

【也称】**子宫发育不良**

是指子宫结构和形态正常,但体积较小,子宫颈相对较长。

双子宫双阴道畸形　double uterus and double vagina deformities

子宫畸形的一种,两个独立的宫颈管通向两个对称的锥形宫腔,两者间不相通。

单角子宫　unicornuate uterus

【又称】**残角子宫**

是一侧副中肾管发育完好,形成一发育较好的单角子宫伴有一发育正常输卵管。

双角子宫　bicornuate uterus

胚胎发育过程中,两侧副中肾管尾端已大部汇合,末端中隔已吸收,故形成一个宫颈及一个阴道,但相当于子宫底的部分汇合不全,导致子宫两侧各有一角突出,称双角子宫。

纵隔子宫　septate uterus

双侧苗勒管融合后,中隔吸收受阻,形成不同程度的纵隔。

弓形子宫　uterus arcuatus

【又称】**鞍状子宫**

子宫底部未完全融合,一个宫腔显影,宫腔底部呈鞍形凹陷。

2. 肿瘤及肿瘤样病变

肾嗜酸细胞腺瘤　oncocytoma

是起源于肾集合管的少见良性肿瘤,影像学特征为肾皮质实性肿块,有包膜,有中央瘢痕延迟扫描呈渐进性强化。

肾血管平滑肌脂肪瘤　renal angiomyolipoma,RAML

【又称】**肾错构瘤**

是最常见的良性肿瘤,由不同比例的成熟平滑肌、脂肪及血管构成,影像学特征为肾实质内或突向肾外境界清楚,无包膜,含脂软组织肿块。

肾纤维瘤　fibroma of the kidney,renal fibroma

【又称】**肾髓质纤维瘤**　renal medullary fibroma

主要发生于肾髓质的由胶原纤维和纤维细胞构成的良性肿瘤,影像学特征为肾实质密度均匀实性肿块,边界清晰,无明显坏死囊变,T_1WI 及 T_2WI 呈低信号,延迟扫描呈渐进性强化。

肾平滑肌瘤　renal leiomyoma

起源于肾平滑肌细胞的良性肿瘤,影像学特征为肾皮质或肾包膜、肾盂、肾囊肿或脓肿壁内等密度软组织实性肿块,包膜完整,增强扫描无或轻度强化。

肾血管瘤　renal hemangioma

起源于肾的血管内皮细胞,累及血管及淋巴管的少见的先天性肿瘤样病变,最常见的为海绵状血管瘤。影像学特征为肾内单发实性肿块,均质或不均质,边缘光整,呈团块或结节状强化;DSA 示动脉期充盈迅速,血管迂曲成团,占位效应不明显,静脉期病变染色深,且造影剂排泄缓慢,静脉后期病灶更明显。

肾小球旁细胞瘤　juxtaglomerular cell tumor,JGCT

【又称】肾素瘤

以分泌大量肾素引起继发性高血压为特点的罕见肾实质良性肿瘤,临床最常见的表现为良性三高一低(高肾素、高血压、高醛固酮、低血钾)。影像学特征为肾盂旁肿块,包膜完整,血供不丰富;临床肾素 - 血管紧张素 - 醛固酮系统功能亢进。

囊性肾瘤　cystic nephroma,CN

【又称】囊性错构瘤

一种罕见的由上皮和间质构成的良性囊性肾肿瘤,影像学特征为单侧孤立性、多房囊性肿块,诸小囊间互不相通,囊壁及分隔完整且呈渐进性轻、中度强化。

肾细胞癌　renal cell carcinoma,RCC

发生于肾小管上皮的恶性肿瘤,主要分为透明细胞癌、乳头状肾细胞癌、嫌色细胞癌、肾髓质癌、未归类肾癌等。

快进快出　fast in fast out

常见于肾透明细胞癌,皮质期肿块实性成分明显强化,程度类似于肾皮质,并于实质期强化程度迅速减低,呈"快进快出"型。

缓慢升高　rise slowly

乳头状和嫌色细胞癌,在皮质期,肿块的实性部分强化程度减低,明显低于肾皮质,且其后各期强化程度有增高趋势,呈"缓慢升高"型。

肾类癌　renal carcinoid

是肾的一种分化较好的神经内分泌肿瘤,2004 年 WHO 将肾神经内分泌肿瘤分为类癌、神经内分泌癌、神经母细胞瘤、嗜铬细胞瘤和原始神经内分泌肿瘤。影像学特征为肾实质内实性肿块,合并马蹄肾者为囊实性;类癌综合征;肿瘤血供丰富,特异性诊断为放射性核素标记奥曲肽。

点 / 线状强化　point/line strengthening

肾静脉和下腔静脉发生瘤栓时,管径增粗,皮质期瘤栓内血管呈不规则点、线状强化,实质期则表现为充盈缺损,而不同于正常血管的强化。

肾肉瘤　renal sarcoma

起自肾实质、被膜及肾盂内的间叶组织及神经组织的罕见的恶性肿瘤,相对常见的组织学类型为平滑肌肉瘤、脂肪肉瘤、纤维肉瘤、恶性纤维组织细胞瘤等。影像学特征为肾实质实性或囊实性肿块,肾周组织多受压,实性成分多明显强化,脂肪肉瘤内部可见脂肪成分。

肾母细胞瘤　nephroblastoma,NB

【又称】Wilms 瘤

婴儿、儿童期最常见的一种复杂的胚胎性恶性混合性肿瘤,发生于 15 岁以上者称为成人肾母细胞瘤,罕见。影像学特征为青年及儿童肾迅速生长的实性或囊实性较大肿块,内部出血、坏死、囊变常见,肿瘤境界清楚,少血供,特征性蔓藤状血管。

肾尿路上皮癌　renal urothelial cancers

发生于肾盂或肾盏尿路上皮的恶性肿瘤,占泌尿系尿路上皮癌的 8%,主要分类为移行细胞癌(90%)、鳞状上皮癌(5%~10%)及腺癌(极少见)。影像学特征为肾盂肾盏局限性或普遍扩张,内见单发或多发息肉状、结节状软组织影,肾盂壁局限性增厚,可同时合并输尿管及膀胱病变。

肾淋巴瘤　renal lymphoma

发生于肾的淋巴造血组织的实体肿瘤,影像学特征为双肾或单肾单发或多发均质肿物,肾周肿物,可包绕肾血管,血供不丰富,可伴淋巴结肿大,肝、脾大。

肾转移瘤　renal metastases

原发于肾外的恶性肿瘤通过血循环转移于肾,影像学特征为肾内或肾周均质肿物,与肾关系密切,分界不清,血供依原发肿瘤而不同。

类癌综合征　carcinoid syndrome

是由于类癌细胞分泌 5- 羟色胺、激肽类、组胺等生物学活性因子,引起皮肤潮红、腹痛、腹泻、支气管痉挛等的典型临床症状。

副肿瘤综合征　paraneoplastic syndrome

指由于肿瘤的产物异常的免疫反应或其他不明原因,可引起内分泌、神经、消化、造血、骨关节、肾脏及皮肤等系统发生病变,出现相应的临床表现。

三明治征　sandwich sign

肾淋巴瘤位于肾门肿物常包绕肾血管,呈"三明治"样外观。

假包膜征　false capsule sign

肾癌、肾母细胞瘤等浸润性生长时,致周围纤维组织增生似包膜,在肿瘤边缘形成边缘锐利的 T_2WI 低信号带,称假包膜征。

蔓藤状血管　cirrus vessels

肾母细胞瘤,为少血性肿瘤,滋养血管纤细,排列整齐,呈“蔓藤状”改变。

绿色瘤　chloroma

局灶性白血病浸润,白细胞在颅骨、椎体、硬脑膜和肾脏等部位,形成孤立的瘤结节,肉眼呈绿色,称绿色瘤。

中心星状瘢痕　central stellate scar

肾嗜酸细胞瘤,中心为低密度或 MR 低信号带,增强扫描延迟强化,由于肿瘤生长缓慢,长期缺血所致,所以肿瘤越大其发生率越高。

库欣综合征　Cushing syndrome,CS

【又称】皮质醇增多症　hypercortisolism

是一组因下丘脑 - 垂体 - 肾上腺轴调控失常,肾上腺皮质分泌过多糖皮质激素所致的临床综合征。临床常表现为向心性肥胖、满月脸、多血质外貌、紫纹、高血压、继发性糖尿病和骨质疏松等症状。

库欣腺瘤　Cushing adenoma

Cushing 综合征中的肾上腺皮质腺瘤称 Cushing 腺瘤,约占 Cushing 综合征的 10%~30%。

原发性醛固酮增多症　primary aldosteronism

【又称】Conn 综合征

是由肾上腺皮质增生的细胞或功能性肾上腺肿瘤细胞分泌过多的醛固酮所致,临床表现为高血钠、低血钾、高血压、高醛固酮水平及低血浆肾素活性。

Conn 腺瘤　conn adenoma

Conn 综合征中的肾上腺皮质腺瘤称 Conn 腺瘤,约占 Conn 综合征的 1/3。

复杂囊肿　complicated cyst

单纯囊肿偶可发生出血、感染和钙化称复杂囊肿,表现囊壁增厚、钙化和 / 或囊内密度增高。按发病机制分为出血性、感染性和破裂性囊肿。

Bosniak 分型

关于肾囊性病变的分型,有助于其诊断、鉴别诊断和临床处理。Ⅰ型:良性单纯性囊肿;Ⅱ型:良性囊肿(不需随诊);ⅡF 型:不能确定(需随诊);Ⅲ型:良恶性难以确定(需手术治疗);Ⅳ型:恶性囊性病变(需手术治疗)。

多囊肾　polycystic kidney
先天性发育异常,双侧肾轮廓增大,肾盂、肾盏弥漫性扭曲,多合并多囊肝。

肾盂旁囊肿　parapelvic cyst of kidney
来自肾窦内的淋巴性囊肿,也包括位于肾盂旁向肾窦内扩展的肾囊肿。

成人型多囊肾　adult polycystic kidney
为常染色体显性遗传性肾脏发育异常,为多节段肾小管或肾单位的囊状扩张。

婴儿型多囊肾　infantile polycystic kidney
是一种少见的常染色体隐性遗传的致死性肾脏囊性病。

头结节　Rokitansky nodule
成熟畸胎瘤几乎均为囊性,囊内壁常可见一个或多个实性或囊实性突起,称为头结节。

皮样栓　dermoid plug
卵巢畸胎瘤,影像表现为囊壁向腔内突出的实性结节影,代表头结节,称皮样栓,脂肪、牙齿及发育不全的骨骼常位于此。

浮球征　mobile globule
卵巢畸胎瘤,是脂样小球体漂浮于囊液内,形成所谓的浮球征,这种小球体可移动,由脂肪聚集于小片碎屑、鳞屑或细毛发团周围而形成,小球以一定的形状分散于瘤体内。

脂液分层征　lipid stratification sign
卵巢畸胎瘤,影像学可见脂肪 - 液面,是由于下沉的细胞碎屑和漂浮的脂类物质形成,可随体位改变移动。

Meigs 综合征
卵巢良性实体肿瘤合并腹水或胸腔积液,当肿瘤被切除后,胸腹水迅速消失。

输尿管乳头状瘤　papilloma of ureter
指原发于输尿管的良性肿瘤,静脉肾盂造影显示为单个类圆形充盈缺损,可伴有输尿管局限性狭窄和扭曲。

输尿管纤维上皮息肉　ureter fibroepithelial polyps
是输尿管组织错构性增生,而非真正肿瘤。

移行细胞癌　transitional epithelium carcinoma
指原发于输尿管的恶性肿瘤。

输尿管囊肿　uretercele

【又称】输尿管膨出

指输尿管末端的囊性扩张,影像学特征为扩张的输尿管与其相连的囊肿整体上如一条蛇,其头部即囊肿突入膀胱内,称"蛇头征"。

膀胱平滑肌瘤　bladder leiomyoma

是最常见的膀胱良性肿瘤,为膀胱非上皮细胞性肿瘤的一种,影像学特征为边界清晰的肿块,轻中度强化或无强化,T_1WI、T_2WI均呈低信号为其特征性表现。

膀胱嗜铬细胞瘤　pheochromocytoma of bladder

是一种相对少见的肿瘤,起自膀胱壁内的副交感神经节细胞,影像学特征为黏膜下均匀实性结节,边界清楚,血供丰富,增强明显强化,放射性核素 [131]I- 间碘苄胍(metaiodoenzylguanidine,MIBG)呈明显放射性浓聚可作出定性和定位诊断。

膀胱尿路上皮癌　urothelial carcinoma of the bladder

【又称】移行细胞癌　transitional-cell carcinoma

是最常见的膀胱恶性肿瘤,膀胱三角区及膀胱底部多发,影像学表现为膀胱腔内乳头状、结节状病变,或膀胱壁不均匀局限性增厚。

脐尿管癌　urachal adenocarcinoma

是起源于脐尿管残余的原发性肿瘤,多数为腺癌,也可发生尿路上皮细胞癌、鳞状细胞癌和其他类型癌,常发生于 Retzius 间隙中线的脐尿管走行区,囊实性肿块,钙化多见,通常体积较大,且以凸向膀胱外生长为主。

腹腔假性黏液瘤　mucinous cystadenocarcinoma

是发生在腹腔壁层、大网膜及肠壁浆膜面的低度恶性黏液性肿瘤。

库肯勃瘤　Krukenberg tumor

细胞脱落至器官表面,可形成种植转移,比如胃癌细胞,从胃表面脱落至腹腔,种植在卵巢,称为库肯勃瘤。

网膜饼　omental cake

卵巢癌等腹部恶性肿瘤时,病变影响到大网膜,使大网膜肿胀增厚,呈饼状。

高脚杯征　goblet sign

在逆行输尿管造影中,输尿管肿块管腔狭窄近侧端为充盈缺损,而远侧端扩张呈高脚杯改变,即"高脚杯征"。输尿管癌 MRI 冠状位表现为高脚杯征,上方输尿管扩张,肿块上缘勾勒出形似杯内液体轮廓,下方输尿管截断、鼠尾状或管壁不平。

3. 感染性病变

急性肾盂肾炎　acute pyelonephritis,APN

指急性上尿路感染,病原菌感染累及肾集合系统(肾盂、肾盏及肾小管)和肾间质,临床表现起病急,以尿路刺激症状为主。影像学特征为增强扫描皮质期肾皮质内楔形或不规则低密度区,肾皮髓质分界模糊;排泄期可见"条带征"(肾内见条纹状强化区)。

气肿性肾盂肾炎　emphysematous pyelonephritis,EPN

一种肾实质及其周围组织爆发性、坏死性、可致命性上尿路化脓性感染,表现为肾实质、集合系统或肾周积气,临床上罕见。影像学特征为 CT 显示肾实质气体、坏死和脓肿并存,无伴液体积聚(Ⅰ型)或伴液体积聚(Ⅱ型)。

慢性肾盂肾炎　chronic pyelonephritis

指肾盂肾炎多次发作或病情迁延不愈,病程达半年以上的肾盂肾炎,常伴双肾大小不等、表面凹凸不平、肾盂肾盏变形、缩窄或肾小管功能持续减退,临床有急性肾盂肾炎病史,迁延半年以上。影像学特征 CT 表现为肾体积缩小,肾实质不均匀变薄、凹入性瘢痕及正常肾代偿性增大并存。

黄色肉芽肿性肾盂肾炎　xanthogranulomatous pyelonephritis,XGP

【又称】泡沫细胞肉芽肿,肾盂肾炎黄色瘤

少见,病因不明,可能与尿路梗阻、感染和代谢异常有关。以肾组织进行性破坏、脓肿和肉芽组织形成,含有大量富有脂质的黄色瘤细胞为主要特征。病变始于肾盂而后侵及肾实质,进而累及肾周间隙及其他腹膜后间隙,后期发生纤维化。影像学特征为肾内囊状或结节状低密度肿块,增强扫描中心无明显强化或轻度边缘强化,常伴肾周筋膜增厚者,肾盂变小,肾盏不规则扩张;肾功能减低;尿路感染、肾铸型结石病史。

肾脓肿　renal abscess

是化脓性坏死导致脓液聚集在肾。

肾周围脓肿　perinephric abscess

为脓液积聚在 Gerotu 筋膜与肾包膜之间的间隙(即肾周脂肪囊)而形成的脓肿,分为原发性和继发性。

肾盂积脓　pyonephrosis

为脓液积聚于肾盂、肾盏系统,常继发于尿路梗阻合并肾感染,是少见的泌尿系统急症之一。影像学特征为集合系统扩张:单纯肾盂积水,或积液密度增高,CT

值可达 30Hu，可见尿沉渣平面或气液平面；肾盂壁增厚，肾密度不均匀。

肾软化斑　malacoplakia

是一种罕见的具有组织学上独特表现的肉芽肿性炎症。影像学特征为肾皮质或髓质内可见孤立性或多发性肿块肉芽肿结节，可伴坏死或囊性变，偶尔有钙化，增强实性部分可有轻度强化，确诊主要依赖显微镜下找到 Michanlis-Gutmann 小体和组织细胞。

肾结核　renal tuberculosis

指结核细菌侵犯肾，是泌尿系结核最常见的部位，多为继发性结核，而输尿管和膀胱结核均是肾结核的继发性病变。

肾包虫病　renal echinococcosis

是由于细粒棘球绦虫的幼虫（棘球蚴）寄生在人体肾所致的一种慢性寄生虫病，多见于畜牧区。影像学特征为超声及 CT 发现肾囊肿具有典型的"双壁征""囊内子囊"征象，包虫囊壁的弧线状钙化为特征性表现。

韦格纳肉芽肿病　Wegener granulomatosis，WG

【又称】Wegener 肉芽征

是一种以系统性肉芽肿性血管炎为主要特征的特发性疾病，典型临床表现为上、下呼吸道炎症和肾小球肾炎的"三联征"；局限性仅表现为上、下呼吸道炎症而无肾损害。

皮质边缘征　cortical marginal sign

肾梗死病灶较大，增强扫描 CT 呈现肾皮质边缘有环状密度强化带，称为皮质边缘征，主要是肾梗死后周围（包膜下血管）侧支循环建立所致，是诊断肾梗死的特征性表现。

条纹征　string sign

气肿性肾盂肾炎，肾 - 输尿管 - 膀胱摄影显示肾实质内条纹或气泡，由髓质向皮质呈放射性分布。

肾间质纤维化　renal interstitial fibrosis，RIF

是各种慢性肾脏疾病进展为终末期肾衰竭共同的病变过程。

肾病综合征　nephrotic syndrome，NS

是肾小球疾病的一种常见临床类型，以大量蛋白尿、低蛋白血症、水肿、高脂血症以及蛋白尿所引起的其他代谢异常为主要临床特征。

边缘环形征　marginal ring sign

肾脓肿亚急性或慢性期，呈环形强化的厚壁，称边缘环形征。

条带征 string sign

急性肾盂肾炎,CT 排泄期肾内可见条纹状强化区,呈由集合系统向肾包膜方向扩散低、高相间的肾影,主要是缺血导致肾小管造影剂浓度减低、炎性细胞堵塞肾小管及碎片所致。

脓肾 pyonephrosis

是肾脏严重的化脓性感染,肾实质全部破坏,形成充满脓液的肾囊,多由于肾结石或其他原因引起的梗阻、肾积水而继发感染。

辐轮征 spoke wheel appearance

全肾梗死时,全肾无强化,无分泌,侧支循环开放,导致髓质可呈辐轮状条形强化。

同心圆征 concentric circle sign

肾脓肿慢性期,CT 增强扫描显示中央无强化的液化区和周围宽窄不等的环状强化带,典型呈同心圆状。

膀胱炎 cystitis

膀胱向上与输尿管、肾相连,下经尿道与体外相通,因此常可受到各种体内外因素导致的炎性病变,其诊断主要依据临床表现和膀胱镜。

气肿性膀胱炎 emphysematous cystitis

是由产气菌感染所致的膀胱炎,多见于糖尿病患者,特异性表现为膀胱壁、膀胱腔内积气。

间质性膀胱炎 interstitial cystitis

【又称】膀胱间质纤维化,Hunner 溃疡

是一种慢性进行性加重的膀胱功能紊乱综合征。

虫蚀征

早期肾结核特征性表现,肾脏边缘不规则鼠咬状(肾乳头溃疡),肾小盏显影浅淡、杯口模糊。

打尖征 tip sign

肾结核时,一个或一组肾盏明显变形、积水或消失,肾盏杯口变形消失。

花瓣征 petal sign

肾结核肾内多发空洞或囊状低密度影,多发大小不等的囊状扩张肾盏常围绕相对窄小的肾盂形成"花瓣状"。

菊花征 chrysanthemum sign

肾结核晚期,漏斗部狭窄引起局部肾盏积水,多发性假性空洞形成菊花样

征象。

肾自截 autonephrectomy

晚期肾结核钙化表现为大块状、结节状、小点状，甚至全肾不规则钙化，即肾自截。

串珠征 string of beads sign

输尿管结核时，患侧输尿管显影僵直，蠕动消失，出现多发不规则狭窄与扩张而呈"串珠样"改变。

软木塞征 cork sign

输尿管结核进展，外形可极不规则，呈扭曲状，犹如软木塞状表现。

笔杆征 penholder sign

严重输尿管结核，出现输尿管壁硬化、短缩和管腔狭窄，形似笔杆。

喇叭管征 trumpet sign

输尿管结核晚期，静脉肾盂造影显示输尿管缩短、硬化，呈"喇叭管"状改变，最后发生闭塞，位置多在下端。

小膀胱 small bladder

膀胱结核晚期，静脉肾盂造影显示膀胱挛缩，形成小膀胱。

水上浮莲征 water lily sign

肾包虫病，内外囊破裂时，在胸片或 CT 片上可见圆形或卵圆形孤立含液性密度影，其内液平面上可见条带状和不规则软组织密度影，类似水上浮莲。

囊内子囊 cyst sac

肾包虫病，母囊内存在着多个子囊，即囊内可见大小不等的车轮状圆形更低密度影。

线样钙化 linear calcification

肾包虫病，囊壁可见特征性的弧线状钙化。

黏膜白斑 leukoplasia

指输尿管以角化过度和上皮增生为特点的一种疾病，尿路造影显示为输尿管壁类似肉芽肿病变，甚至可引起肾盂、输尿管交界部的梗阻。

4. 创伤及血管性病变

肾被膜下血肿 renal subcapsular hematoma

与肾实质边缘紧密相连的新月形或双凸状高密度区，常致邻近肾实质受压和变形。

肾周血肿　perinephric hematoma

肾脏周围的新月状高密度病变,范围较广,但限于肾筋膜囊内。

肾挫伤　renal contusion

肾实质内高密度、混杂密度或低密度灶,增强扫描病灶无强化。

肾撕裂伤　renal laceration

肾实质连续性中断,其间隔以血液和/或外溢的尿液而呈不规则带状高密度或低密度影,撕裂的肾组织可发生强化。

肾动脉受压综合征　renal vein entrapment syndrome

【又称】胡桃夹综合征　nutcracker syndrome

见 5.2.2 项下。

蜘蛛网征　spider-web pattern

肾静脉血栓时,静脉肾盂造影集合系统显影延迟、浅淡,肾盏漏斗部拉长呈"蜘蛛样"改变;增强 CT 显示肾周围侧支循环静脉呈"蜘蛛网样"扩张。

轨道征　tramline sign

皮质肾钙质沉着症,肾皮质见斑点状、条状钙化带呈"轨道状"。

肾动脉狭窄　renal artery stenosis,RAS

是指各种原因引起的肾动脉起始部、肾动脉主干或其分支的狭窄。

肾动脉狭窄分级标准:

0 级:无狭窄

Ⅰ级:狭窄 <50%

Ⅱ级:狭窄 50%~75%

Ⅲ级:狭窄 76%~99%

Ⅳ级:管腔闭塞(100%)

串珠征　string of beads sign

肾动脉狭窄,单侧或双侧呈"串珠样"狭窄。

肾梗死　renal infarction

指肾局限性或全部缺血性坏死,最常见原因为肾动脉主干和/或分支栓塞或血栓形成。

楔形低密度区　wedge shaped low density area

肾梗死,CT 表现为三角形或楔形无强化低密度区,尖端指向肾门。

包膜下皮质环征　subcortical ring sign

即肾实质期梗死区外 2~3mm 的高灌注致密带,为亚急性期肾梗死的可靠征象。

肾动静脉瘘 renal arteriovenous fistula
肾动脉与静脉之间直接异常相通,形成动静脉瘘。

盗血效应 steal phenomenon
动静脉瘘时,动脉血直接回流入静脉后,产生盗血征象,使局部肾脏缺血。

肾静脉血栓 renal vein thrombosis,RVT
肾静脉主干或其分支内的血液凝固形成血栓,造成肾静脉的狭窄或阻塞。肾静脉完全阻塞时,可导致肾静脉性梗死。

肾动脉瘤 renal artery aneurysm,RAA
是由于不同原因引起肾动脉壁损伤、狭窄而造成的结合处肾动脉扩张的血管性疾病。

囊状动脉瘤 sacculated aneurysm
主要在肾动脉主干近一级分支处,常与内膜增生和动脉硬化有关。

梭形动脉瘤 fusiform aneurysm
动脉瘤呈梭形扩大,内膜纤维增生。

肾真性动脉瘤 renal true aneurysm
动脉瘤仍具有动脉壁的一层或几层结构。

肾假性动脉瘤 pseudoaneurysm of renal artery
动脉瘤没有动脉壁的结构,由动脉周围组织与机化的血肿形成。

肾动静脉畸形 renal arteriovenous malformation
包括先天性 AVM 和后天获得性动静脉瘘,两者是两种不同类型的病理性动静脉交通。

先天性肾动静脉畸形 congenital renal arteriovenous malformation
先天性肾血管系统异常,肾动脉与肾静脉之间存在复杂的异常血管网通道。

后天获得性动静脉瘘 renal arteriovenous fistula
在动脉和静脉之间存在单一的交通,多为继发于创伤、活组织检查后或肿瘤引起的获得性病变;分为肾外型和肾内型,肾外型指发生于肾动脉主干或较大分支的动静脉瘘。

大动脉炎 Takayasu arteritis
见 5.2.2 项下。

5. 其他病变

肾乳头坏死　renal papillary necrosis，RPN

是一种严重的肾间质性疾病，是许多可引起肾小管间质性肾病的伴发性病变，病变主要位于肾髓质锥体和乳头部。

肾窦脂肪增多　renal sinus lipotrophy

【又称】肾窦脂肪异常增多

正常人肾窦内脂肪少到中等量，可将肾盂、肾盏和肾门周围的纤维组织衬托出来，影像学特征为肾窦内脂肪量明显增加，肾盂、肾盏有变形。

肾盂输尿管结合部　ureteropelvic junction，UPJ

肾盂输尿管移行处，该部位狭窄是引起肾积水、肾功能障碍、输尿管梗阻的常见原因，影像学特征为肾盂肾盏扩张，肾盂输尿管连接部变尖呈典型"鸟嘴样"改变。

肾盂输尿管结合部梗阻　ureteropelvic junction obstruction，UPJO

是常见的输尿管先天性疾病，可累及双侧，但一侧较严重，影像学特征为输尿管扩张及肾盂囊袋样扩张。

肾钙盐沉着症　nephrocalcinosis

指肾实质内出现放射线可检测到的弥漫性钙化，按发生部位分肾皮质钙化沉着症（约 5%）和肾髓质钙化沉着症（约 95%），其中 10% 仅能镜下观察到微细的钙化影，无临床症状。影像学特征为肾盏穹窿部或肾实质外周条带样或连续性钙化带，有时呈"轨道状"钙化带。

肾皮质钙化沉着症　calcification of renal cortex

指钙化局限于或主要发生在肾皮质，相对少见，占 5%。

肾髓质钙化沉着症　calcification of renal medulla

指钙盐主要沉积在髓质间质或小管内，而肾皮质无受累，常为双侧性，偶单侧，占 95%。

联合皮质和髓质肾钙质沉着症　combined corticomedullary nephrocalcinosis

指钙盐同时沉积于肾皮质和髓质，引起全肾钙化，罕见。

肾结石　renal calculus

为泌尿系常见病，指结石聚集于肾集合系统内，肾是泌尿系结石主要形成部位，输尿管、膀胱等部位结石多源于肾结石的下降。

阳性结石 radiopaque calculus

约占 92%，多为含有钙、磷的不透光混合结石，在 X 线平片可以显示。

阴性结石 radioparent calculus

约占 8%，主要成分为尿酸和 / 或膀胱酸的透光结石，在 X 线平片无法显示。

铸型结石 staghorn calculi

【又称】**鹿角形结石**

指充满肾盂和肾盏的分支状结石。

输尿管结石 ureteral calculus

是尿中晶体沉积所致，绝大多数是由于肾结石落入输尿管后不能继续下行、停留于输尿管所致。

膀胱结石 bladder calculus

泌尿系结石的主要成分为矿物质和有机质，位于膀胱者为膀胱结石，分为阳性结石（约 92%）和阴性结石（约 8%）。

膀胱子宫内膜异位症 endometriosis of bladder

发生于膀胱的子宫内膜异位症，称为膀胱子宫内膜异位症，MRI 上表现出特征性出血及纤维成分的信号。

希佩尔 - 林道病 von Hippel-Lindau disease，VHD

【又称】von Hippel-Lindau **综合征** von Hippel-Lindau syndrome，VHL

罕见的以全身多系统肿瘤为特征的常染色体显性遗传疾病，特征为中枢神经系统和视网膜发生血管网状细胞瘤。多系统病变出现率：在中枢神经系统血管网状细胞瘤为 60%~80%，视网膜发生血管网状细胞瘤为 25%~60%，肾细胞癌和肾囊肿为 60%，胰腺神经内分泌肿瘤、囊腺瘤和囊肿为 35%~70%，附睾囊腺瘤为 25%~60%，嗜铬细胞瘤为 10%~20%。

肾淀粉样变性 renal amyloidosis

指淀粉样物质沉积于肾引起的病变，肾病综合征是肾淀粉样变性的主要临床表现，后期可导致肾衰竭，影像学表现为双肾体积增大，皮髓质分界不清。

艾迪生病 Addison disease

【又称】**原发性慢性肾上腺皮质功能减退症**

是由于双侧肾上腺皮质严重破坏所引起的功能不足。有皮肤黏膜色素沉着、疲乏无力、体重减轻、消化不良、血压降低、低血糖、性功能减退等。

腺性膀胱炎　glandular cystitics

增生与化生同时存在的病变,其过程为上皮增生凹入为 Brunn 巢,其内出现裂隙,或形成分支状或环状管腔,中心出现腺性化生形成腺体结构,同时存在淋巴细胞和浆细胞浸润,称为腺性膀胱炎,好发部位为膀胱三角区及颈部。影像学特征为膀胱壁增厚、隆起性病变(多 >5mm,宽基底,病灶边缘光滑),增强后轻度强化。

囊性膀胱炎　cystic cystitics

增生过程中如果仅见管腔内黏液淤积,致腺腔逐渐扩大而形成囊肿,未见腺性化生,称为囊性膀胱炎。影像学表现为累及整个膀胱壁,囊腔可向壁内、壁外生长,囊腔可与膀胱壁相通,壁内多发大小不等囊性灶,呈串珠样改变。

神经源性膀胱　neurogenic bladder,NB

控制排尿功能的中枢神经系统或周围神经受到损害而引起的膀胱尿道功能障碍称为神经源性膀胱,尿不畅或尿潴留是其最常见的症状之一。影像学特征为膀胱体积增大,壁增厚且凹凸不平,双侧输尿管扩张,严重者双肾积水。

漩涡征　whirl sign

睾丸扭转精索扩大,MRI 呈结型或扭转的"漩涡"型。其他"漩涡征"见 2.2.3 及 7.2.6 项下。

流空现象　flow void phenomenon

精索静脉曲张,在更高血流速度时,可见看到信号流空,称为流空现象。

子宫内膜异位症　endometriosis

功能性子宫内膜发生在正常子宫内膜位置以外的任何其他部位时称子宫内膜异位症。

内在性子宫内膜异位症　internal endometriosis

【又称】子宫腺肌病　adenomyosis

当异位的子宫内膜位于子宫体的肌层时称内在性子宫内膜异位症,T_2WI 上子宫体的低信号联合带局限性或弥漫性增厚且外缘不清。

外在性子宫内膜异位症　external endometriosis

当异位的子宫内膜发生在子宫以外的其他任何部位时称外在性子宫内膜异位症,常见于卵巢、子宫韧带、直肠阴道隔、子宫直肠隐窝、输卵管、大肠、膀胱以及盆腔腹膜,通常表现为盆腔内囊性肿块伴囊腔内积血,T_1WI 高信号特异。

8.2.2　腹膜后间隙疾病

靶征　target sign

神经鞘瘤内可见两种不同密度实体成分即细胞致密区(Antoni A 区)和细胞稀

疏区（Antoni B 区）形成靶征。

嵌入式生长　embedded growth
节细胞神经瘤，多呈爬行生长或沿器官呈嵌入式生长，形成伪足样改变。

液 - 脂面　liquid fat surface
畸胎瘤油脂与黏液、浆液同在一个囊腔时，可见上层脂肪、下层液体的液 - 脂界面，并可随体位变动而改变位置。

腹膜后纤维化　retroperitoneal fibrosis
是以腹膜后组织慢性非特异性炎症伴纤维组织增生为特点，常包绕腹主动脉、髂动脉、输尿管等。

冰冻征　freezing sign
腹膜后纤维化肿块较小时，腹膜后组织被包绕在病变组织内，呈"冰冻"状，占位效应相对较轻。

输尿管包埋征　ureteral entrapment sign
腹膜后纤维化肿块较大时，对周围组织产生较明显的推挤作用，可包绕一侧甚至双侧输尿管结构，导致上游结构扩张。

9　骨骼与肌肉系统

9.1　影像解剖及基本病变用语

长骨　long bone
形态上呈长管状的骨；具有一体两端，内有髓腔容纳骨髓，主要分布于四肢。

短骨　short bone
一种形态呈立方体的骨；多成群分布于连接牢固且运动灵活的部位，如腕骨和跗骨。

扁骨　flat bone
一种形态呈板状的骨；主要构成颅腔、胸腔和盆腔的壁，起保护作用，如颅盖诸骨和肋骨。

不规则骨　irregular bone
形状不规则的骨，如椎骨。有些不规则骨内还有腔洞，如上颌骨。

密质骨　compact bone

【又称】**皮质骨　cortical bone**

由多层骨板规则排列、紧密结合构成的骨组织;分布于长骨骨干、扁骨和短骨的表层。

松质骨　spongy bone

由大量骨小梁交织成的多孔网格样骨组织;分布于长骨的骨骺和骨干内表面、扁骨的板障和短骨的中心等部位。

骨膜　periosteum

骨外膜的通称。除关节面部分外,骨表面被覆的一层纤维结缔组织膜,内含丰富的成骨细胞、血管和神经,对骨的营养、再生和感觉起重要作用。

骨内膜　endosteum

衬覆在髓腔内面和骨松质间隙内表面的骨膜,为菲薄结缔组织,含较多细胞成分,具有造骨和破骨功能。

骨小梁　trabecula

由若干层骨板不甚规则地平行排列组成的针状或不规则状的细杆状骨组织,相互交织构成骨松质;按照压力和张力方向排列,因而能承受较大的压力。

骨皮质　bone cortex

骨的外层结构。由位于骨膜下的密质骨组成,骨质厚而致密,由规则且紧密排列成层的骨板构成。

骨髓腔　medullary cavity

长骨骨干内的管腔。容纳骨髓,儿童 5 岁前为红骨髓,5 岁以后为黄骨髓。

骨髓　bone marrow

存在于大部分骨中央的能产生血细胞的软组织,分为红骨髓和黄骨髓。红骨髓主要由造血组织和血窦构成,婴幼儿骨髓都是红骨髓,成人主要分布在扁骨、不规则骨和长骨骨骺端的骨松质中。黄骨髓含大量脂肪细胞、已失去造血功能,见于成人长骨骨髓腔。

骨骺　epiphysis

在骨发育成熟前生长骨的部分。中央为骨化中心,周围为软骨。

干骺端　metaphysis

骨干与骨骺的邻接部分。幼年时干骺端为一片骺软骨,成年后骨干和骺融为一体,干骺端留有薄层骺线。

骺板 epiphyseal plate

发育中的长骨骨干和骨骺之间的软骨层,是长骨增长的结构基础。

骺线 epiphyseal line

成年后骺软骨骨化,骨干与骺融为一体,形成的一条致密骨线,为长骨生长停止的标志。

初级骨化中心 primary ossification center

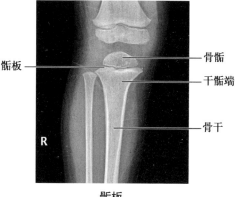

骺板

【又称】骨干骨化中心

软骨雏形中央形成初级骨小梁和初级骨髓腔的部位。

次级骨化中心 secondary ossification center

【又称】骨骺骨化中心

指在长骨的成骨过程后期,在两端的软骨中央出现的骨化中心,将演化形成骨骺。

骨龄 bone age

骨骼在生长发育过程中各骨化中心出现与骨愈合的年龄。可用来评定青少年身体发育状况及预测青少年未来身高;通常采用拍摄手腕骨X线片的方法判定骨龄。

滑膜关节 synovial joint

【又称】间接连结,可动关节

简称"关节"。关节的相对骨面互相分离,其间有含滑液的腔隙,周围借结缔组织相连,一般具有较大的活动性。

关节软骨 articular cartilage

覆盖于滑膜关节的关节头和关节窝表面的薄层软骨。多为透明软骨,少数为纤维软骨。

关节囊 articular capsule

结缔组织膜构成的囊。附着于关节面周缘及其相邻的骨面上,并与骨膜融合,分内、外两层。

关节腔 articular cavity

关节囊滑膜层和关节软骨共同围成的密闭潜在腔隙。腔内含少量滑液,呈负压,对维持关节的稳定起一定作用。

关节面 articular surface

构成关节的各相关骨的接触面。多为一凸一凹,凸者称关节头,凹者称关节窝。

关节间隙 joint space

为两个相对骨端的骨性关节面之间的透亮间隙,由于关节软骨与其他软组织密度一致而不能辨别,X 线片上显示的关节间隙实际上代表关节组成骨骨端的关节软骨和解剖学上真正的关节腔。

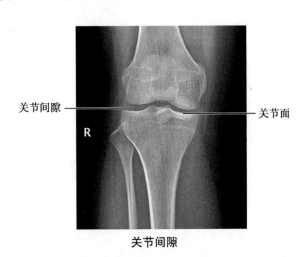

关节间隙

滑膜囊 synovial bursa

封闭的结缔组织囊。壁薄,内有滑液,多位于肌或肌腱与骨面相接触处,以减少两者之间的摩擦。

肌腱 muscle tendon

主要由平行致密的胶原纤维束构成的结构,色白,强韧而无收缩功能,其抗张力强度为肌的 100 多倍,肌多借其附着于骨骼。

腱鞘 tendinous sheath

包围在肌腱外面的鞘管。存在于活动性较大的部位,如腕、踝、手指和足趾等处。

籽骨 sesamoid bone

发生在某些肌腱内的扁圆形小骨。髌骨是人体最大的籽骨。

副骨 accessory bone

为多个第二次骨化中心未愈合形成的骨块影,也可由额外的独立骨化中心发育而来,常见于腕骨及跗骨。

肩锁关节 acromioclavicular joint
由锁骨的肩峰端与肩胛骨的肩峰关节面所构成的关节,属于平面关节。

肩关节 shoulder joint
由肱骨头和肩胛骨的关节盂构成的关节。属于多轴球窝关节,上肢最大的关节。位于肱骨上端外侧的一个结节状骨突为肱骨大结节(greater tubercle),以解剖颈与肱骨头的关节面相隔;位于肱骨上端前方的结节为小结节(lesser tubercle),较大结节小,但很显著。

关节盂 glenoid cavity
肩胛骨外侧角的外侧面上的梨形浅窝,向前外方,与肱骨头相关节。

解剖颈 anatomical neck
肱骨头周围稍细呈环状的部分,为肩关节囊的附着部。

外科颈 surgical neck
肱骨上端与体交界处稍细的部分,解剖颈下 2~3cm 处,为肱骨骨折易发处。

肩袖 rotator cuff

【又称】肌腱袖

由肩袖肌群,即冈上肌、冈下肌、小圆肌和肩胛下肌的肌腱联合形成的腱膜结构,包绕肩关节的前、上、后三方,并与肩关节囊愈合。

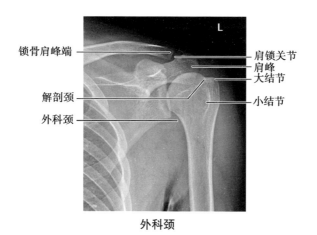

锁骨肩峰端　肩锁关节　肩峰　大结节　解剖颈　小结节　外科颈

外科颈

腋窝 axillary fossa
臂上部内侧和胸外侧壁之间的锥形腔隙。有顶、底和四壁。前壁为胸大、小肌;后壁为肩胛下肌、大圆肌、背阔肌和肩胛骨;内侧壁为上部胸壁和前锯肌;外侧壁为喙肱肌、肱二头肌短头和肱骨。顶即上口,为锁骨、肩胛骨上缘和第一肋围成的三角形间隙。底由腋筋膜和皮肤构成。

肘关节　elbow joint

由肱骨下端与桡、尺骨上端构成的复关节。包括三个关节：肱尺关节、肱桡关节和桡尺近侧关节。位于肱骨下端内侧、滑车内侧的突起为**肱骨内上髁**（medial epicondyle of humerus），为旋前圆肌、桡侧腕屈肌、掌长肌、指浅屈肌、尺侧腕屈肌及尺侧副韧带的附着部；肱骨小头外侧的骨突起为**肱骨外上髁**（lateral epicondyle of humerus），为前臂浅层伸肌群的附着部；尺骨滑车切迹后上方的突起为**鹰嘴**（olecranon），根部较细，向下移行于尺骨体，有肱三头肌腱附着。

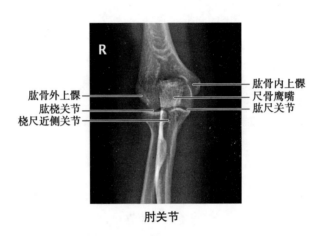

肘关节

肘后三角　posterior cubital triangle

屈肘时肱骨内上髁、外上髁和尺骨鹰嘴之间形成的等腰三角形区。

肘外侧三角　lateral cubital triangle

肘关节屈曲 90° 时，从桡侧观察肱骨外上髁、桡骨头与尺骨鹰嘴之间形成的等腰三角形，尖向前。

肘窝　cubital fossa

肘关节前面的三角形凹窝。外侧界为肱桡肌，内侧界为旋前圆肌，上界为肱骨内、外上髁之间的连线。窝内主要结构自外向内有肱二头肌腱、肱动脉及其分支、正中神经等。

桡骨茎突　styloid process of radius

桡骨下端外侧粗糙面上朝向下方的锥状突起。其根部及末端分别为肱桡肌及腕关节桡侧副韧带的附着部。

尺骨茎突　styloid process of ulna

尺骨下端后内侧一个向下的锥形突起。体表可触及。

三角纤维软骨盘　triangular fibrocartilage disk

位于腕三角骨与尺骨小头之间的纤维软骨盘。在桡侧连接于桡骨远端关节软骨缘,在尺侧止于尺骨茎突和尺侧副韧带。

腕管　carpal canal

由屈肌支持带和腕骨沟共同围成的结构。有指浅、深屈肌腱及屈肌总腱鞘,拇长屈肌腱及其腱鞘和正中神经通过。

尺管　ulnar tunnel

位于豌豆骨桡侧和钩骨间隙内,有尺动脉深支和尺神经深浅两支穿行。是临床上发生尺神经压迫的部位。

桡腕关节　radiocarpal joint

【又称】腕关节

由桡骨的腕关节面和尺骨头下方的关节盘组成的关节窝与手舟骨、月骨和三角骨的近侧关节面组成的关节头构成的结构。

髋关节　hip joint

由股骨头与髋臼构成的关节,属杵臼关节。股骨颈和股骨体连接处上外侧的方形隆起为**大转子**(greater trochanter),是多块肌肉附着处;股骨颈和股骨体连接处的内下方一个较小的圆锥形隆起为**小转子**(lesser trochanter),为腰大肌附着处。

骨盆　pelvis

由左、右髋骨、骶骨、尾骨及耻骨联合连接而成的骨环。髂骨翼的上缘,呈"S"状弯曲称为**髂嵴**,髂嵴向前下方突出的前端为**髂前上棘**,为腹股沟韧带及缝匠肌的附着部;髂嵴后端突向后下方的棘为**髂后上棘**,是骶结节韧带、骶髂后长韧带及多裂肌附着处;髂骨前缘下部形成的一隆起为**髂前下棘**,为股直肌的附着部;外唇距髂前上棘5~7cm处向外突出的部分为**髂结节**;由骶骨的耳状面和髂骨的耳状面构成的关节为**骶髂关节**;两侧耻骨的联合面之间借纤维软骨连结的结构为**耻骨联合**。

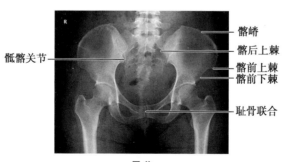

骨盆

骶结节韧带　sacrotuberous ligament

位于骨盆后方的扇形强韧带。起自髂后下棘、骶骨下部外侧缘、尾骨上部侧缘，斜向外下方，止于坐骨结节内侧缘。

骶棘韧带　sacrospinous ligament

位于骶结节韧带的前方，起自骶、尾骨的外侧缘，呈三角形，止于坐骨棘的韧带，其起始部被骶结节韧带所遮掩。

髂股韧带　iliofemoral ligament

起自髂前下棘和髋臼边缘，扇形分散向下经关节囊前方止于转子间线，长而坚韧，呈"人"字形的韧带。

膝关节　knee joint

由股骨下端、胫骨上端以及髌骨构成的关节。胫骨内侧髁和外侧髁上关节面之间的粗糙隆凸为**髁间隆起**（intercondylar eminence）；胫骨上端前面与胫骨体交界处的三角形粗糙隆起为**胫骨粗隆**（tibial tuberosity），其上部有髌韧带附着，下部粗糙，可在体表扪及。

半月板　meniscus

位于胫骨内外侧髁关节面上的纤维软骨。内侧半月板呈"C"形，内薄外厚，上面光滑微凹，与股骨内侧髁相接；外侧半月板近似环形，内薄外厚，上面光滑微凹，与股骨外侧髁相接。

前交叉韧带　anterior cruciate ligament

起自胫骨髁间隆起的前方，斜向后外上方，止于股骨外侧髁的内侧面上部的一条韧带。伸膝时最紧张，防止胫骨前移和膝过伸。

后交叉韧带　posterior cruciate ligament

起自胫骨髁间隆起的后方，斜向前上方，附于股骨内侧髁的外侧面的一条韧带。屈膝时最紧张，可防止胫骨后移。

胫侧副韧带　tibial collateral ligament

位于关节囊的内侧，起自股骨内上髁，向下止于胫骨内侧髁，前部与髌内侧支持带愈合，后部与关节囊和内侧半月板结合的韧带。

腓侧副韧带　fibular collateral ligament

起自股骨外上髁，向下止于腓骨头的索状纤维束。位于关节囊的外侧，与关节囊之间留有间隙。

髌韧带　patellar ligament

股四头肌腱的下续部分。肥厚而坚韧，位于关节囊的前部，起自髌骨下缘，止于胫骨粗隆。内、外侧分别移行为髌内、外侧支持带。

髌内侧支持带　medial patellar retinaculum

股内侧肌腱的一部分。起自股内侧肌腱及髌底,沿髌韧带向下内侧止于胫骨上端的内侧面。

髌外侧支持带　lateral patellar retinaculum

股外侧肌腱的一部分。起自股外侧肌腱及髌底,沿髌韧带向下外侧止于胫骨上端的外侧面,外侧与髂胫束愈合。

半月板股骨韧带　meniscofemoral ligament

简称"板股韧带"。由板股前、后韧带组成。板股前韧带也称汉弗莱韧带(Humphrey ligament),板股后韧带又称里斯伯格韧带(Wrisberg ligament),均起自外侧半月板后角,分别经后交叉韧带前、后方向前内上斜行,止于股骨内侧髁外侧面后交叉韧带止点的前、后方。

髌上囊　suprapatellar bursa

膝部最大的滑膜囊。自关节腔向上呈囊状膨出,位于股骨体下部和股四头肌腱之间。

腘窝　popliteal fossa

膝关节后方呈菱形的间隙。其上外侧界为股二头肌,上内侧界为半腱肌和半膜肌,下内侧界为腓肠肌内侧头,下外侧界为腓肠肌外侧头和跖肌,腘窝的底自上而下为股骨腘面、膝关节囊后壁、腘斜韧带和腘肌,顶为腘筋膜。

胫腓关节　tibiofibular joint

由胫骨外侧髁的腓关节面与腓骨头关节面构成的关节。

下胫腓联合　distal tibiofibular syndesmosis

胫骨、腓骨下端借胫腓前、后韧带构成坚强的韧带连结。

距小腿关节　talocrural joint

【又称】踝关节

由胫、腓骨的下端与距骨滑车构成的关节。胫骨下端内侧面粗糙而隆凸,向内侧下方发出的膨大突起称为**内踝**(medial malleolus);腓骨下端向外侧的膨大称为**外踝**(lateral malleolus),呈锥形,比内踝长而显著。

内侧韧带　medial ligament

【又称】三角韧带

位于踝关节内侧的强韧三角形韧带。起自内踝尖,向下呈扇形展开,止于足舟骨、距骨和跟骨。

距腓前韧带 anterior talofibular ligament

位于踝关节外侧的韧带。起自外踝前缘,向前内止于距骨外踝关节面的前方及距骨颈的外侧面。

距腓后韧带 posterior talofibular ligament

位于踝关节外侧的韧带。位置较深,很强韧,起自外踝后缘,水平向后止于距骨后突。

跟腓韧带 calcaneofibular ligament

起自外踝尖前方,向后下止于跟骨外侧面中部的一强韧圆形纤维束。

跟距骨间韧带 interosseous talocalcaneal ligament

位于距骨窦,附着在距骨沟和跟骨沟的骨皮质上,是踝足最坚强的韧带。

跟腱 achilles tendon

是人体中最坚强的肌腱,由腓肠肌和比目鱼肌下端两个肌腱合成。

跟上脂肪垫 supracalcaneal fat pad

位于踝关节囊之后,跟骨之上,跟腱之前。是四肢大关节中关节外较大的脂肪垫,呈三角形向上延伸至比目鱼肌腹。

踝管 malleolar canal

小腿深筋膜向下延伸至踝部的后内侧面,于内踝与跟骨结节之间增厚,形成屈肌支持带(又称分裂韧带),此韧带与跟骨内侧面、内踝之间构成踝管,其内通过的结构由前向后依次为胫骨后肌腱、趾长屈肌腱、胫后动静脉和胫神经、踇长屈肌腱。

跗跖关节 tarsometatarsal joint

【又称】Lisfranc 关节

由 3 块楔骨和骰骨的前端与 5 块跖骨的底构成,属平面关节,可作轻微滑动。

Lisfranc 韧带 Lisfranc ligament

第 2 跖骨基底和内侧楔状骨之间跖侧的强壮韧带。

足弓 arches of foot

由足的跗骨、跖骨借韧带、肌腱共同组成的一个凸向上方的弓形结构,可分为内侧纵弓和外侧纵弓。呈弓形结构,使足坚固、轻巧和有弹性,可承受较大的压力,缓冲行走、跑、跳时对身体的震动,以及保护足底的血管和神经等免受压迫。

肋骨 costal bone

构成胸廓的、弯曲长条状无骨髓腔的扁骨。共 12 对。肋骨后端的膨大部为**肋头**,有关节面与胸椎肋凹相关节;肋骨小头外侧稍细的部分为**肋颈**(costal neck);肋颈与肋体交接处的后面肋颈外侧的粗糙突起为**肋结节**（costal tubercle），有关节面与相应胸椎的横突肋凹相关节；各肋骨前端有扁圆形、由透明软骨构成的终生不骨化的**肋软骨**（costal cartilage）。

椎骨　vertebrae

构成脊柱的不规则骨。由前方短圆柱形的椎体和后方板状的椎弓组成。幼年时为 32 或 33 块，成年后骶、尾椎各融合成一块骶骨和尾骨，共 26 块。

椎体　vertebral body

位于椎骨前方，是椎骨负重的主要部分，呈短圆柱状，内部充满松质，表面密质较薄，上、下面皆粗糙，借椎间盘与相邻椎骨相接。椎体后方微凹陷，与椎弓共同围成**椎孔**（vertebral foramen）。各椎孔上下贯通，构成容纳脊髓的**椎管**（vertebral canal）。

椎弓　vertebral arch

椎弓为弓形骨板，其紧连椎体的缩窄部分称**椎弓根**（pedicle of vertebral arch），根的上下缘分别称为椎上、下切迹。由相邻椎骨的上、下切迹围成**椎间孔**（intervertebral foramina），有脊神经和血管通过。椎弓根向后内扩展变宽，称**椎弓板**（lamina of vertebral arch），两侧椎弓板于中线会合。由椎弓发出 7 个突起：**棘突**（spinous process）1 个；**横突**（transverse process）1 对，伸向两侧；**关节突**（articular process）2 对。

椎弓峡部　pars interarticularis

【又称】关节突间部

是上、下关节突之间椎弓的狭窄部分。

侧隐窝　lateral recess

【又称】神经根管

指椎管外侧部脊神经根所占据部位，呈漏斗状，其前壁是椎体和椎间盘后外侧，后壁为上关节突、黄韧带，外侧壁为椎弓根和椎间孔，其前后径不小于 3mm。

椎间隙　intervertebral space

相邻两椎体终板间的透亮间隙，是椎间盘的投影。

终板　end-plate

是很薄的软骨组织，可分为软骨终板和软骨下骨板，后者又称骨性终板，即椎体上下缘骨皮质。

椎间盘　intervertebral disc

连接相邻两个椎体间的纤维软骨盘。由纤维环和髓核构成。成人有 23 个椎间盘。

髓核　nucleus pulposus

位于椎间盘中央部呈白色而富有弹性的胶冻状物质。为胚胎时脊索的残留物。

纤维环　anulus fibrosus

环绕髓核的周围,由多层同心圆状排列的纤维软骨环组成。坚韧有弹性,紧密连接相邻的椎体。

硬膜囊　the dural sac

硬膜囊处在脊椎尾端所有神经汇聚的地方,是保护脊髓的一种组织,在 S2 水平由硬脊膜和蛛网膜封闭而成,包绕中枢神经系统外的一层硬膜分为硬脊膜和硬脑膜,硬膜所构成的囊状结构称为硬膜囊。

钩椎关节　uncovertebral joint

【又称】Luschka 关节

由相邻颈椎的椎体钩第 3~7 颈椎椎体上面的外侧缘有明显向上的嵴样突起和唇缘椎体下面外侧缘的相应部位呈斜坡样改变共同组成。

横突孔　transverse foramen

颈椎横突根部的一处圆孔,有椎血管通过。

骶管裂孔　sacral hiatus

骶管下端的裂孔,是第 4 至第 5 骶椎的椎弓板缺如而形成的裂孔。

骶角　sacral cornu

骶管裂孔两侧由第 5 骶椎下关节突构成的结构,位于骶中间嵴下方,可在体表扪到。临床行骶管麻醉时,常以骶角作为确定骶管裂孔位置的标志。

前纵韧带　anterior longitudinal ligament

上方起自枕骨大孔前缘,向下经寰椎前结节及各椎体前面,止于第 1 或第 2 骶椎,宽而坚韧的纤维束。可限制脊柱的过度后伸。

后纵韧带　posterior longitudinal ligament

位于椎管的前壁,细长而坚韧的韧带。起于第 2 颈椎体,向上续于覆膜,向下沿各椎体后面下行至骶管。

黄韧带　ligament flava

连接相邻椎弓板间的韧带。起于上位椎弓板下缘前面,止于下位椎弓板上缘后面,参与围成椎管。

棘间韧带　interspinal ligaments

位于相邻各棘突之间,前接黄韧带。后方接棘上韧带。

棘上韧带 supraspinal ligament

连接胸、腰、骶椎各棘突尖之间的纵向细长韧带,前方与棘间韧带融合。

项韧带 ligamentum nucha

位于枕外隆凸、枕外嵴、寰椎后结节及第 2 至第 7 颈椎棘突之间的三角形弹性纤维膜。后缘游离而肥厚,有肌肉附着。

横突间韧带 intertransverse ligament

连接相邻椎骨横突之间的纤维束。

关节突关节 zygapophysial joint

由相邻椎骨上、下关节突的关节面构成的关节。

脊髓 spinal cord

位于椎管内,呈长圆柱状,上端平枕骨大孔处与延髓相续,下端变细呈圆锥状称**脊髓圆锥**。软脊膜自脊髓末端至第 1 尾椎的背面形成的结缔组织细丝称为**终丝**(filum terminale),对脊髓起固定作用。腰骶神经根丝在出椎间孔前,在椎管内下行于终丝周围,整体形似马尾,称为**马尾**(cauda equina)。

骨质疏松 osteoporosis

多种原因引起的以单位体积内骨组织量减少为特点的代谢性骨病变。表现为骨组织显微结构受损,骨矿成分和骨基质等比例不断减少,骨质变薄,骨小梁数量减少,骨脆性增加和骨折危险度升高等。

骨质软化 osteomalacia

单位体积内骨组织有机成分正常而钙化不足的异常现象。由于钙、磷或维生素 D 缺乏或代谢障碍而引起,骨内含有大量未经钙化的骨样组织,骨骼密度降低。

假骨折线 pseudofracture line

长骨不完全性骨折愈合不良的一种 X 线影像表现,为宽 1~2 mm 的光滑透明线。与骨皮质垂直,边缘稍致密;好发于耻骨支、肱骨、股骨上段和胫骨。在发生不完全骨折之后,愈合的类骨质或纤维组织没有钙化或钙化不完全。

骨质破坏 bone destruction

局部骨质为病理组织所取代而造成的骨组织缺失的现象。X 线表现是局部骨质密度减低、骨小梁稀疏和正常骨结构消失。

骨质硬化 osteosclerosis

【又称】**骨质增生** hyperosteosis

是单位体积内骨量的增多。通过成骨细胞活动形成骨或软骨内成骨。X 线表现为骨量增多,骨密度增高,新生骨小梁细密。

骨膜反应　periosteal reaction
骨膜受到各种刺激,如外伤、炎症、肿瘤等而发生水肿、炎性增生及内层成骨细胞活动增加而导致骨膜增厚及骨膜新生骨的病理过程。

Codman 三角　Codman's triangle
有些肿瘤、化脓性骨髓炎或骨折端血肿旁等引起骨膜增生的病变进展明显,可在已形成的骨膜新生骨一侧出现明显的溶骨性骨质破坏,破坏区残留的骨膜新生骨常呈薄厚不一的坡形或袖口状,平片上呈三角形影像,称为 Codman 三角。

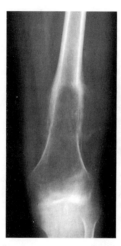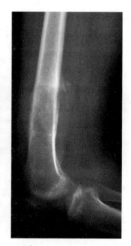

Codman 三角

软骨钙化　chondral calcification
因生理性和病理性原因导致的软骨基质钙化的现象。

骨质坏死　osteonecrosis
是骨组织局部代谢的停止。坏死的骨质称为**死骨**(sequestrum),形成死骨的原因主要是血液供应的中断。X 线表现为骨质局限性密度增高。

矿物质沉积　mineral deposition
铅、磷、铋等矿物质进入体内,大部分沉积于骨内,在生长期主要沉积于生长较快的干骺端。X 线表现为干骺端多条横行的相互平行厚薄不一的致密带。

骨骼变形　bone deformation
最常见于先天性骨发育畸形和先天性骨软骨发育障碍。多与骨骼大小改变并存,可累及一骨、多骨或全身骨骼。局部病变或全身性疾病均可引起骨骼变形。

骨髓浸润　marrow infiltration
指新生物、感染和类似的侵犯性病变取代正常骨髓的现象。这类疾病包括霍奇金病、白血病、恶性组织细胞病、骨髓瘤、骨髓炎、骨髓纤维化和戈谢病等。

骨髓纤维化 marrow fibrosis

【又称】**骨髓硬化**

指骨髓纤维变或硬化,骨髓呈不规则的纤维组织或骨质增生,引起贫血和髓外造血。于弥漫性骨硬化区内常有散在的小圆形透亮区,为骨髓纤维化的表现。

骨髓水肿 marrow edema

见于外伤、应激反应、反射性营养不良综合征、肿瘤、感染和贫血。在 MRI T_1WI 上呈低信号,T_2WI 上呈高信号。

关节肿胀 swelling of joint

常由关节腔积液或关节囊及其周围软组织充血、水肿、出血和炎症所致。影像表现为周围软组织影膨隆,脂肪垫和肌肉间脂肪层移位或模糊消失,整个关节区密度增高。

关节破坏 destruction of joint

是指关节软骨及其下方的骨质被病理组织侵犯、代替。常见于各种关节感染、肿瘤及痛风等疾病。

关节退行性变 degeneration of joint

是指关节软骨变性、坏死、溶解,逐渐被纤维组织或纤维软骨代替,并继发一系列病理变化的疾病。

关节强直 ankylosis of joint

人体关节在病理状态下关节功能受限所导致的屈伸不利、僵硬等的一种状态。

关节脱位 dislocation of joint

构成关节的两个骨端的正常相对位置的改变或距离增宽。分为全脱位和半脱位。

软组织肿胀 soft tissue swelling

指因炎症、出血、水肿或脓肿等原因引起的软组织肿大膨胀。

软组织肿块 soft tissue mass

多因软组织良、恶性肿瘤和肿瘤样病变引起。骨恶性肿瘤突破骨皮质侵入软组织内可引起软组织肿块,亦可见于某些炎症引起的包块。

液 - 液平面 fluid-fluid level

是由于含有不同密度成分的液体在一定的空间内聚集并静置后出现的分层,当进行与液平面方向垂直断层扫描就形成液 - 液平面影像。常见于动脉瘤样骨囊肿。

新月征　crescent sign

影像上,股骨头负重区关节软骨下骨的骨质中,可见 1~2mm 宽的弧形透明带,诊断股骨头缺血坏死有重要价值。

双线征　double line sign

在股骨头缺血坏死的 MRI T_2WI 表现中,骨髓腔内,包围骨坏死灶的低信号带内侧出现平行排列的高信号带,形似"双线"。

骨岛　bone island

是正常松质骨内的局灶性致密骨块,是软骨内成骨过程中次级骨小梁未被改建吸收的残留部分。

软骨岛　cartilage island

骨骼发育过程中,骨骼内部的部分软骨保持原态而不钙化,此种遗留于骨内软骨,X 线表现为在正常骨质中有圆形透亮区。

骨痂　callus

骨折愈合过程中,断端周围形成的新生骨组织。骨折后,断端之间、骨髓腔内和骨膜下形成血肿。2~3 天后新生毛细血管侵入血肿,血肿开始机化,形成桥接骨折断端的**纤维骨痂**(fibrous callus);纤维性骨痂逐渐变为软骨,软骨再分化为骨样组织,进而以软骨内化骨方式成骨,即为**骨样骨痂**(osseous callus)。由骨内膜成骨形成的骨痂为**内骨痂**(internal callus);由骨外膜内层成骨形成的骨痂为**外骨痂**(external callus)。

9.2　常见疾病及征象用语

骨折　fracture

骨的完整性和连续性中断;全部中断称为**完全骨折**(complete fracture),按骨折线的方向及形态可分为横行骨折、斜行骨折、螺旋形骨折、粉碎性骨折、嵌插骨折、压缩性骨折、凹陷性骨折、骨骺分离等;部分中断称为**不完全骨折**(incomplete fracture),按其形态可分为裂缝骨折及青枝骨折。

创伤性骨折　traumatic fracture

由于意外事故或暴力造成骨的完整性或连续性中断。根据暴力的作用机制分为直接暴力骨折或间接暴力骨折。

撕脱骨折　avulsion fracture

指肌肉的强力收缩或牵拉使肌腱或韧带附着点的骨质部分或全部被撕裂或剥脱的骨折。

青枝骨折　greenstick fracture

仅有部分骨质和骨膜被拉长、皱褶或破裂,常有成角、弯曲畸形,如青嫩的树枝被折断状的一类骨折,多见于儿童。

骨骺损伤　epiphyseal injury

骨骺与骨干骺端相连接处的一层软骨组织的生长板骺板部位发生的骨折,包括以骺板为中心的骨骺、骨骺表面软骨及相邻干骺端的复合伤。

骨折延迟愈合　delayed union of fracture

超过同类骨折正常愈合的期限,骨折断端仍未出现骨连接的状态。

骨挫伤　bone bruise

是外力作用引起的骨小梁断裂和骨髓水肿、出血,在平片和 CT 上常无异常发现,骨核素扫描和 MRI 检查均有异常发现。

隐匿性骨折　occult fracture

因外力(过用、疲劳)所致正常骨的细微骨折;或内因(如骨质疏松等)造成骨矿含量减低而致的应力性骨折。X 线或 CT 检查常为阴性,而核素骨显像和 MRI 检查能较好显示。

应力性骨折　stress fracture

长期、反复的外力作用于骨的某一部位,引起骨小梁骨折及修复障碍而导致的完全性或不完全性骨折。

疲劳骨折　fatigue fracture

受累骨的骨矿含量及弹性抵抗力均为正常;由于超负荷运动或反复机械应力作用于骨的某一部位,导致骨皮质和骨小梁细微断裂。多发生于青少年平常缺乏训练者。

衰竭骨折　insufficiency fracture

【又称】机能不全性骨折

由于骨质疏松,骨矿含量减低,弹性抵抗力下降,维持正常生理活动的肌肉牵拉就能导致骨小梁断裂。多见于老年人,尤其是绝经期妇女。

病理性骨折　pathological fracture

因骨髓炎、骨结核、骨肿瘤等骨骼本身病变破坏了骨正常结构,在正常活动或轻微外力作用下即发生的骨折现象。

Colles 骨折　Colles fracture

【又称】伸直型桡骨远端骨折

为桡骨远端距离关节面 2.5cm 以内的横行或粉碎性骨折,骨折远端向背侧移位,断端向掌侧成角畸形,桡骨前倾角减小或成为负角,可伴尺骨茎突骨折。

Smith 骨折　Smith fracture
屈曲型骨折,为桡骨远端距离关节面 2.5cm 以内的横行或粉碎性骨折,远折段向掌侧倾斜,前倾角加大。常由于跌倒时,腕关节屈曲、手背着地受伤引起。

Borton 骨折　Borton fracture
桡骨远端关节面冠状走向的斜形骨折,可伴有桡腕关节半脱位。

孟氏骨折　Monteggia fracture
尺骨近端 1/3 骨折,合并桡骨头脱位。

盖氏骨折　Galeazzi fracture
桡骨远端 1/3 处骨折,合并下尺桡关节脱位。

Chauffeur 骨折　Chauffeur fracture
指桡骨茎突受舟骨撞击的剪切骨折,形成带关节面的三角形骨折块。

Bennett 骨折　Bennett fracture
发生于第 1 掌骨基底尺侧、斜形、关节内的骨折,合并第一掌腕关节的脱位或半脱位。

Rolando 骨折　Rolando fracture
第 1 掌骨基底部的 T 形或 Y 形粉碎性骨折,可伴有关节半脱位。

Winterstein 骨折　Winterstein fracture
第 1 掌骨基底的横形或斜形骨折,为关节外骨折。

爆裂骨折　burst fracture
为脊椎垂直压缩暴力导致椎体的碎裂骨折,前中柱都受累,并有骨碎片突入椎管,压迫硬膜囊。

韧带损伤　ligament injuries
韧带的完整性和连续性受到的破坏,分为完全性损伤和部分损伤。

半月板损伤　injury of the meniscus
由急性创伤或慢性劳损导致的半月板结构的破坏。

半月板变性　degeneration of the meniscus
反复轻微扭伤、挤压等原因导致的半月板退行性变化。

盘状半月板　discoid meniscus
一种表现为较正常半月板大并呈圆盘状改变的半月板发育畸形。多为外侧半月板,内侧极少见。

半月板囊肿 meniscal cyst

位于半月板周围,与半月板相关的囊肿,多系半月板损伤引起。

月骨脱位 lunate dislocation

月骨掌背侧韧带完全撕裂时,月骨脱出桡腕关节的掌侧。

月骨周围脱位 perilunar dislocation

月骨原位不动,与桡骨关节面保持正常位置,只是头状骨与其他诸腕骨一起向背侧脱位。X 线正位片示头状骨与月骨关节间隙重叠或消失,侧位示头状骨脱出于月骨关节面的背侧。

经舟骨月骨周围脱位 perilunar dislocation

是指伴有舟状骨骨折的月骨周围脱位。

化脓性骨髓炎 purulent osteomyelitis

各种感染因素造成的骨膜、骨质和骨髓的炎症。以病程长短分为急性和慢性两种,急性骨髓炎以骨质吸收、破坏为主,慢性骨髓炎以死骨形成和新生骨形成为主。常见致病菌是金黄色葡萄球菌占 75% 以上和溶血性链球菌约占 10%。

化脓性关节炎 pyogenic arthritis

关节的化脓性炎症。常由金黄色葡萄球菌经血液侵及滑膜,或骨髓炎侵犯关节而致。多见于承重关节,如髋关节和膝关节。表现为关节周围软组织肿胀,层次消失,密度增高,也可引起关节软骨下骨质的破坏吸收。

慢性骨脓肿 chronic abscess

【又称】Brodie 骨脓肿

是一种局限性的慢性化脓性骨髓炎,常大都局限于长骨干骺端骨松质,呈圆形或类圆形骨质破坏区,边缘较整齐,周围绕以骨硬化带。

骨关节结核 osteoarticular tuberculosis

结核分枝杆菌侵入骨和 / 或关节引起的结核病变。影像学可见骨溶解破坏、死骨形成。可伴增生、关节畸形等。

脊柱结核 spine tuberculosis

结核分枝杆菌侵入脊柱引起的结核病变。影像学可见椎体溶骨破坏、椎间隙变窄、椎旁脓肿形成等。病变类型包括边缘型、中心型、骨膜下型、附件型。

骨软骨瘤 osteochondroma

【又称】**骨软骨性外生骨疣**

是指突出于骨表面并覆以软骨帽的骨性突起物,是最常见的骨肿瘤。多见于长骨干骺端,以股骨下端和胫骨上端最常见,有恶变的可能。在骨发育生长结束时,病变也停止发展。

软骨瘤　chondroma

起源于软骨组织的良性骨肿瘤。发生在髓腔内的内生髓腔性软骨瘤最为常见。内生软骨瘤常发生在手足短管状骨，表现为光滑质硬的软组织肿块，其内可见钙化影，邻近皮质膨胀变薄。

Ollier 病　Ollier's disease

【又称】内生软骨瘤病

为多发性内生软骨瘤伴有软骨发育障碍和肢体畸形者。多见于四肢管状骨，亦见于扁骨。在儿童期容易发生骨折，在成人有恶变为软骨肉瘤的危险。

Maffucci 综合征　Maffucci syndrome

为多发性内生软骨瘤合并肢体软组织血管瘤者。

成软骨细胞瘤　chondroblastoma

【又称】软骨母细胞瘤　chondroblastoma

是一种良性成软骨性肿瘤。为含有软骨细胞和多核巨细胞的独立性骨肿瘤。多见于四肢长骨的骨骺，可跨骺板生长，向干骺端扩展。病灶呈类圆形溶骨性骨质破坏，边界清楚，可偏心生长，周围可见薄层硬化带，病灶内可见斑片状钙化影。

软骨黏液样纤维瘤　chondrmyxoid fibroma

是一种少见的以分叶状生长的黏液样和软骨样分化的良性骨肿瘤，起源于形成软骨的结缔组织，并具有黏液样和软骨样特征。好发于长骨的干骺端或骨端，病灶呈椭圆形偏心性膨胀性骨质破坏，长轴与骨干长轴一致，周围骨质增生硬化，病灶可呈蜂窝状多囊改变。

软骨肉瘤　chondrosarcoma

起源于软骨或成软骨结缔组织的一种较常见的骨恶性肿瘤。可分为原发性和继发性两种。发病部位以股骨和胫骨最为多见，其次除骶骨外的骨盆也是好发部位之一。表现为溶骨性骨质破坏，边界不清，周围可见软组织肿块，骨破坏区和软组织肿块内可见散在钙化影。其他软骨肉瘤见 3.2.1 及 3.2.5 项下。

骨瘤　osteoma

是一种成骨性良性肿瘤，起源于膜内成骨，多见于膜内化骨的骨骼。好发于颅骨，表现为边缘光滑的突出于颅骨内、外板或鼻旁窦内的骨块影。

骨样骨瘤　ostemoid osteoma

来源于成骨性结缔组织的良性骨肿瘤，生长缓慢。以高度血管化的结缔组织及骨样组织组成的瘤巢为特征。典型的影像学表现为瘤巢及其周围增生硬化的反应骨。

成骨细胞瘤 osteoblastoma

【又称】**骨母细胞瘤**

由富含血管的结缔组织间质和活跃产生的骨样组织和编织骨组成。最常见的部位是扁骨和椎骨。典型表现为大于 2cm 的局限性膨胀性密度减低区,其内可见骨间隔及散在骨化,病灶周围出现清楚的薄壳。

成骨肉瘤 osteogenic sarcoma

【又称】**骨肉瘤** osteosarcoma

指瘤细胞能直接形成骨样组织或骨质的恶性肿瘤。其恶性度高,发展快,是国内最常见的骨恶性肿瘤。典型影像表现是骨质破坏、肿瘤骨及瘤软骨的形成、骨膜反应及软组织肿块。

骨旁骨肉瘤 parosteal osteosarcoma

【又称】**皮质旁骨肉瘤**

起自骨膜或骨皮质附近的成骨性结缔组织,肿瘤由肿瘤骨质、梭形细胞和软骨等构成,且瘤骨形成较多且致密。肿瘤多呈不规则结节状肿块,附着于骨皮质表面,其间有一层透明带相隔。是一种低度恶性或具有潜在恶性的肿瘤,预后多较好。

纤维性骨皮质缺损 fibrous cortical defect

【又称】**干骺端纤维性缺损**

是一种因局部骨化障碍、纤维组织增生或骨膜下纤维组织侵入皮质所致的非肿瘤性纤维性病变。可以自行消退或持续存在,少数继续生长并侵入骨髓腔。表现为干骺端皮质局限性椭圆形、扇贝样、花边状透光缺损区,边缘有硬化边,病变长轴与骨长轴平行。

非骨化性纤维瘤 nonossifying fibroma

来源于髓腔中成熟结缔组织,在纤维性皮质缺损处于增生期或病变由骨皮质侵入髓腔后形成。表现为干骺端界限清楚的骨质破坏区,其内可有分隔,边缘可见硬化。无骨膜反应和软组织肿块。

骨化性纤维瘤 ossifying fibroma

是源于髓腔的良性骨肿瘤,肿瘤组织具有向骨质和纤维组织双向分化的特点。表现为类圆形膨胀性生长的边界清楚的不均匀高密度影。参见 3.2.5 项下。

骨纤维肉瘤 fibrosarcoma

起源于非成骨间叶组织,即成纤维组织。其以不产生任何瘤软骨或肿瘤为其特征。可发生于髓腔或骨膜。发生于骨髓腔者表现为局部骨轻度膨胀,皮质变薄,病灶区密度减低,偶见点状钙化;发生于骨膜者表现为密度不均匀的软组织肿块,其内可见点状钙化。

尤因肉瘤 Ewing sarcoma

是小圆形细胞的低分化恶性肿瘤。发生部位与红骨髓的分布有关。表现为虫蚀样骨质破坏,伴葱皮样或放射状骨膜反应及巨大的软组织肿块。

骨髓瘤 myeloma

【又称】浆细胞瘤 plasmacytoma

为起源于骨髓网织细胞的恶性肿瘤,其高分化的瘤细胞类似浆细胞,以多发者占绝大多数,单发者少见。典型表现是多处溶骨性病变,为边缘锐利的穿凿样骨质缺损,好发于颅骨,特别表现在头、骨盆、脊柱和肋骨。

骨淋巴瘤 osteolymphoma

是指发生于骨组织的恶性淋巴瘤,原发性骨淋巴瘤少见,继发性骨淋巴瘤多见,以非霍奇金病多见。表现为地图样、局限性或虫蚀样溶骨性骨质破坏,边缘不清,骨膜反应较少;骨质破坏范围相对轻而软组织肿块较大。

转移性骨肿瘤 metastatic tumor of bone

【又称】继发性骨肿瘤、骨转移瘤

原发于骨外器官或组织的恶性肿瘤经血行或淋巴转移或直接侵犯至骨骼并继续生长形成的子瘤。以癌为多见。分为溶骨性、成骨性和混合性三类。

骨巨细胞瘤 giant cell tumor of bone

为具有局部侵袭性的良性肿瘤,肿瘤主要由单核基质细胞和多核巨细胞构成。好发于骨骺已闭合的四肢长骨骨端,多呈膨胀性多房性偏心性溶骨性骨质破坏,内可见骨嵴,没有硬化边。

动脉瘤样骨囊肿 aneurysmal bone cyst

【又称】骨膜下巨细胞瘤,骨膜下血肿

为一种含血性囊肿,是一种原因不明的肿瘤样病变。病灶主要由大小不等的海绵状血池组成。好发于长骨干骺端,呈膨胀性的多囊状透亮区,并可见液 - 液平面。

单纯性骨囊肿 simple bone cyst

【又称】孤立性骨囊肿

是在骨内形成的一个充满棕黄色液体的囊腔,为病因不明的骨内良性、膨胀性病变。易发生病理性骨折,骨折碎片可陷入囊腔中,即骨片陷落征。表现为囊状膨胀性骨破坏,边缘清晰,囊腔与骨髓腔长轴一致。

骨内腱鞘囊肿 intraosseous ganglion

【又称】**邻关节骨囊肿** bone cyst of adjacent joint

邻关节软骨下的良性囊肿,为纤维组织构成的多房性病变伴广泛的黏液样变。表现为边界清晰,边缘有骨硬化带的溶骨性病变。

骨纤维异常增殖症 fibrous dysplasia

【又称】**骨纤维结构不良**

一种原因不明的良性骨肿瘤。多认为是由于原始间叶组织发育异常,大量增殖的纤维组织代替了正常骨组织,最终形成编织骨为特征,病变可单一骨骼或多个骨骼同时发病。表现为膨胀性骨破坏,可呈磨玻璃样或丝瓜瓢状改变。参见 3.2.5 项下。

朗格汉斯细胞组织细胞增生症 Langerhans cell histiocytosis,LCH

【又称】**组织细胞增多症 X**

见 3.2.1 项下。

畸形性骨炎 osteitis deformans

【又称】**Paget 病**

是原因不明的慢性进行性骨疾病,由于破骨与成骨紊乱而致骨的畸形。以破骨为主的病变表现为患骨密度减低,骨皮质、松质骨和髓腔消失,代之以粗大的网状骨梁,常引起病理性骨折;以成骨为主的病变表现为患骨粗大弯曲,骨质密度减低,骨皮质增厚,髓腔变窄,髓腔和松质骨内有密度高的骨化阴影与粗大骨梁相间。

马德隆畸形 Madelung deformity

为常染色体显性遗传病变,为桡骨远端内侧骨骺发育障碍,而外侧骨骺和尺骨发育正常,致使软骨变短弯曲,下尺桡关节脱位和继发性腕骨排列异常等畸形。

并指畸形 syndactyly

是一种先天性手指畸形,为手指分离障碍所致,多表现为软组织的融合及骨质的不同程度融合或弯曲。为最常见的手部畸形,单侧或双侧均可发生。中环指最常见,其次为环小指,拇示指。

先天性髋关节脱位 congenital dislocation of the hip,CDH

为髋臼与股骨头失去正常对位关系,导致二者及周围软组织发育不良。左侧多见,女婴常见,表现为髋臼角增大,股骨头向外上方脱位。

马蹄内翻足 talipes equinovarus

是一种最常见的足部畸形。表现为踝关节跖屈,前半足着地,常因跟腱挛缩或腓总神经麻痹引起。

膝外翻　genu valgum

【又称】X 形腿

指患者直立位两膝并拢,两股骨内髁及两胫骨内髁可同时接触,如两踝间距增宽,小腿向外偏斜,双下肢呈"X"状。见于佝偻病。

膝内翻　genu varum

【又称】O 形腿

指患者直立时,双股骨内髁间距增大,小腿向内偏斜,膝关节向内形成角度,双下肢呈"O"状。见于佝偻病。

杵状指 / 趾　acropachy

手指或足趾末端增生、肥厚、呈杵状膨大的异常表现。多见于肺部疾病和先天性心脏病。

椎体融合　vertebral coalition

【又称】阻滞椎

是生长发育过程中椎体分节不全导致,最常见于腰椎和颈椎。

蝴蝶椎　butterfly vertebra

是一种脊柱椎体畸形,是椎体的两个软骨中心联合异常,椎体成为左右对称的两个三角形骨块,称为矢状椎体裂,在正位 X 线片上形似蝴蝶的双翼,故称蝴蝶椎。

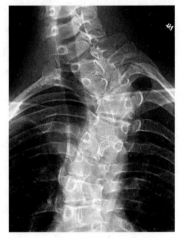

蝴蝶椎

脊柱侧弯　scoliosis

指脊柱的一个或数个节段向侧方弯曲伴有椎体旋转的三维畸形,包括冠状位、矢状位和轴位上的序列异常。

椎弓峡部不连　spondylolysis

【又称】椎弓崩裂

指脊椎的椎弓峡部的骨不连接,可发生于椎体一侧或两侧。

软骨发育不全　achondroplasia

【又称】软骨发育不全综合征

软骨内骨化缺陷而引起的先天性发育异常,以四肢短小、躯干近于正常而不成比例为主要临床表现的疾病。

石骨症　osteopetrosis

【又称】大理石骨,原发性脆性骨硬化,硬化性增生性骨病

是一种少见的骨发育障碍性疾病,其病理特征为骨生成的过程中,钙化的软骨持久存在,引起广泛性骨质硬化,重者骨髓腔封闭,造成严重贫血。

成骨不全　osteogenesis imperfecta

【又称】脆骨病

结缔组织紊乱即胶原形成障碍引起,以骨质脆弱、蓝巩膜、耳聋、关节松弛等为主要临床表现的先天性遗传性疾病。

颅骨锁骨发育异常　cleidocranial dysplasia

是一种以膜内化骨障碍为主的先天性全身骨骼发育不全性疾病,常为常染色体显性遗传,主要特征为全身多骨性骨骼发育畸形及面、牙的发育异常。

马方综合征　Marfan syndrome

【又称】蜘蛛指综合征,蜘蛛趾综合征

一种常染色体显性遗传的先天性结缔组织疾病。有家族史。病变主要累及中胚叶的骨骼、心脏、肌肉、韧带和结缔组织,骨骼畸形最常见;全身管状骨细长、手指和脚趾细长呈蜘蛛脚样;心血管方面表现为二尖瓣关闭不全或脱垂、主动脉瓣关闭不全、大动脉中层弹力纤维发育不全、主动脉扩张或主动脉瘤;可因过度扩张的主动脉破裂死亡。

杜纳综合征　Turner syndrome

【又称】先天性卵巢发育不全

染色体核型多为45,XO,少数为性染色体嵌合型所致的综合征。患者呈女性体态,但卵巢发育不全,身材矮小,蹼状颈,宽胸,外生殖器和乳房呈女性型,但发育不良。

21 三体综合征　21-trisomy syndrome

【又称】唐氏综合征

由于生殖细胞在减数分裂时,或受精卵在有丝分裂时,21 号染色体未分离,致使胚胎体细胞内存在一条额外的 21 号染色体的先天性智力发育障碍的染色体病。以生长缓慢、脸型异常、智力发育迟缓、认知功能障碍为特征。常伴有先天性心脏病或其他畸形。

黏多糖贮积症　mucopolysaccharidosis,MPS

为先天遗传病。因降解黏多糖的溶酶体水解酶缺乏,导致组织内有黏多糖贮积,尿中有黏多糖。贮积在软骨内,造成骨软骨发育障碍。由于黏多糖降解缺乏的酶不同,黏多糖病分为 7 型,各型间有一定差别。黏多糖贮积症Ⅰ型和Ⅳ型骨软骨

发育异常明显。

半肢骨骺发育异常　dysplasia epiphysealis hemimelica

常发生于儿童。主要表现为单一肢体的一个或数个骨骺偏心性增大,常见在股骨内髁和距骨内侧骨骺突出增大。X线表现不均匀钙化肿块,在MRI显示骨骺不规则突出,骺软骨内有环形低信号和斑点。

股骨头缺血坏死　ischemic necrosis of femoral head

因各种原因使股骨头发生部分或完全性缺血,导致该部位骨细胞、骨髓造血细胞及脂肪细胞坏死的病理过程。早期股骨头可出现斑片状密度增高区伴周边不规则走行硬化边、新月征、股骨头塌陷,晚期发生创伤性关节炎。

剥脱性骨软骨炎　osteochondritis dissecans

是以关节面碎裂伴或不伴碎片分离为特征的一种疾病,是造成关节面不规则和碎裂的多种疾病中的一类,病因未明,多数患者可以追溯外伤史,部分有家族史。

骨梗死　bone infarction

指发生于骨干和干骺端的骨细胞及骨髓细胞因缺血而引起的骨组织坏死。表现为骨髓腔内斑片状、条索状高密度影,呈地图样改变,边缘可见硬化。多见于股骨下端、胫骨上端和肱骨上端,呈多发性和对称性改变。

维生素 D 缺乏症　hypovitaminosis D

指由于维生素 D 及其活性代谢产物缺乏,引起钙、磷代谢紊乱,导致骨基质缺乏钙盐沉着,而引起的佝偻病和骨质软化。

佝偻病　rickets

婴幼儿维生素 D 及其活性代谢物缺乏而引起的钙、磷代谢紊乱,以骨质变软、骨骺发育障碍、畸形为主要表现的疾病。

维生素 C 缺乏症　vitamin C deficiency

【又称】**坏血病**　scurvy

缺乏维生素 C 所致的疾病。主要表现为皮肤、黏膜、皮下组织、肌肉、关节、腱鞘和内脏等出血。

肾性骨病　renal osteopathy

又称肾性骨营养不良,是因为各种肾脏疾病所致钙磷代谢障碍、酸碱平衡失调、维生素 D 代谢障碍导致的骨软化、骨硬化及继发性甲状旁腺功能亢进所造成的骨骼损害。

肢端肥大症　acromegaly

由于生长激素的过量而导致的一种罕见疾病。通常是由于分泌性垂体细胞腺瘤所致;多发生在青春期之后,以渐进性骨骼生长、手足增大、皮肤增厚、颜面粗糙为特征。

甲状旁腺功能亢进　hyperparathyroidism

简称"甲旁亢"。各种原因引起的甲状旁腺素合成与分泌过多的病理现象。通过其对骨与肾的作用,导致高钙血症和低磷血症。

类风湿关节炎　rheumatoid arthritis,RA

是由免疫异常引起多个关节的滑膜发生慢性进行性结缔组织病,导致关节周围的骨结构破坏和类风湿性肉芽组织的血管翼形成。幼年类风湿病称为 Still 病。常对称性、多关节受累,易侵犯手腕足小关节。早期关节周围软组织肿胀,骨质疏松,关节边缘骨质侵蚀关节软骨下囊变;晚期关节间隙变窄,关节面侵蚀破坏,关节半脱位畸形。

强直性脊柱炎　ankylosing spondylitis,AS

一种以中轴骨小关节慢性炎症为主的全身疾病。病变常从骶髂关节开始逐渐向上蔓延至脊柱,导致纤维性或骨性强直和畸形;可能与自身免疫相关。

退行性骨关节炎　degenerative osteoarthrosis

【又称】骨性关节炎,增生性或肥大性关节炎

一种常见的非感染性慢性关节炎性疾病。以关节软骨退行性变和继发性骨质增生为特征。好发于负重较大的膝关节、髋关节、脊柱及远侧指间关节等部位。

弥漫性特发性骨质增生症　diffuse idiopathic skeletal hyperostosis,DISH

【又称】硬化性骨质增生症,Forestier 病

一种病因不明的骨关节炎,进展缓慢,临床症状轻微,多见于中老年男性,以脊椎前、外侧缘的骨化及脊椎以外韧带和肌腱插入部的骨质增生为特征。

髌骨软化症　chondromalacia patellae

【又称】髌骨软骨炎

髌骨关节软骨面的一种病理性损伤和退化变软,主要是髌软骨变性、表面毛糙、纤维化,进而出现裂隙,最终导致软骨下骨裸露退变形成骨关节炎。

滑膜骨软骨瘤病　synovial osteochondromatosis

是一种病因不明的滑膜内软骨化生所形成的瘤样病变。以关节腔内多发软骨结节为特征。

痛风　gout

嘌呤核苷酸代谢紊乱性疾病,以体液、血液中尿酸增加及尿酸盐沉着于各种间叶组织内引起炎症反应为特征。痛风性关节炎早期表现为软组织肿胀,多始于第

1 跖趾关节,表现为骨皮质硬化或波浪状凹陷,周围软组织出现结节状钙化影,为痛风结节钙化。

肥大性骨关节病　hyprtrophic osteoarthropathy,HOA

是一种由于关节软骨退行性改变所引起的慢性骨关节病,以杵状指、长骨对称性骨膜增生及关节肿痛为特征。

色素沉着绒毛结节性滑膜炎　pigmented villonodular synovitis,PVNS

一种少见的滑膜增生破坏性疾病。关节、滑囊以及腱鞘内的滑膜呈结节状或绒毛状进行性增生,伴色素含铁血黄素沉着,常有关节反复出血、肿胀。膝关节好发。

椎管狭窄　spinal stenosis

是指构成椎管的脊椎、软骨和软组织异常,引起椎管有效容积减少,压迫脊髓、神经和血管等结构而引起一系列的临床症状和体征。

椎间盘突出　disc protrusion

由于退行性变,导致椎间盘变性,纤维环破裂,髓核越过纤维环而突出,刺激或压迫神经根和马尾神经而引起的一系列相应症状和体征。

Schmorl 结节　Schmorl nodules

髓核经相邻上下椎体软骨终板的薄弱区突入椎体骨松质内形成的压迹。多位于椎体上下缘的中后 1/3 交界部。

椎体边缘软骨结节　vertebral marginal cartilage node

【又称】边缘骨,永存骨骺

病变主要由疝入的髓核和软骨成分、骨质缺损区及掀起的骨块所构成。在异常外力的作用下诱发髓核突出,使得椎体环状骨骺与椎体分离,形成三角形骨块。

脊椎滑脱　spondylolisthesis

是指上位椎体的位置相对于下位椎体发生移位,包括前滑脱、后滑脱和侧方滑脱。

骨化性肌炎　myositis ossificans

肌肉组织骨化,以关节运动障碍为主要临床表现的疾病。

肿瘤样钙质沉着症　tumoral calcinosis

病因不明,为常染色体显性遗传,为先天性钙磷代谢异常所致。典型表现为大关节周围软组织内多发性钙化性肿块,与肿瘤类似,但较少侵及骨质。

软组织脓肿　soft tissue abscess

为纤维假囊包绕的脓液,可表现为有或无确切病史和症状的软组织肿块,可并发周围软组织炎症。

脂肪瘤　lipoma

是一种由成熟脂肪细胞构成的良性肿瘤,是最常见的间叶组织肿瘤,可发生于全身任何含脂肪组织的部位。表现为边界清楚的圆形或类圆形脂肪密度影。

脂肪肉瘤　liposarcoma

起源于原始脂肪间叶组织的恶性肿瘤。多发生于深部软组织,最常见于大腿及腹膜后。为形态不整、边界不清的软组织肿块,分化好的以脂肪成分为主,恶性程度较高的脂肪成分较少。

淋巴管瘤　lymphangioma

由内皮细胞增生伴扩张的淋巴管和结缔组织构成的先天性良性肿瘤。内含淋巴液、淋巴细胞或混有血液。表现为边缘光滑的囊性肿块,壁较薄,内有分隔。

滑膜肉瘤　synovial sarcoma

起源于关节、滑膜及腱鞘滑膜组织的恶性肿瘤。多见于四肢大关节,也可发生于前臂、大腿,腰背部的肌膜和筋膜部位。恶性程度较高。表现为团块状或分叶状软组织肿块,位置较深,部分可见钙化。

中文索引

英 文 索 引

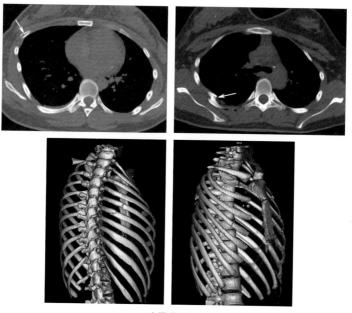

肋骨骨折

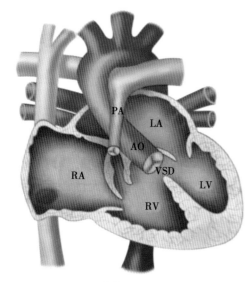

法洛四联症

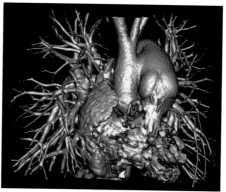

主 - 肺动脉间隔缺损

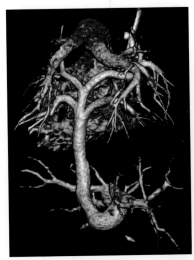

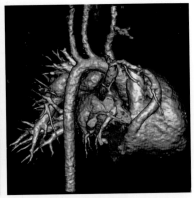

完全型肺静脉异位引流　　　　　部分型肺静脉异位引流

肺静脉畸形连接

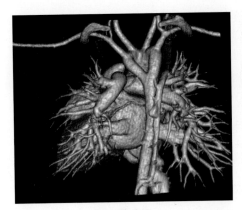

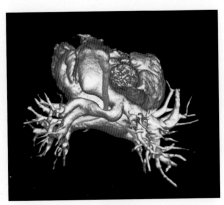

双主动脉弓　　　　　　　　　肺动脉吊带

28校